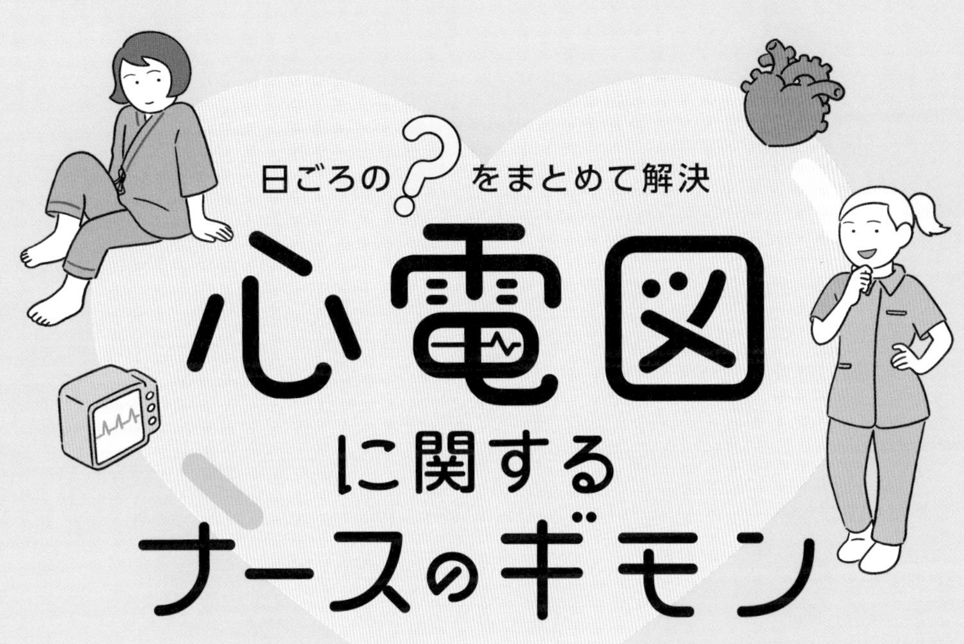

日ごろの？をまとめて解決

心電図に関するナースのギモン

編著

安達　仁

村田　誠

田中玲子

照林社

編集にあたって

循環器疾患の主な治療対象は心臓です。心臓は、電気刺激によりポンプ機能を発揮しており、電気の流れ次第では、心臓の機能は大きく損なわれてしまいます。そのため、心臓における電気の流れを知ることは重要です。

心臓の電気現象を反映した検査が、心電図です。心臓における電気の流れをクリアに映し出しているため、心電図を読めば、心機能や心臓の状態が推測できます。

心臓は複雑な形をしているため、電気現象の異常にはさまざまなものがあり、心電図の波形も多種多様です。このことから、心電図に近寄りがたい印象をもっている方も少なくありません。

現在、看護師は、医師の業務を補助するパラメディカルではなく、医師と協調・協働して業務を行うコメディカルあるいはメディカルスタッフと位置づけられています。

「看護師の仕事は患者さんのケアが中心だから、心電図は読めなくてもよいのでは」と思っている方もいるかもしれません。しかし、適切な看護を行うためには、心電図を読みこなし、看護師の視点によるアセスメントが必要となります。

本書は、電気生理学の基礎を書いたものではありません。日常業務の中で「この波形は何かな」と感じたときに、形態的特徴から、辞書のようにサッと引けるテキストをめざして、項目立てをしました。

モニターの横に置いておき、よくわからない波形を見たときには参照して、業務に役立てていただければと思います。

2021年6月

群馬県立心臓血管センター
副院長　心臓リハビリテーション部長
安達　仁

心電図を見て、疑問をもつことが大切

「心電図が読めるようになったら、カッコイイですよね。循環器の実習に来たとき、先輩が心電図の読みかたのコツを教えてくれて、心臓に興味をもちました」これは先日、面接をした看護師から聞いた言葉です。

心電図の読みかたには、コツがあります。

- 「心房の収縮・拡張」と「心室の収縮・拡張」。この２つがつながって心臓が動いている
- 心房の動きは「Ｐ波」、心室の動きは「QRS波」で表される
- 伝導時間は「マス目１つ×0.04秒」で経過がわかる

これらの基本さえわかれば、心電図を見て、心臓で何が起こっているのかを考えてみようという気持ちになり、学習意欲がわきます。

私も循環器病棟に配属された若かりしころ、「この心電図は何？」と先輩から波形の問題を出され、「わかるわけがない。私は医師ではないのに」と最初は思っていました。

多くの看護師が「心電図は苦手。アルファベットの略語からして覚えられない」などと敬遠しがちです。しかし、心電図を見て対応を急ぐべきか判断し、医師に報告するのは、患者さんの一番そばにいる看護師の役割です。

不整脈を華麗に診断する必要はありません。まずは正常との違いに疑問をもてることが大切です。

本書でとりあげた疑問は、多くの看護師が感じたことのある疑問を抽出し、多職種や出版社の方々とともに編集しました。Q＆A形式で楽しく学びながら、「もう少し心電図を見てみよう」という気持ちになっていただければ幸いです。

また、本書を、単に波形の見きわめや心電図の入門書としてではなく、今さら人に聞きづらかったことを「こんなふうに考えればよいのか」と、根拠から解決することに活用していただけることを期待します。

2021年6月

群馬県立心臓血管センター
看護部長　集中ケア認定看護師
田中玲子

編著者一覧

編集

安達　仁	群馬県立心臓血管センター 副院長 心臓リハビリテーション部長
村田　誠	群馬県立心臓血管センター 循環器内科
田中玲子	群馬県立心臓血管センター 看護部長　集中ケア認定看護師

執筆（執筆順）

村田　誠	群馬県立心臓血管センター 循環器内科
田中玲子	群馬県立心臓血管センター 看護部長　集中ケア認定看護師
首藤良輔	群馬県立心臓血管センター 看護部
中村紘規	群馬県立心臓血管センター 循環器内科 第二部長
阿部裕紀	群馬県立心臓血管センター 看護部
奥山和希	群馬県立心臓血管センター 看護部
小林知恵	群馬県立心臓血管センター 看護部
田子　栞	群馬県立心臓血管センター 看護部
相羽千緩	群馬県立心臓血管センター 看護部
纐纈晃代	群馬県立心臓血管センター 看護部
深澤剛平	群馬県立心臓血管センター 看護部
新井悠太	群馬県立心臓血管センター 看護部
阿部瑛理香	群馬県立心臓血管センター 看護部
神尾憲史	群馬県立心臓血管センター 看護部
高橋裕美	群馬県立心臓血管センター 看護部
鎌須賀洋子	群馬県立心臓血管センター 看護部
加藤賢治	群馬県立心臓血管センター 看護部
長谷部良介	群馬県立心臓血管センター 看護部
飯塚由美子	群馬県立心臓血管センター 看護部　集中ケア認定看護師
高橋重雄	群馬県立心臓血管センター 看護部

林　克彦　群馬県立心臓血管センター 看護部
関口美穂　群馬県立心臓血管センター 看護部
持木純子　群馬県立心臓血管センター 看護部
佐々木健人　群馬県立心臓血管センター 循環器内科
山岸智美　群馬県立心臓血管センター 看護部
三樹祐子　群馬県立心臓血管センター 循環器内科
武　寛　群馬県立心臓血管センター 循環器内科
白井純子　群馬県立心臓血管センター 看護部
後藤貢士　群馬県立心臓血管センター 循環器内科
安達　仁　群馬県立心臓血管センター 副院長 心臓リハビリテーション部長
中嶋　勉　群馬県立心臓血管センター 臨床工学課
小林康之　群馬県立心臓血管センター 検査課
住谷京美　群馬県立心臓血管センター 看護部
萩原里枝子　群馬県立心臓血管センター 看護部
為谷優美子　群馬県立心臓血管センター 看護部
吉田知香子　群馬県立心臓血管センター 看護部
濱田博子　群馬県立心臓血管センター 看護部
須田裕貴　群馬県立心臓血管センター 看護部
石田昌哉　群馬県立心臓血管センター 看護部
田鍋美奈子　群馬県立心臓血管センター 看護部
金子知可　群馬県立心臓血管センター 看護部
小熊　唯　群馬県立心臓血管センター 看護部
柴　朋子　群馬県立心臓血管センター 看護部　慢性心不全看護認定看護師
倉林貴子　群馬県立心臓血管センター 看護部
里　高秀　群馬県立心臓血管センター 看護部
花田奈美枝　群馬県立心臓血管センター 看護部　集中ケア認定看護師

協力：ディーブイエックス株式会社（田角勇樹、大藤泰彦、長岡亜瑠、掛川知也、外川嶺平）

CONTENTS

Part 1 心電図の基本に関するギモン

Part 2 波形の特徴に関するギモン

Part 3 不整脈に関するギモン

Part 4 12誘導心電図に関するギモン

①波形の見かた

②検査の実施方法

Part 5 疾患と心電図に関するギモン

①虚血性疾患

②心不全

③非心疾患

column

- 本書で紹介している治療・ケア方法などは、著者が臨床例をもとに展開しています。実践により得られた方法を普遍化すべく努力しておりますが、万が一本書の記載内容によって不測の事故等が起こった場合、著者、出版社はその責を負いかねますことをご了承ください。
- 本書に記載している薬剤・機器等の選択・使用方法などの情報は、2021年4月現在のものです。薬剤等の使用にあたっては、個々の添付文書を参照し、適応・用量等は常にご確認ください。

装丁：ビーワークス　カバーイラストレーション：芦野公平　本文イラストレーション：寺井さおり
本文デザイン、図版制作：林 慎悟　DTP 制作：タクトシステム

本書に出てくる主な心電図波形

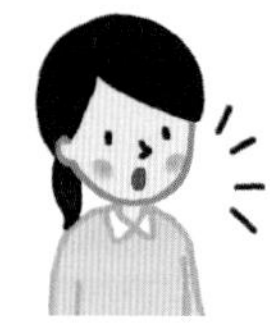

本書に登場する主な波形を、形の特徴ごとに掲載しました。
よりくわしい特徴から探したい場合は、Part 2 を参照してください。
不整脈の種類で探したい場合は、Part 3 を参照してください。

RR間隔が一定で、心拍数が速い

◆**洞性頻脈** sinus tachycardia ➡ Q 8, 39, 87

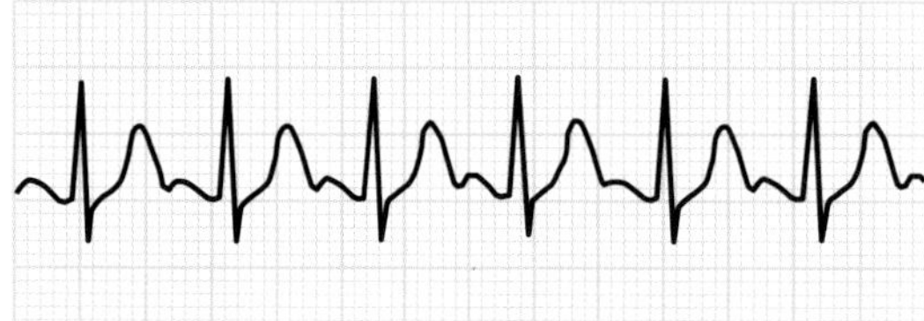

◆**房室結節リエントリー性頻拍 AVNRT** : atrioventricular nodal reentrant tachycardia ➡ Q 8, 45

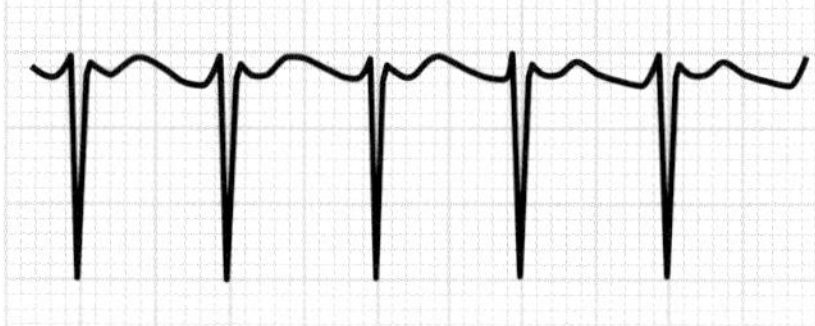

◆**房室リエントリー性頻拍 AVRT** : atrioventricular reentrant tachycardia ➡ Q 8, 45

〈順行性〉

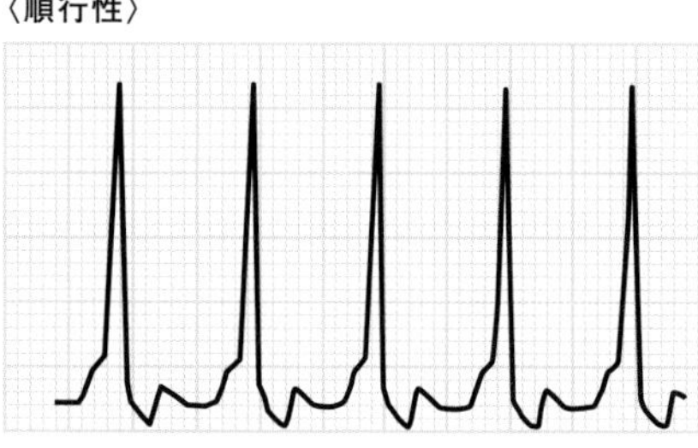

〈逆行性〉

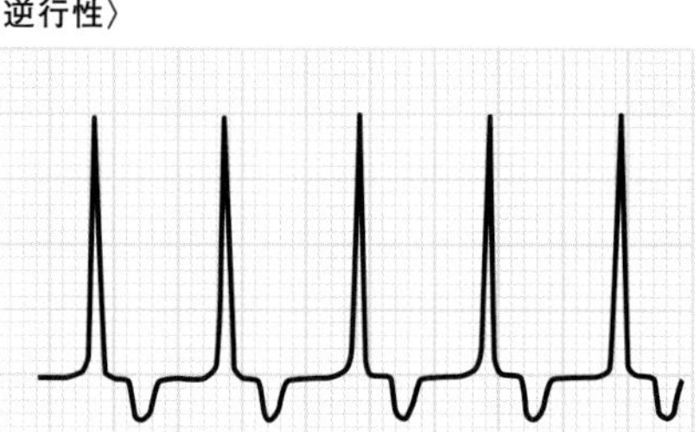

◆**心房頻拍 AT** : atrial tachycardia ➡ Q 8, 21, 44

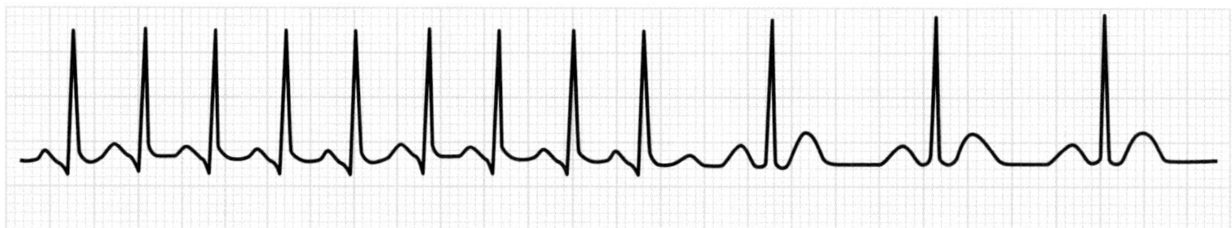

RR間隔が一定で、心拍数が遅い

◆Ⅲ度房室ブロック(完全房室ブロック) CAVB : complete atrioventricular block ➡ Q 15, 28, 56, 73

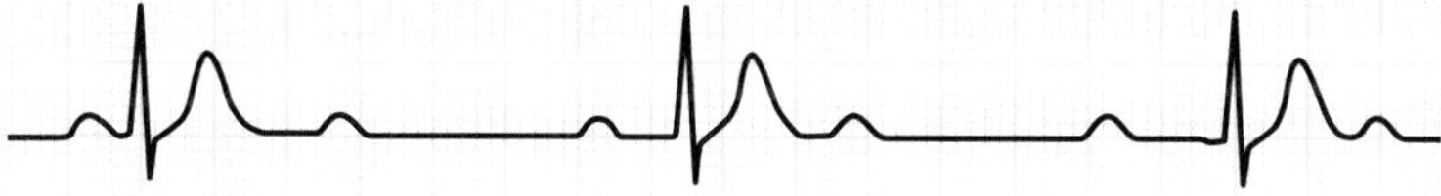

◆洞性徐脈 sinus bradycardia ➡ Q 15

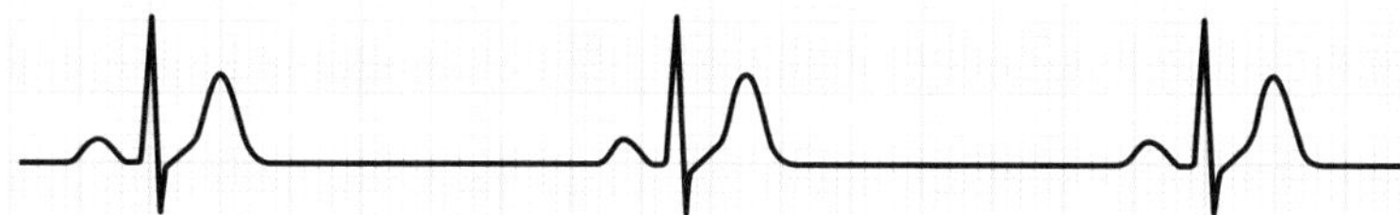

RR間隔の異常

◆上室期外収縮 PAC : premature atrial contraction ➡ Q 11, 18, 51

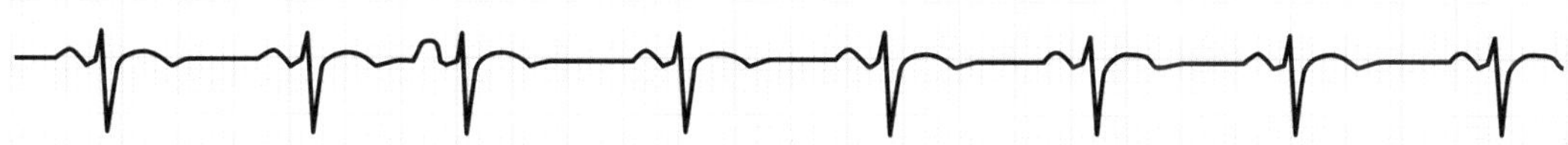

◆非伝導性上室期外収縮 blocked PAC ➡ Q 23, 52

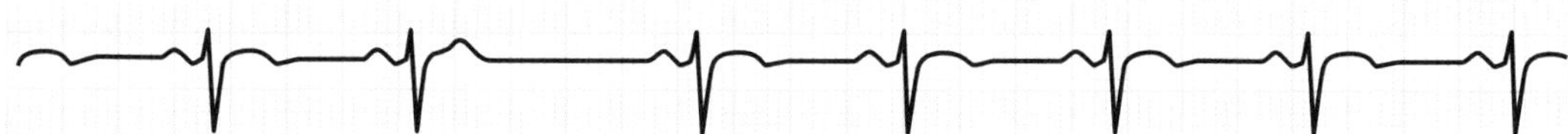

◆心室期外収縮 PVC : premature ventricular contraction ➡ Q 11, 38, 53

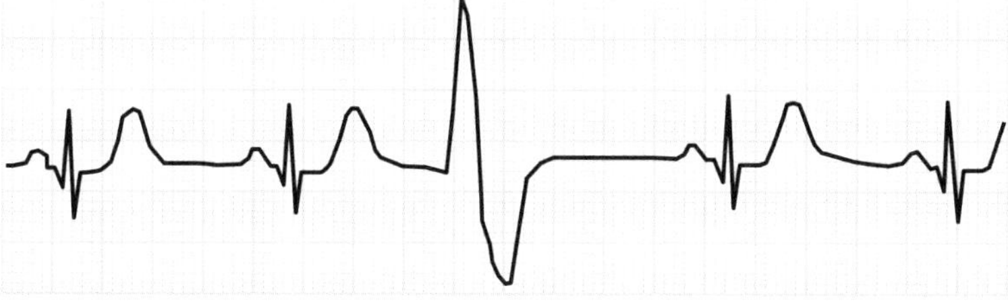

◆洞停止 ➡ Q 19, 23

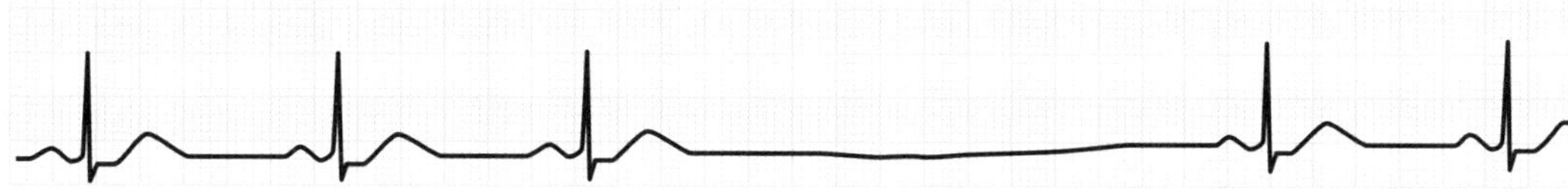

P波と基線の異常

◆心房細動 Afib (Af, AF) : atrial fibrillation ➡ Q 10, 16, 25, 40, 41, 84, 88

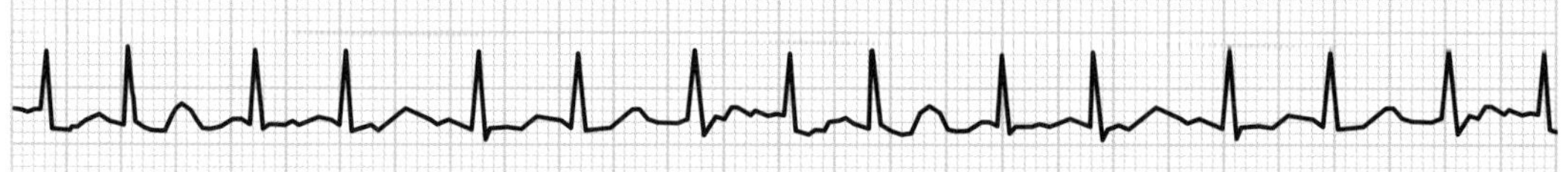

◆心房粗動 AFL (AF) : atrial flutter ➡ Q 8, 21, 25, 42, 43

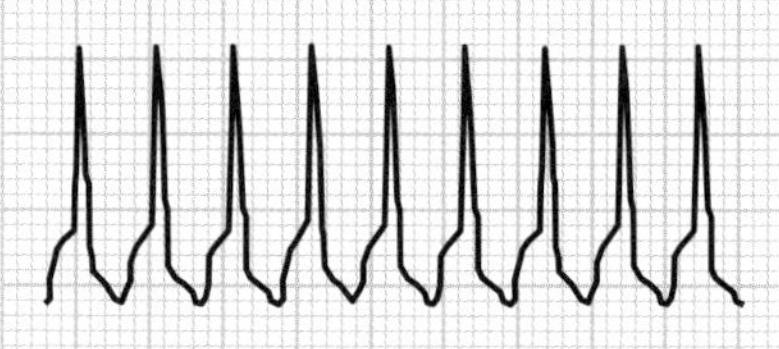

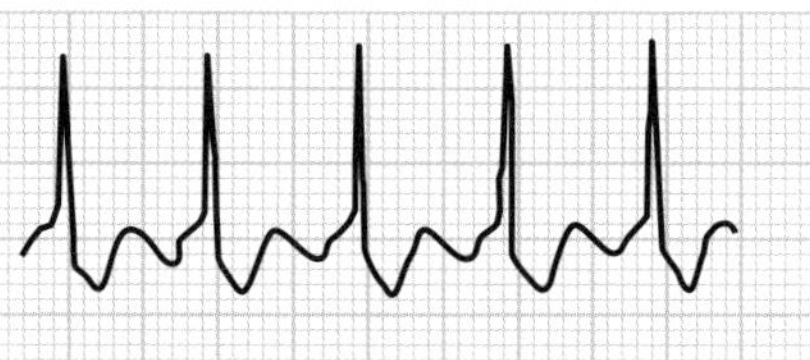

◆多源性心房頻拍 MAT : multifocal atrial tachycardia ➡ Q 16, 25

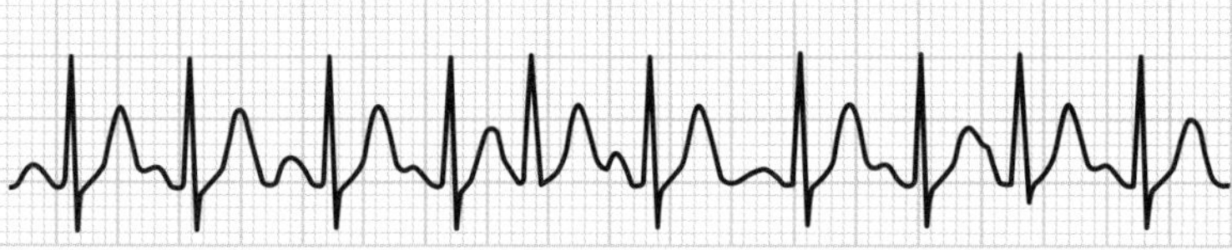

◆心室細動 Vf, VF : ventricular fibrillation ➡ Q 50, 60, 73

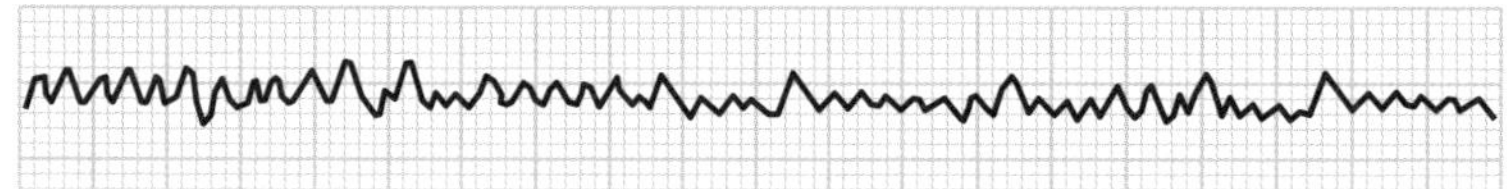

◆心室粗動 VFL : ventricular flutter ➡ Q 50

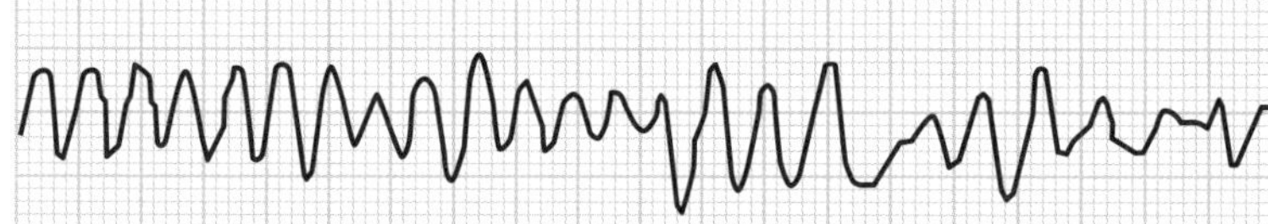

◆心房停止 AS : atrial standstill ➡ Q 25

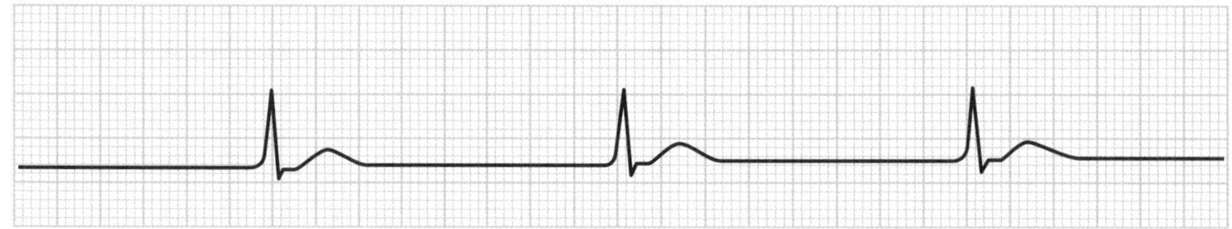

PQ時間の異常

◆Ⅰ度房室ブロック ➡Q 28, 56

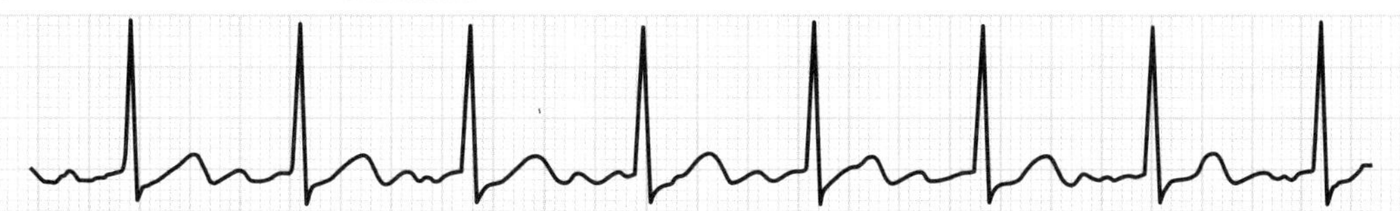

◆Ⅱ度房室ブロック(ウェンケバッハ型) ➡Q 19, 28, 56

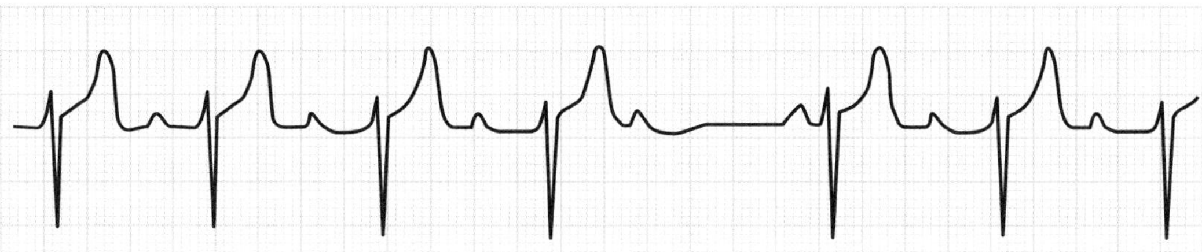

◆Ⅱ度房室ブロック(モビッツⅡ型) ➡Q 19, 28, 56

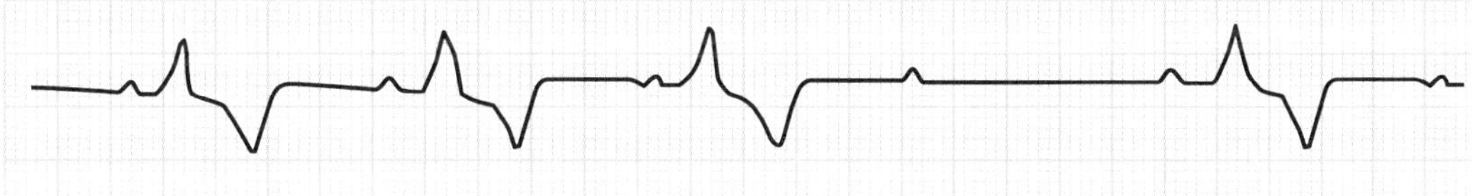

◆高度房室ブロック advanced AVB(AV block) : atrioventricular block ➡Q 15

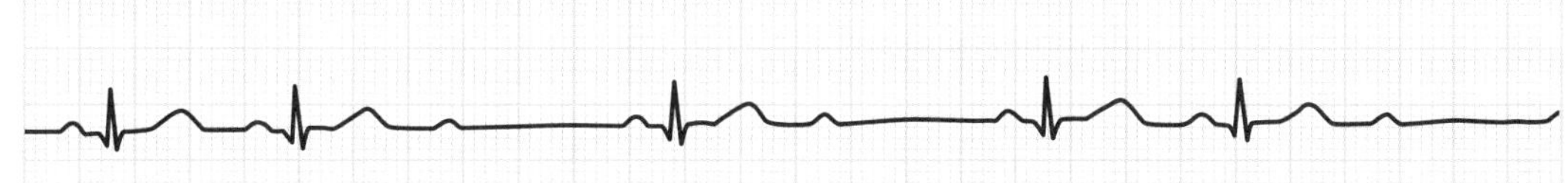

◆WPW症候群 Wolff-Parkinson-White syndrome ➡Q 29, 49, 69

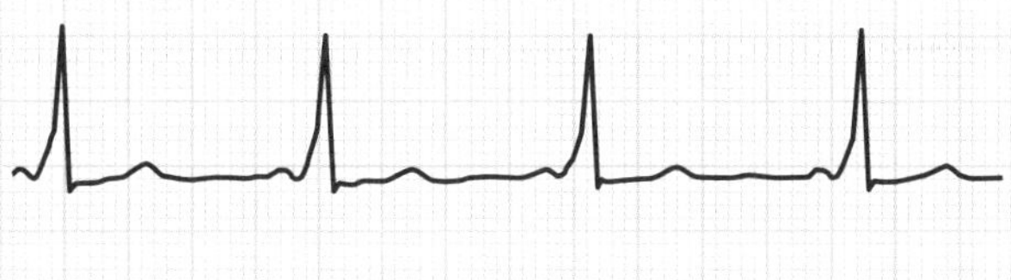

QRS幅の異常

◆発作性上室頻拍 PSVT : paroxysmal supraventricular tachycardia ➡ Q 21, 46

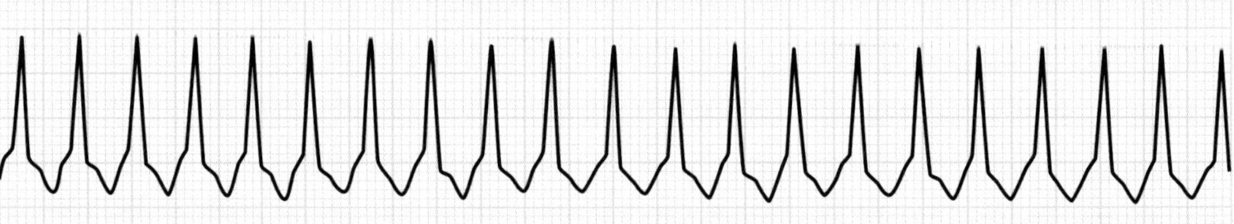

◆心室頻拍 VT : ventricular tachycardia ➡ Q 9, 20, 32, 46, 47, 48, 73

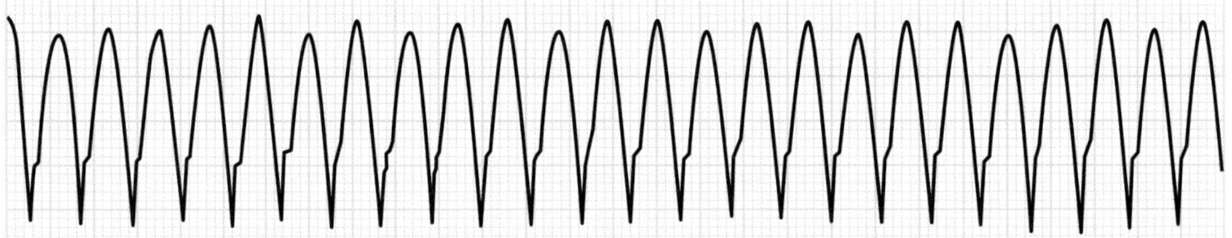

◆右脚ブロック ➡ Q 30, 47, 58

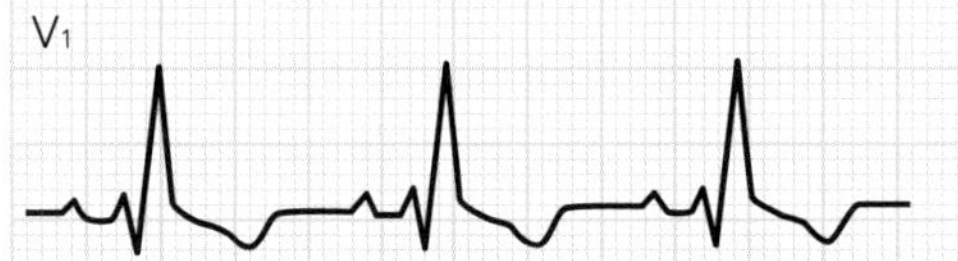

◆左脚ブロック ➡ Q 30, 38, 47, 57

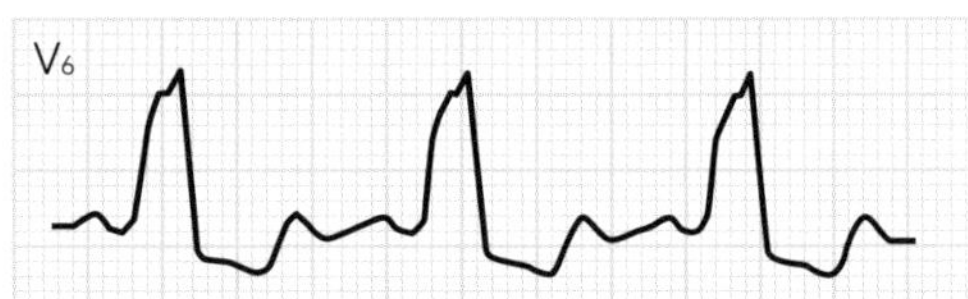

◆トルサード・ド・ポアンツ（多形性心室頻拍） Tdp : torsades de pointes ➡ Q 33, 85

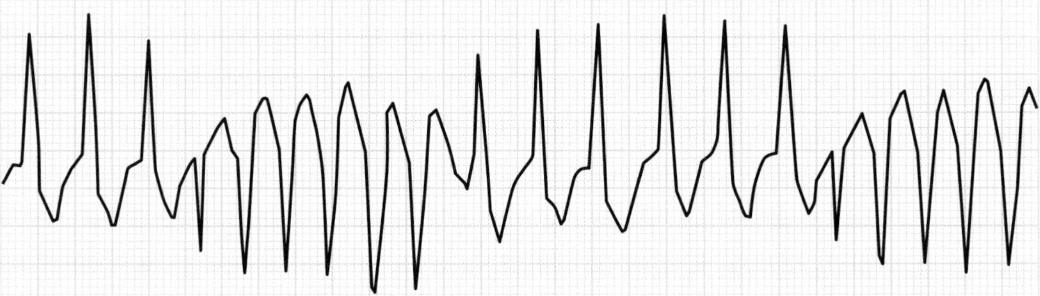

平坦な波形

◆心静止 asystole ➡ Q 60

Part

1

心電図の基本

に関するギモン

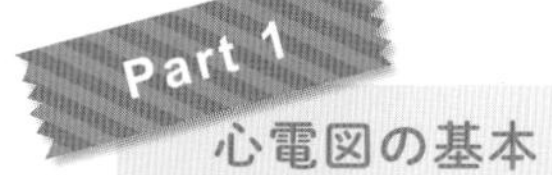

Q1 心電図のP、Q、R、S、Tって何?

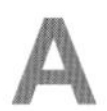

A 心房、心室の収縮を電気的に表した波形です。

医師
村田　誠

心臓は血液を大動脈に絶えず拍出しています。心臓は筋肉の塊であり、血液を送り出すためには、心房と心室の順番で規則正しく、連動して動く必要があります。

心臓と心電図波形

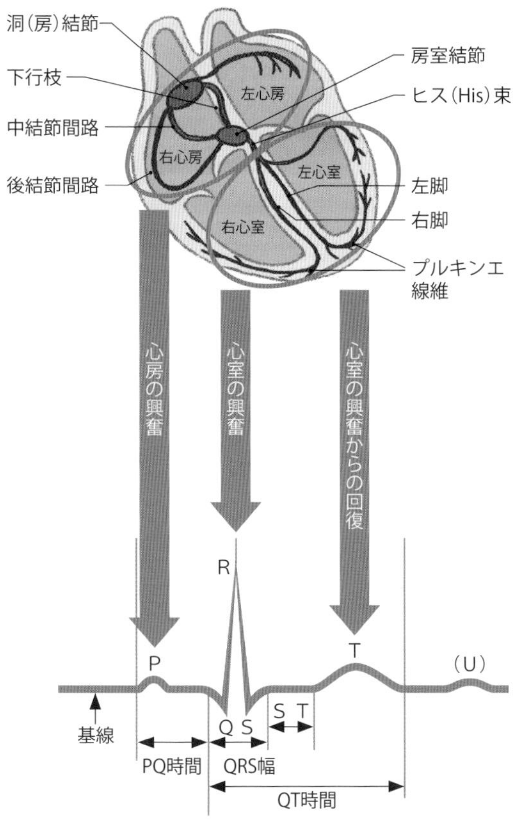

順序として、心房が収縮し、次に心筋が興奮して収縮し、その後興奮が回復して心室が弛緩します。これを電気的に表したのが心電図です。

P波は右心房と左心房の興奮が融合したものです。QRS波は心室の興奮で、その伝導は心房から房室結節を通り心室中隔へ伝わった後、左脚と右脚に分かれ、心筋全体に広がります。

T波は心室の興奮が収まるところです。心電図では、観察している部位が電極であり、それぞれの位置から見た、異なる波形を示します。電極に向かってくる電位をプラスに、遠ざかる電位をマイナスにとらえています。

➡Q65

心電図波形

P波		心房の収縮時の興奮
QRS波		心室の収縮時の興奮。心筋が一斉に興奮するので、その総和が波形となる
	Q波	P波の次に下向きに凸の部分(R波の前にある下向きの波形)
	R波	P波の次に上向きに凸の部分
	S波	R波の次に下向きに凸の部分(R波の次に来る下向きの波形)
T波		心室の興奮からの回復。時にその後にU波が見られる

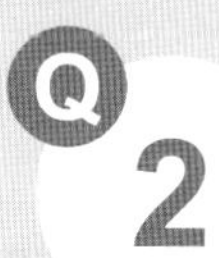

Q2 心電図での心拍数の数えかたは?

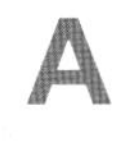

QRS波がマス目の太い線の上に来ているところを基準に「300-150-100-75-60」と数え、大体の心拍数をとらえましょう。

医師
村田　誠

12誘導心電図を行う場合、心拍数(HR: heart rate)は大体、心電図レポートに書かれていますが、緊急時や、心電図レポートがないときでも、心拍数を把握する技術は必要です。頻脈や徐脈であればすぐに治療が必要となり、当直医や担当医に相談しなければいけないからです。

心拍数を目算で測定するには次の方法を用います。12誘導心電図は通常1秒あたり25mm進みます。QRS波が大きいマスの太い線上に来ているところを基準とし、次のQRS波が大きいマスの太い線上に来ていることを確認して、何本目かを数えます。

300/(太い線の数)と計算します。太い線の数がQRS波から次のQRS波までに何本あるかで、大体の心拍数を判断できます。一般には「300-150-100-75-60」と覚えます。

また、R波からR波までを記録して60/RR間隔(秒)を計算することもできます。

心拍数の数えかた

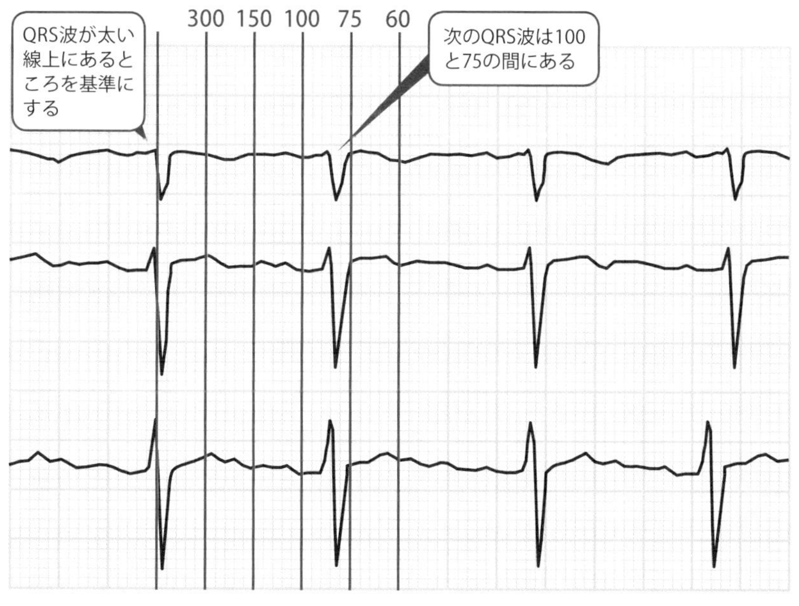

心拍数79回/分の心電図です。心拍数はおおむね100～75回/分の間と判断できます。

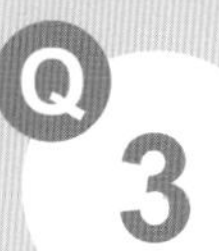

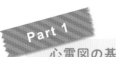

Q3 心電図が正常かどうかを見るポイントは?

A 心拍数、P波、PQ時間、QRS幅、QT時間、基線が正常であるかを見ましょう。

医師
村田　誠

正常値を覚えて異常を判断

心電図の基本は、心拍数、P波、PQ時間、QRS幅、QT時間、基線が正常であるかを考えるのが一般的です。正常値を覚えてしまいましょう。

横軸は1マス（1mm）で0.04秒、縦軸は1マス（1mm）で0.1mVであることを覚えておくと臨床で使いやすいです。

「何mm以上（未満）が異常」と覚えておくとよいでしょう。

PQ時間はP波の開始からQ波の開始までで、心房の収縮開始から心室に伝わるまでの時間です。QT時間はQ波の開始からT波が終わるまでの時間で、心室の興奮開始から興奮が収まる時間を指します。

目盛りの数えかた　基本波形

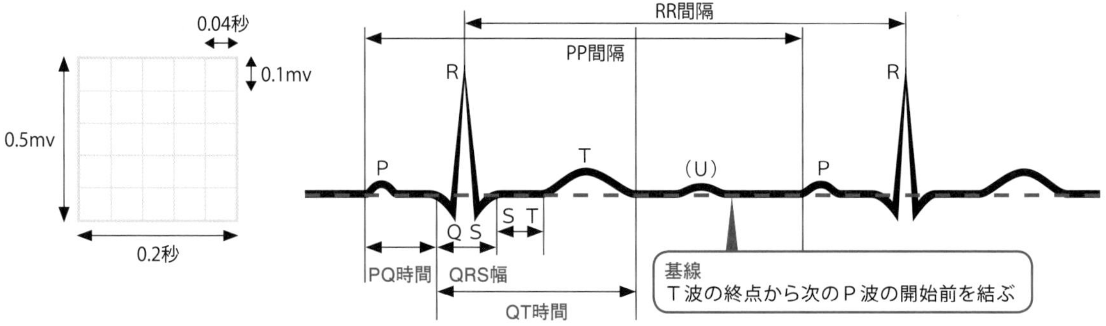

心電図の正常値

	時間	目盛り
P波	0.12秒未満（高さ0.25mV未満）	3.0mm未満（高さ2.5mm未満）
QRS幅	0.06〜0.10秒	1.5〜2.5mm
PQ時間	0.12〜0.20秒	3〜5mm
QT時間*	男性：0.42秒未満 女性：0.43秒未満	

＊心拍数を補正するQT時間：
QTc＝QT（秒）/$\sqrt{RR}$（秒）

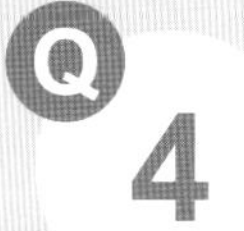

Q4 入院すると心電図モニターをつけるけれど、何に注意して観察すればいいの？

A 正常心電図との違いや、普段との変化を早期発見できるよう観察しましょう。

看護師
田中玲子

心電図モニターを装着する理由

医師が「心電図モニターをつけて観察してほしい」と指示を出すのは、必ず理由があります。まずは、注意してみてほしいことを理解して観察しましょう。

例えば、一時的に立ちくらみがあり、転倒して外来に来た患者さんで考えてみましょう。「ここ数日、何回かフワーッと目の前が真っ白になるんです」と言いますが、外来時には脈拍は変わりなく70回/分でした。

そんなとき、医師は、臨床推論で予測を立て、一時的な意識消失の理由を探し、検査をします。

意識消失は、徐脈で心臓の拍出がゆっくりであるため、脳に十分な血液が送り出せないことによって起こります。また、頻脈でも、心臓に十分な血液が貯まらないうちに空打ちする場合や、心臓が震えているだけの場合は、脳に血液が行かないために意識消失が起こります。

こうした徐脈または頻脈が心臓で起きているのかどうかを、心電図モニターで確認することできます。

観察が必要な理由を知っていれば、医師が何を観察してほしいのか、何を見つけてほしいのか、予測して観察ができます。

おかしいと思ったら脈を触って確認

心電図モニターは1つの誘導（基本的にはⅡ誘導➡Q5、70）の波形であり、普段の波形を基準に変化を確認することによって、心臓に何が起きているのかをいち早く発見できます。

しかし、心電図モニターは機械です。必ず患者さんに触れて実際の脈拍を確認しましょう。心電図モニターの変化と患者さんの症状とが一致しているか、そのときのバイタルサインも確認します。急いで医師へ報告が必要かを考え、普段と比較して、心電図のどこがどのように違うのか、変化を伝えましょう。必要があれば、12誘導心電図も記録します。

心電図モニターの観察ポイント

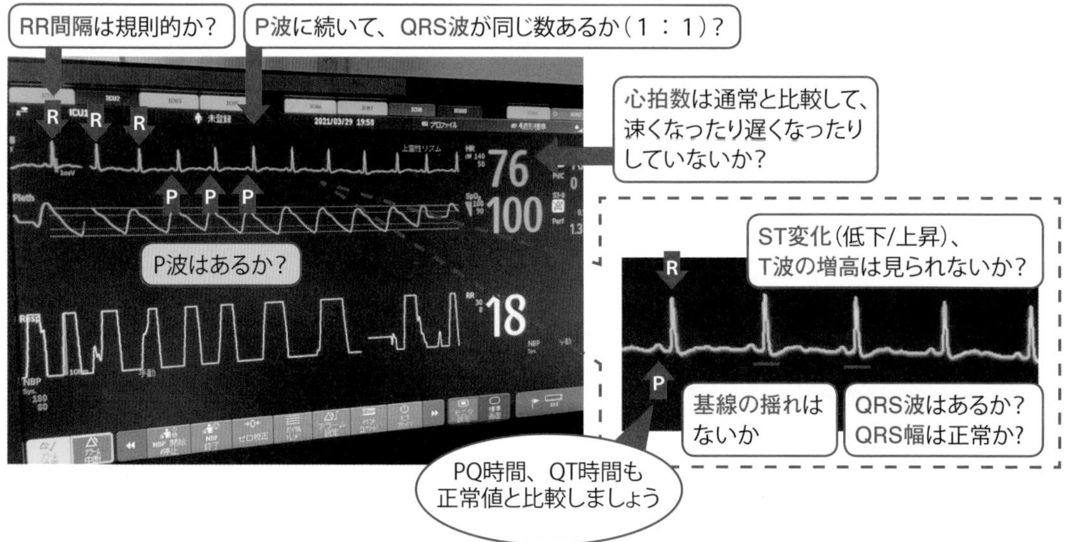

RR間隔は規則的か？
P波に続いて、QRS波が同じ数あるか（1：1）？
心拍数は通常と比較して、速くなったり遅くなったりしていないか？
R
R
R
P
P
P
P波はあるか？
76
100
18
ST変化（低下/上昇）、T波の増高は見られないか？
R
P
基線の揺れはないか
QRS波はあるか？ QRS幅は正常か？
PQ時間、QT時間も正常値と比較しましょう

心電図モニターの変化から患者さんの症状やバイタルサインを確認し、報告する例

心電図モニターの変化

- 急に脈拍数が少なくなり、「30」の表示から波形が出なくなって赤アラームが鳴った。

→

患者さんの症状を確認

- 患者さんのところへかけつけると、部屋の入り口で座り込んでおり、「家と同じで目の前が一瞬真っ白になったよ」と話した。

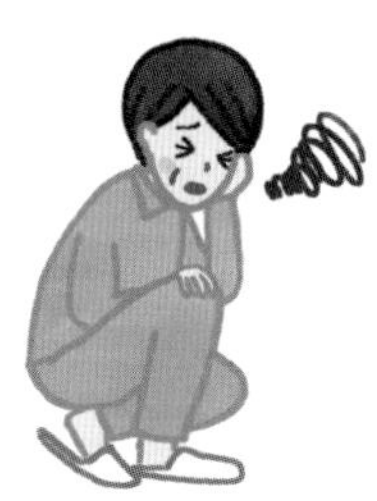

→

心電図モニターの変化

- 患者さんを確認後、モニターの記録を振り返ってみる（リコール機能を使用）と、P波はあるが、続くQRS波がなかった。数秒でQRS波が出現した。

→

バイタルサインを確認

- 普段、脈拍は70回/分程度だったが、30回/分まで低下していた。

→

医師への報告

- 「P波の後にQRS波が続かず、波形が一時的に○秒、出なくなりました」「意識は一瞬消失しましたが、今は清明です」

Q5 モニター波形をⅡ誘導で見るのはなぜ?「誘導を変えて」と言われたけれど、誘導を切り替えるのはどんなとき?

A Ⅱ誘導で見るのは上向きの大きな電位が取れ、波形がわかりやすいためです。誘導を切り替えるのは、波形をより明瞭にして確認したい場合です。

看護師
首藤良輔

Ⅱ誘導とは

心臓は右肩から左足に向かって傾いています。この向きは、刺激伝導系➡Q65の洞結節→房室結節→ヒス束という流れの向きと一致します。

ちょうどⅡ誘導では、左足のほうから心臓を見て、右肩から左足に向かってくる興奮を見るため、波形ではR波が上向きになってわかりやすく、P波をとらえるのにも適しています。

Ⅱ誘導の向き

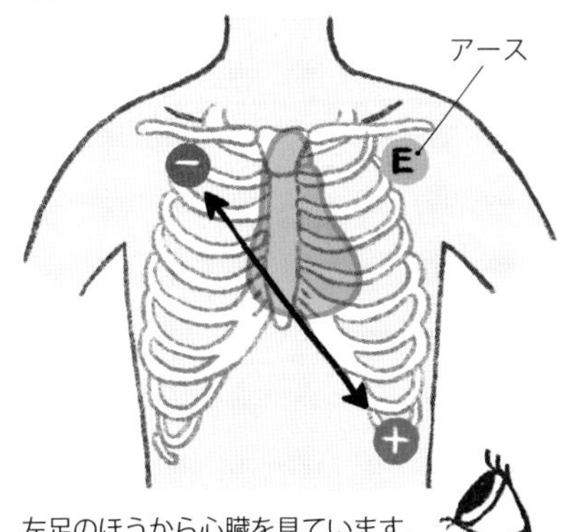

左足のほうから心臓を見ています。

モニターの誘導を変えるとき

以下のような場合、誘導を変えることがあります。

- P波が見えにくくて洞調律か不整脈か判断がつかない場合
- R波と波高の高いT波をカウントしてしまい、2倍の心拍数をカウントしてしまう場合(大きく波形が示されない波形に誘導を変更)➡Q14
- 幅の広いQRS波を心電図が不整脈と認識してしまい、アラームが鳴ってしまう場合
- QRS波が小さすぎて心静止や徐脈として認識され、アラームが鳴ってしまう場合

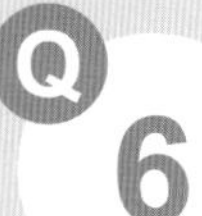

Q6 12誘導心電図をすばやく読むには?

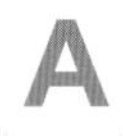

A 心拍数、RR間隔、P波、QRS波、ST部分とT波、PQ時間、QT時間を確認しましょう。

医師
中村紘規

12誘導心電図では、

❶時間的な情報（心拍数、RR間隔の整・不整、PQ時間、QT時間）

❷波形の情報（P波、QRS波、ST部分、T波）

を見ます。

以下の項目を10秒以内で読めるように練習してみましょう。

◎12誘導心電図を読むポイント

- **心拍数は？**　正常／頻脈（100回/分以上）／徐脈（60回/分未満）
- **RR間隔は？**　整／不整
- **QRS幅は？**　正常範囲内／幅が広い
- **QRS波の電気軸は？**　正常軸／左軸偏位／右軸偏位

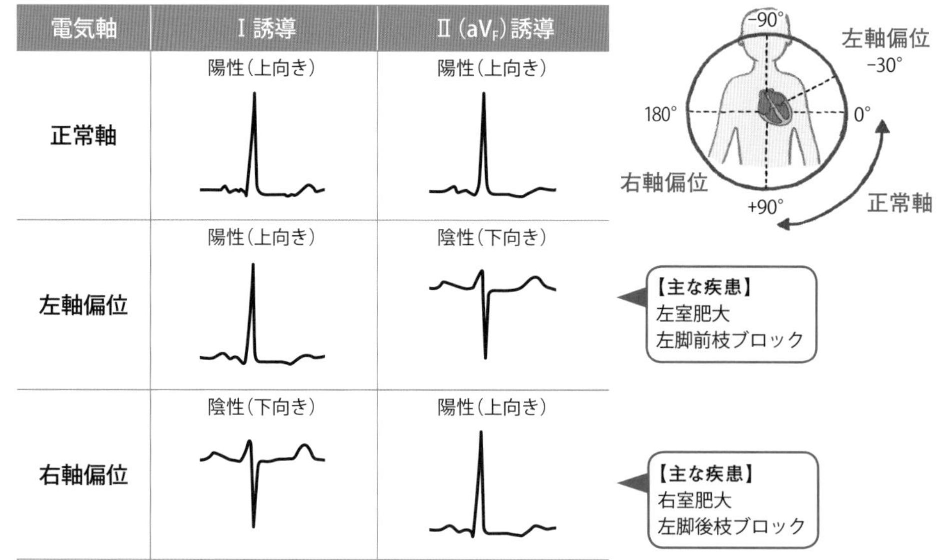

電気軸	Ⅰ誘導	Ⅱ(aV_F)誘導
正常軸	陽性（上向き）	陽性（上向き）
左軸偏位	陽性（上向き）	陰性（下向き）
右軸偏位	陰性（下向き）	陽性（上向き）

■ **P波は？**　ある／ない

【P波がある場合】

- P波の形は正常？
- P波とQRS波は1：1？　P波とQRS波は乖離している？
- PQ時間は？

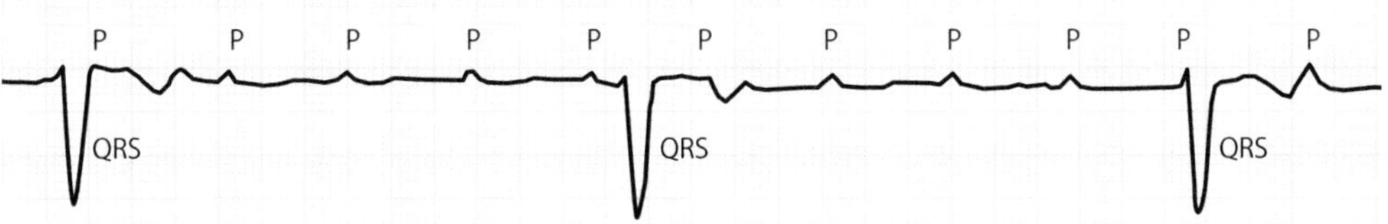

P波とQRS波の乖離の一例。P波に続くQRS波が出現せず、QRS波は独自のリズムで出現しています。

【P波がない場合】

- 心房興奮を示す波形（心房細動・粗動の細動波、粗動波など）はある？　ない？

■ **ST部分およびT波は？**　ST上昇・低下／T波の増高・陰転化　など

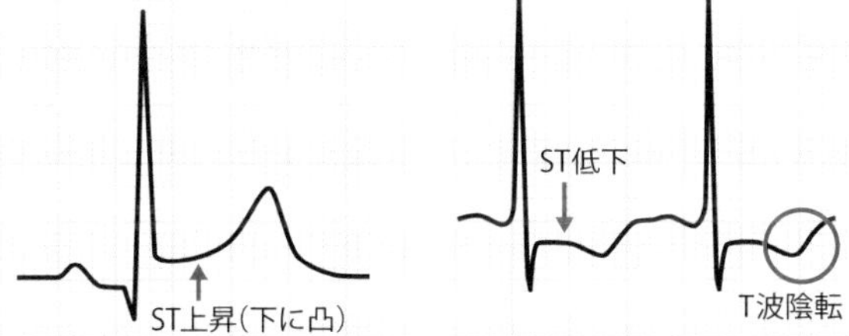

■ **QT時間は？**　正常範囲内／延長／短縮

Column

心電図検定

心電図検査は不整脈や狭心症、心筋梗塞など心臓病の診断には欠かせません。心電図の判読は熟練した医師でも難しいことがあり、正確な判読には深い洞察力と多くの経験、訓練が求められます。

しかしながら、心電図検査は健康診断や日常診療で広く、簡便に行われ、心臓病の専門医だけでなく、看護師、臨床検査技師など多くの医療従事者が接する機会をもっています。

心電図検定は、心電図にかかわる多くの知識を普及させ、わが国の医療の質の向上につながることを目的とし、日本不整脈心電学会が開始しました。医師・看護師・臨床検査技師・医療系学生・医療関連業者のほか、心電図に興味を有する人であれば、誰でも受検することができます。

2015年に第1回試験（3～2級）が行われ、2019年（4～1級）には受検者数が約10倍に増加しました。2020年6月に公表された「日本の資格・検定」AWARDS 2020の「注目の資格・検定ランキング部門」では、第1位を獲得しています。今後も医療従事者のみならず、一般の方々の受検の増加が見込まれます。　（中村紘規）

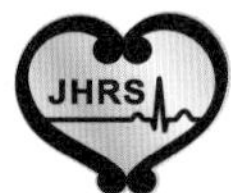

心電図検定はマイスター、1～4級の5つに分かれている。左はマイスターのロゴ。

日本不整脈心電学会：心電図検定　http://new.jhrs.or.jp/recognition/kentei/（2021.05.10.アクセス）

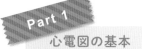

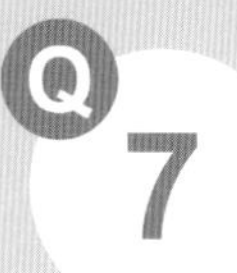

真夜中に医師にすぐ連絡すべき心電図は?　何を伝えるべき?

A

医師
中村紘規

何らかの異常が発見され、「意識」「呼吸」「脈」のうち１つでもない場合や、ショックバイタルがみられた場合は、迷わずすぐ医師に連絡してください。

夜間に心電図の異常が発見される状況とは

日中は多くの医師が勤務中であり、モニター心電図あるいは12誘導心電図で何らかの異常が発見された場合、その所見について比較的容易に相談することができます。一方、夜間に心電図の異常が発見された場合、すぐ医師に連絡すべきか、様子をみてよいのか、日中よりも医師に連絡するハードルが高くなるのではないでしょうか。

夜間に心電図の異常が発見される状況としては、以下のようなものが挙げられます。

❶モニター心電図が装着されている患者さんでアラームが鳴った、あるいはモニター上で異常所見を発見した
❷モニター心電図が装着されていない患者さんで何らかの症状を訴えナースコールがあり、モニター心電図または12誘導心電図で異常所見を認めた
❸病室回診時に患者さんの異変に気づき、モニター心電図または12誘導心電図で異常所見を認めた

1．まずは患者さんをみる

心電図の異常を発見したとき、医師にすぐ連絡すべきか否かの判断は難しい場合があります。最も重要なのは、「心電図をみる前に患者さんをみること」です。心電図所見は緊急性を判断するうえで重要な判断材料になりますが、心電図だけでは判断できないことを念頭におく必要があります。

まずは患者さんの意識の有無、呼吸の有無、可能であれば脈（頸動脈の触知）の有無を確認し、これらの３つのうち１つでも「無」であれば、緊急性が高い状況と考え、迷わずすぐ医師に連絡してください。

また、血圧測定でショックバイタル（一般的には収縮期血圧90mmHg以下ですが、普段低血圧である場合は普段よりも20〜30mmHg以上低下した場合）であった場合も同様です。これらの状況では、心電図所見がどうであろうと、救命処置が必要になる可能性があるからです。

2．心電図所見を正しく伝える

次に、心電図を確認してください。モニター心電図のみで診断できる場合もありますが、可能であればより正確な診断ができる12誘導心電図を記録することが望ましいです。

医師に診断名を伝える必要はなく、心電図所見を正しく伝えることが重要です。その際、過去の12誘導心電図がすぐ手に入る場合は、過去と現在の心電図を比較することが非常に有用です。

心電図の異常所見を正しく伝えるのは時に難しく、どれが重要な所見で、どれがあまり重要ではない所見なのか悩むことがあります。過去の心電図と比較し、どこに違いがあるか発見できれば、それが重要な所見である可能性が高くなります。

以下、緊急性が高い心電図所見を挙げます。各々の詳細は他項を参照してください。重要なポイントは心拍数、QRS波、ST部分とT波の変化です。

緊急性が高い症状と心電図所見

【症状】
意識レベル低下、脈触知不能または微弱、呼吸なしまたはあえぎ呼吸
＋
【心電図所見】
QRS幅が広い頻拍

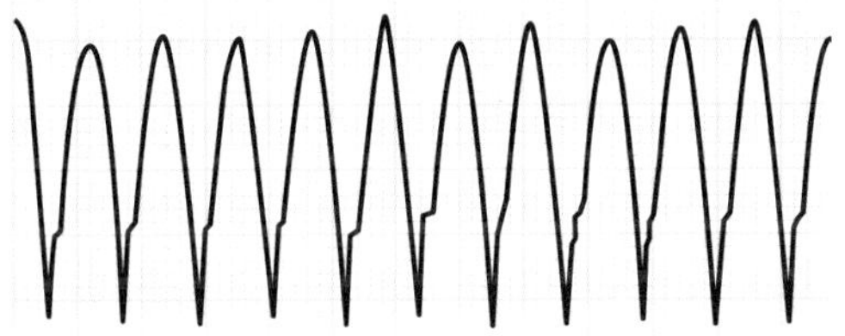

心室頻拍

- 多くが**心室頻拍**（VT：ventricular tachycardia）または**心室細動**（Vf：ventricular fibrillation）という致死的不整脈であるため、すぐに電気的除細動などの救命処置が必要となります。
- R on T型の**心室期外収縮**（PVC：premature ventricular contraction）やQT時間の延長 ➡Q34 は心室頻拍・心室細動を起こす危険性が高い徴候であり、注意が必要です。
- **WPW**（Wolff-Parkinson-White syndrome）**症候群**や**脚ブロック**（BBB：bundle branch block）などでもともとQRS幅が広い場合や変行伝導の場合は、緊急性が低い上室性不整脈でもQRS幅が広い頻拍になることがあります。上室性不整脈の場合はショック状態まで至ることはまれです。

【症状】
意識レベル低下、強いめまい感または浮遊感
＋
【心電図所見】
高度の**徐脈**

- RR間隔が５秒以上延長する場合は一時的ペーシングなどの処置が考慮されます。
- ５秒以内でも意識レベルの低下、強いめまい感または浮遊感を伴う場合は緊急性が高くなります。

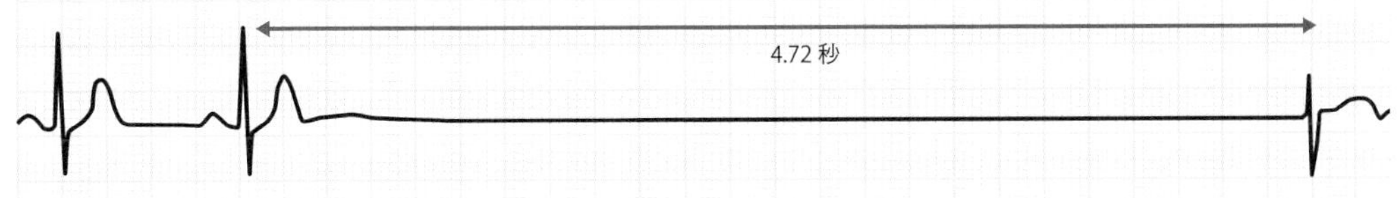

高度の徐脈

心室頻拍（VT）➡Q20、32、47　**心室細動**（Vf）➡Q50、60、73　**心室期外収縮**（PVC）➡Q11、38、53
WPW症候群➡Q29、49　**脚ブロック**（BBB）➡Q30、47　**徐脈**➡Q15

【症状】
胸痛、胸部絞扼感などの胸部症状
＋
【心電図所見】
ST上昇または低下、T波の陰転化

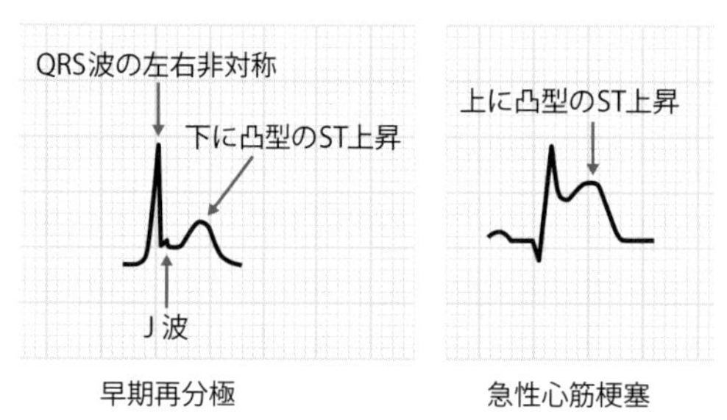

早期再分極　　急性心筋梗塞

- **急性冠症候群(ACS：acute coronary syndrome)**の可能性があります。
- 高齢者や女性、糖尿病を有する患者さんでは必ずしも胸部症状を伴わないことがあり注意が必要です。
- 早期再分極は、必ずしも安全なものではありませんが、夜中に当直医にすぐ連絡するほど緊急のものではありません。

【症状】
胸痛や呼吸困難
＋
【心電図所見】
Ⅰ誘導で深いS波、Ⅲ誘導でQ波と陰性T波

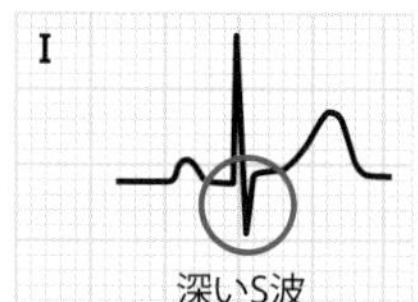

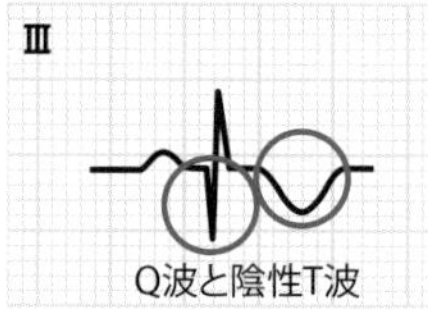

- **急性肺血栓塞栓症**の可能性があります。
- 急性肺血栓塞栓症を疑って心電図を見ないと、軽微な心電図変化である場合は発見することが難しいため、過去の心電図との比較が有用です。
- 典型的な心電図変化を示さない急性肺血栓塞栓症も少なくありません。

【症状】
血圧低下
＋
【心電図所見】
洞性頻脈

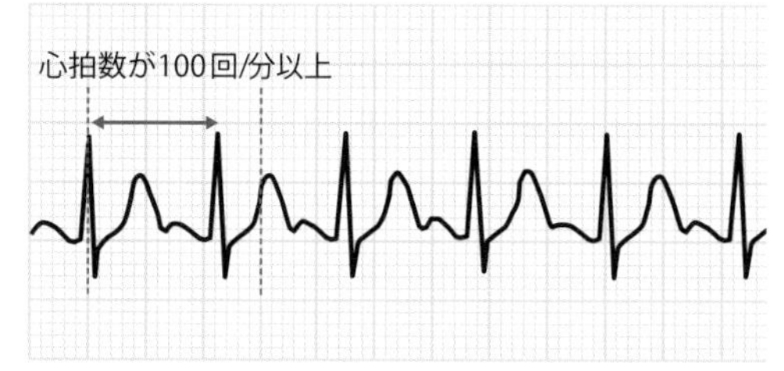

- 開心術や心臓カテーテル検査・治療、ペースメーカー・植込み型除細動器(ICD:implantable cardioverter defibrillator)などのデバイス手術、大動脈疾患に対する手術など心血管に関連する侵襲的な検査・治療後に血圧低下を伴う頻脈を認めた場合には、心タンポナーデを疑う必要があります。
- 洞調律の場合は血圧低下を代償するため頻脈傾向となりますが、持続性心房細動・心房粗動の場合は顕著な心拍数の変動を伴わないことがあります。

Part

2

波形の特徴
に関するギモン

Q8 心拍数が150回/分くらいと速く、QRS幅は正常、RR間隔は一定。どう考えて、どう対処する?

図1

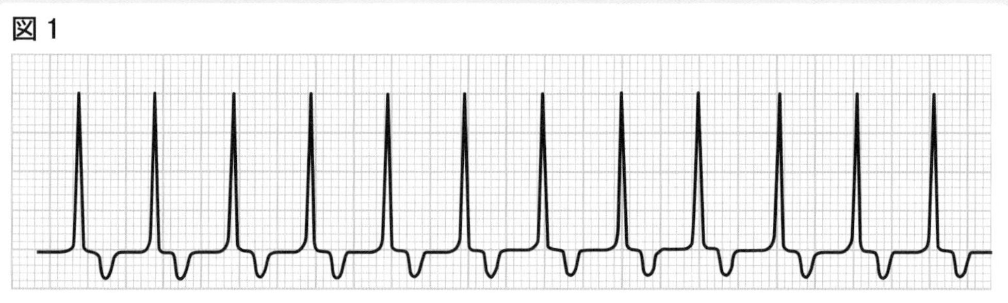

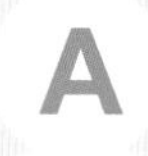

看護師
阿部裕紀

洞性頻脈、発作性上室頻拍、あるいは心房粗動を考えます。血行動態は比較的維持されますが、拡張不全(HFpEF)など、心機能が低下している場合は肺うっ血を生じることがあるため注意を要します。

QRS幅が正常でRR間隔が一定の不整脈

心拍数が速い状態ですが、QRS波の幅が正常でRR間隔が一定であることから、心室は規則的に収縮し、心拍出量も保てている場合がほとんどです。

しかし、拡張不全(HFpEF：heart failure with preserved ejection fraction)など心機能が低下している場合は肺うっ血を生じることがあるため、注意を要します。また、長く続く頻脈は循環破綻をきたす可能性があるため、以下に示した不整脈の判別を行い、対処する必要があります。

1．洞性頻脈(sinus tachycardia)(図2)

洞結節からの刺激の発生頻度が亢進することで、頻脈になります。正常な形のＰ波がQRS波の前に存在します。呼吸性に脈の速さが少し変化することがあります。徐々に速くなり、徐々にゆっくりに戻ります。

原因として、生理的なものでは発熱や運動などがあり、病的なものでは貧血や失血、ショックなどがあります。

洞性頻脈は原因に対する対処が基本です。特に注意が必要なのは、急性心筋梗塞の初期です。交感神経が緊張状態にあると洞性頻脈が出現することが多く、この場合、心不全やショックを起こす可能性があります。

図2　洞性頻脈の心電図

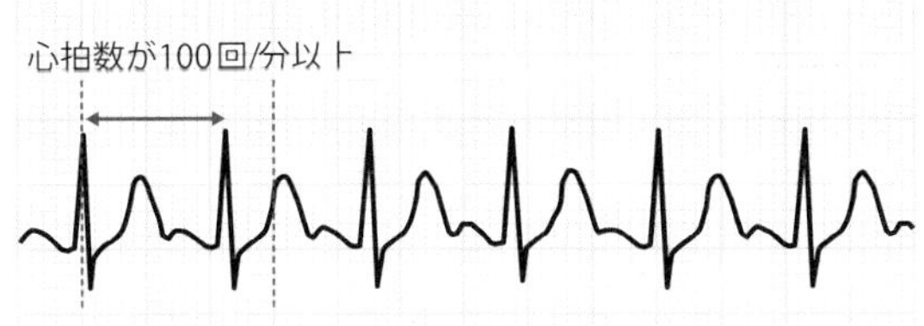

P 波、QRS 波は正常ですが、心拍数が 100 回 / 分以上になっています。

2. 発作性上室頻拍（PSVT：paroxysmal supraventricular tachycardia）

発作性上室頻拍には、以下の３つがあります。

1）房室結節リエントリー性頻拍（AVNRT：atrioventricular nodal reentrant tachycardia）（図３）

房室結節リエントリー性頻拍は、房室結節付近にリエントリー回路が形成され、電気刺激がぐるぐる回ることが原因で生じます。

突然頻脈が始まり、突然終わります。QRS波に重なってＰ波が見えないことがあり、まれに逆行性Ｐ波がQRS波より遅れて見られます。

発作時の対処法はATP（アデノシン三リン酸）やベラパミル静注で房室結節の伝導を抑制する薬物療法があります。根本治療としてはカテーテルアブレーション*（ABL：ablation）が有効といわれています。

＊カテーテルアブレーション（カテーテル心筋焼灼術）：不整脈の誘因となる心臓内の局所をカテーテルで焼灼して正常のリズムに戻す治療手技。

図3　房室結節リエントリー性頻拍の心電図

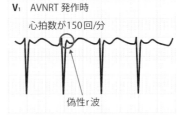

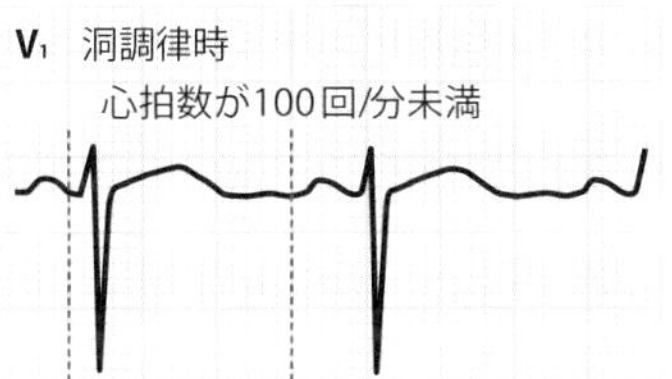

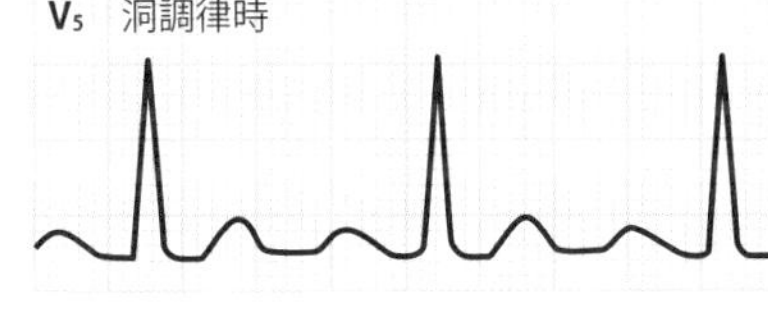

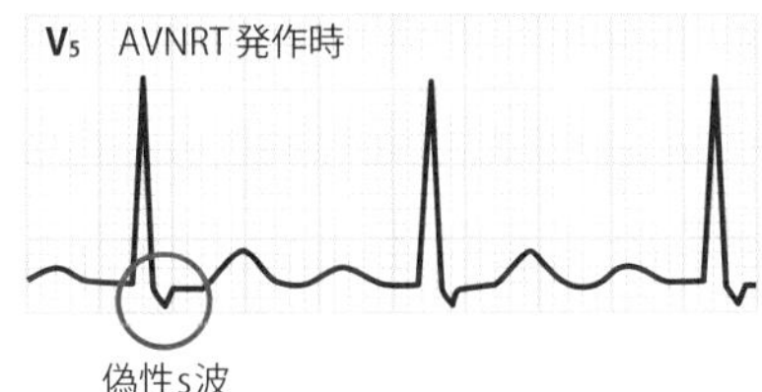

AVNRT 発作時の QRS 波直後の P 波は、V_1 では r′ 波（偽性 r 波）、V_5 では S 波のように見えることがあります（偽性 s 波）。

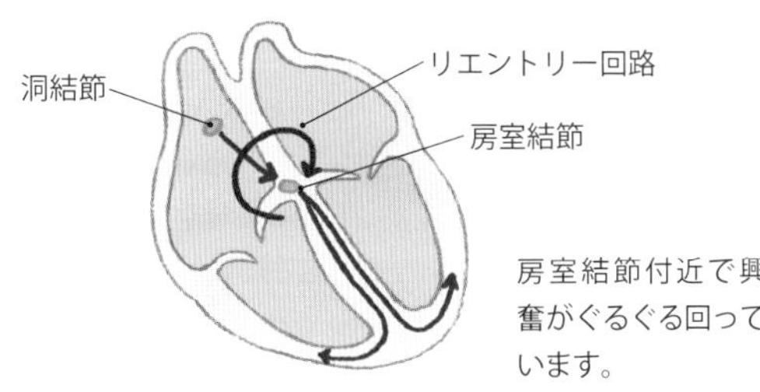

発作性上室頻拍（PSVT）➡Q21、46　房室結節リエントリー性頻拍（AVNRT）➡Q45

2）房室リエントリー性頻拍（AVRT：atrioventricular reentrant tachycardia）（図1、4）

これも突然始まり突然停止します。生まれつき副伝導路*を通る回路が形成されて生じます。

房室結節を心房から心室に伝導する場合（順行性）、QRS幅は狭くなります。逆方向に伝導する場合（逆行性）は、QRS幅は広くなります。

対処方法は房室結節リエントリー性頻拍と同様です。

*副伝導路：房室結節以外の心房と心室を結ぶ伝導路。ケント束と呼ばれる副伝導路の場合が多い。

図4　房室リエントリー性頻拍の心電図

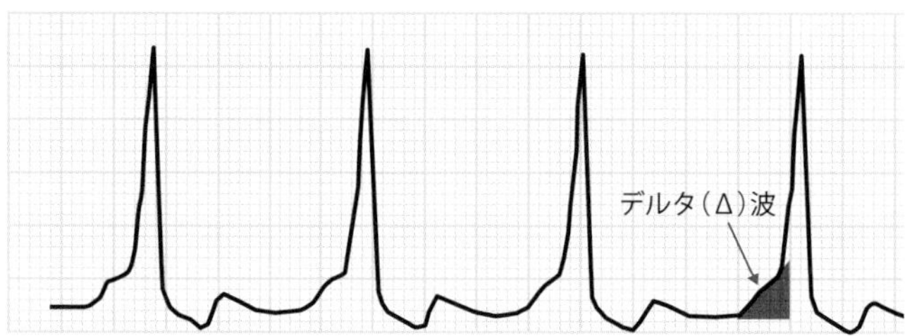

洞調律では伝導性の関係でケント束を通るため、デルタ波が記録されます。

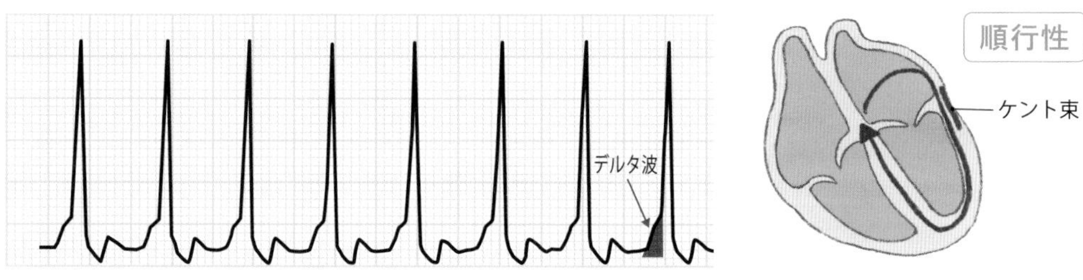

ケント束を心房から心室へ伝導。頻拍時にもデルタ波が記録されます。

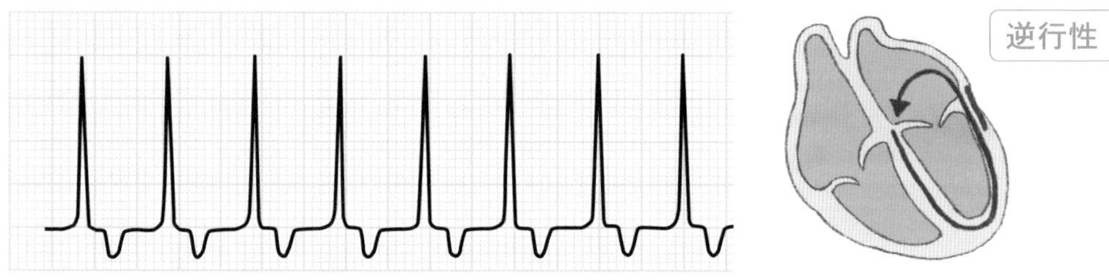

ケント束を逆方向に伝導。頻拍時にはデルタ波は記録されません。

3）心房頻拍（AT：atrial tachycardia）（図5）

心房頻拍も突然発生します。QRS波の前に異所性のP波が出現します。P波の形は正常波形に近いものもありますが、よく見ると少し異なっています。異所性P波が伝導されない（QRS波が続かない）場所が見つかると容易に判断できます。房室結節リエントリー性頻拍と同様、抗不整脈薬の静注による治療を行います。発作頻度によってカテーテルアブレーションの適応になります。

図5　心房頻拍の心電図

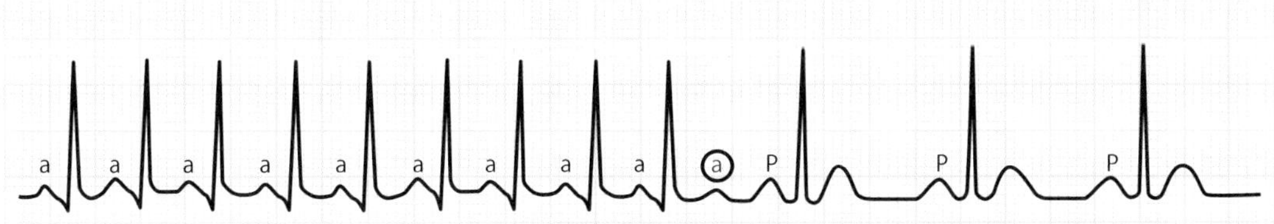

P 波とは形の異なる異所性 P 波（a 波）が約 180 回 / 分の速さで出現しています。赤で示した a 波は伝導されず、その後、洞調律に戻っています。

洞調律復帰時に伝導されない a 波が見つかれば、容易に判断できます

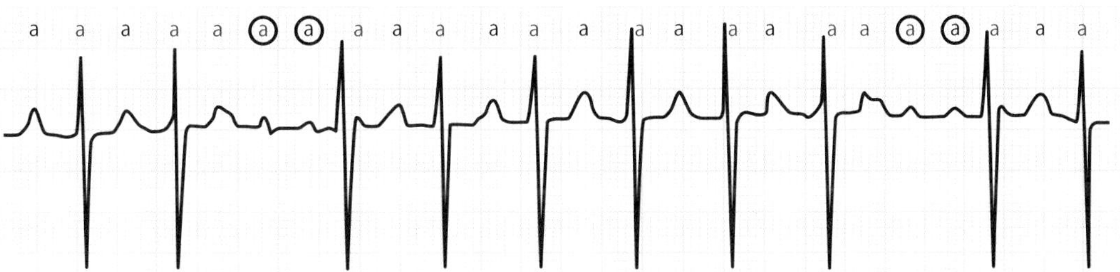

a 波のリズムは約 260 回 / 分です。赤で示した a 波は伝導されず、主に 2 ： 1 伝導になっています。そのため、QRS 波のレートは 130 回 / 分くらいです。
2 ： 1 よりも伸びるところでは基線が出現するため、ⓐ波が明らかとなっています。

3．心房粗動（AFL:atrial flutter）（図6）

P 波がなく、規則的な揺れの粗動波（鋸歯状波、F波）が認められます。心房が規則正しく250〜300回/分程度の頻度で興奮している状態であり、RR間にいくつのF波があるかによって「何：1の心房粗動」か判断します。1：1の場合は心拍数が多く、心室の収縮が十分できなくなることから電気的除細動などの緊急の対応が必要になります。

図6　心房粗動の心電図

1 ： 1

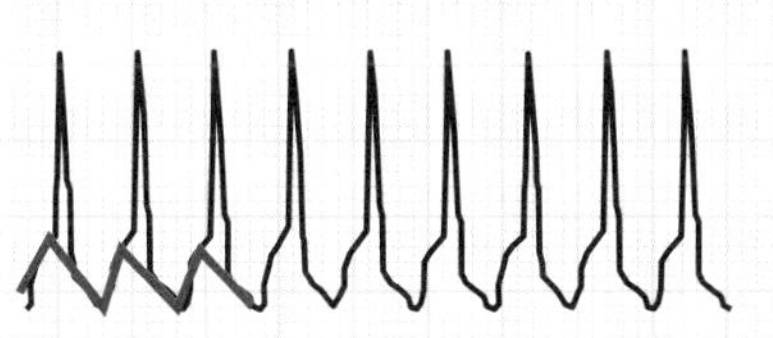

ノコギリの歯のような F 波（赤線）が 300 回 / 分で出現し、すべて心室に伝導されています。QRS 波のレートは 300 回 / 分です。

2 ： 1

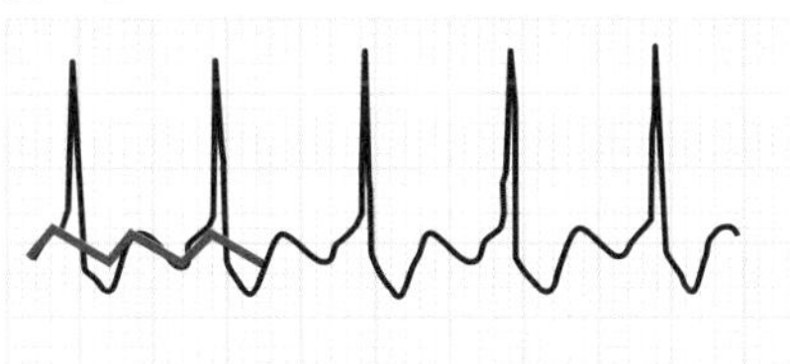

2 ： 1 で伝導された場合。QRS 波のレートは 150 回 / 分。

4 ： 1

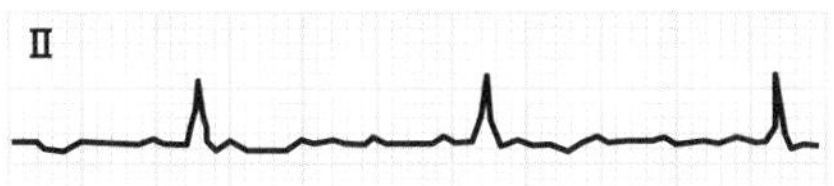

III

4 ： 1 伝導。誘導によっては F 波がはっきりしないことがあるので注意を要します。

心房粗動（AFL）➡Q21、25、42、43

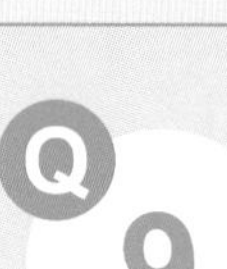

Q9 心拍数が150回/分くらいと速く、QRS幅が広い。どう考えて、どう対処する?

図1

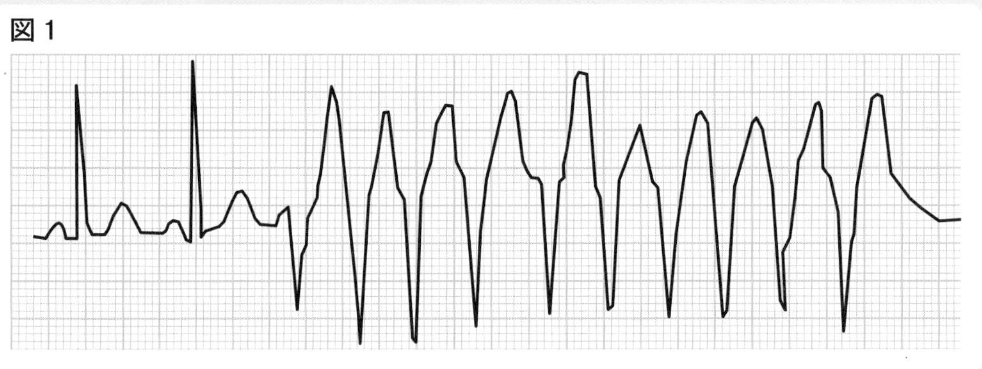

A 心室頻拍を疑います。有効な心拍出量が得られず、意識消失に至る可能性があるため、すぐに患者さんの状態を観察し、意識レベルと、脈が触れるかを確認します。

看護師
奥山和希

QRS幅が広い不整脈

心拍数が速く、QRS幅が広い場合に考えられる不整脈を以下に示します。有効な心拍出量が得られないものが多いため、血圧が低下し、意識消失に至る可能性があります。まず患者さんの観察を行い、意識レベルが低下している場合や、脈が触れない場合には救命処置にとりかかります。

状態の変化がない場合には、不整脈を判別するために12誘導心電図を実施します。

1．心室頻拍(VT)(図1)

心室頻拍は、心室のある一定の場所から刺激が繰り返し出されるため、同じ形の心室期外収縮(PVC：premature ventricular contraction)が連続します。心室内は電気伝導が遅いため、QRS幅が広くなります。

洞調律もありますが、常に心室が不応期なため、P波は伝導されません。よく見るとP波があるはずですが、実際にはほとんどわかりません。RR間隔は一定です。

致死的不整脈の一種で緊急性が高いです。心電図上で心拍数は120～250回/分、RRは一定で幅の広いQRS波が見られます。心拍出量が保たれないため、長時間続くと意識消失や、脈が触れないことが多くなります。

主な原因として、心疾患(急性心筋梗塞や心筋炎、弁膜症、重症心不全など)があります。心疾患がある場合は、心拍出量が保たれ

心室頻拍(VT)➡Q20、32、47　心室期外収縮(PVC)➡Q11、38、53　心室細動(Vf)➡Q50、60、73

ず**心室細動(Vf)**へ移行し、重篤な状態に陥る危険があります。心室細動へ移行する前兆として**心室期外収縮の頻発**や**R on T型**の心室期外収縮があるため、それらが見られたら注意が必要です。

治療は薬剤投与、直流除細動(DC：direct current difibrillation)、原因疾患の治療を行います。無脈性の場合は救命処置が必要になります。

図1　心室頻拍の心電図

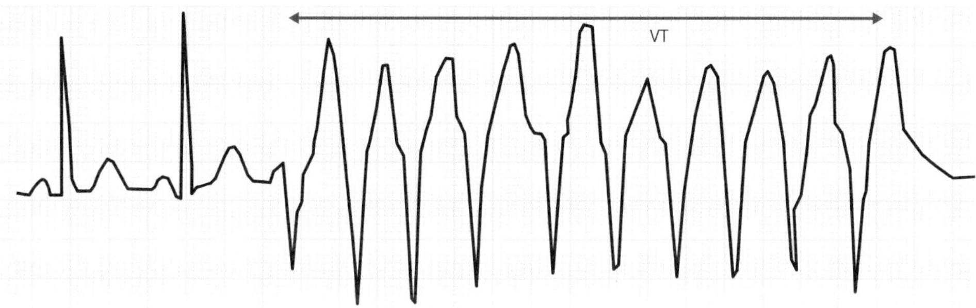

P波が見られず、幅の広いQRS波が出現しています。

2．上室頻拍（SVT：supraventricular tachycardia）

房室リエントリー性頻拍(AVRT)の場合で、ケント束を順行性に伝導する場合は、**偽性心室頻拍(pseudo-VT)**と呼ばれる心室頻拍に類似した波形を示すことがあります。特に**心房細動(Afib)**のときには非常に速く心室に刺激が伝わるため、心室細動(Vf)と同じ状態であり、大変危険です。RR間隔は不規則です。

3．洞性頻脈＋左脚ブロック（LBBB）(図2)

左脚ブロックで洞性頻脈になると幅の広いQRS波の頻脈になります。

洞性頻脈の場合は発熱、貧血、低血圧など心拍出量の増加を必要とする外因性因子であり、状態は安定していることが多いです。通常左脚は冠動脈から栄養を受けているため、左脚ブロックが起きている場合は心筋に障害が起きている可能性があります。心筋梗塞を疑う所見があれば緊急性が高くなります。

図2　洞性頻脈+左脚ブロックの心電図

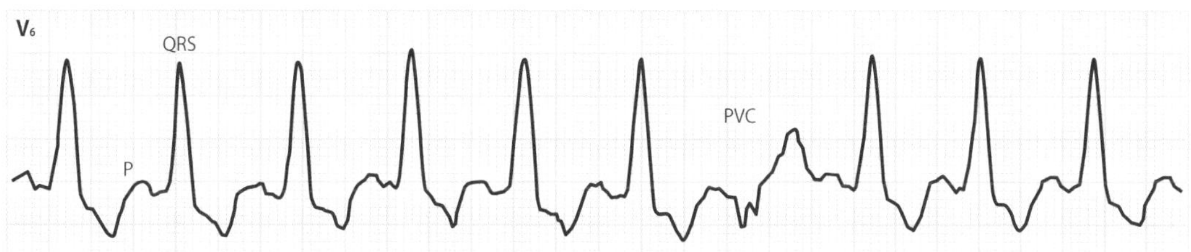

心拍数は110回/分くらいと頻脈ですが、P波があり、それに引き続いてQRS波が出現しているので洞調律と考えられます。7拍目は心室期外収縮と考えられます。

R on T➡Q37　房室リエントリー性頻拍(AVRT)➡Q45　偽性心室頻拍(pseudo-VT)➡Q49
心房細動(Afib)➡Q16、25、40、41　洞性頻脈➡Q8　左脚ブロック(LBBB)➡Q32、47、57

Q10 心拍数が150回/分くらいと速く、RR間隔がバラバラ。放っておくとどうなる?

図1

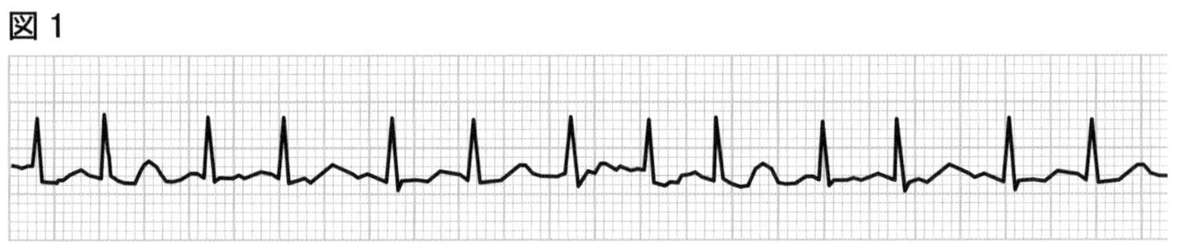

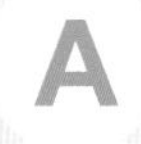

A

看護師
小林知恵

心房が規則的に興奮せず、不規則に細かく震えているような状態である頻脈性心房細動が考えられます。心房収縮と心室収縮が連関せず心拍出量が不十分なため、心不全になることがあります。

頻脈性心房細動とは

心房細動(Afib)の心電図では、P波と基線は存在せず、f波(細動波)と呼ばれる細かく揺らいでいる波形が認められます(**図1**)。心房内の電気刺激は360〜600回/分くらい出現しますが、そのうちの一部分が心室に伝えられます。房室結節の伝導性がよくなりすぎると、150回/分くらいの頻脈を生じます。

図1　心房細動の心電図

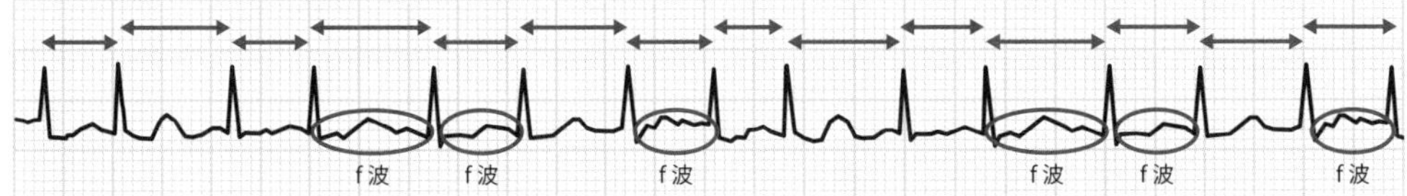

心拍数は150回/分くらいの頻脈です。P波がなく、その部分がゆらゆら揺らいでいます。これをf波といいます(徐脈性心房細動のほうが観察が容易です)。
RR間隔(⟷)はバラバラで不規則です。

1．心不全になる理由

頻脈になると心臓から拍出する血液の量は減少します。特に心房細動では心房収縮機能がはたらかないため、心室は自らの拡張によって心房からの血液を受け止めなければなりません。その結果、心房から心室への血液の送り込みの量が減少します。

また、頻脈では心筋の酸素消費量が増大するため、心房細動では早い段階から心拍出量の低下が起こり、心筋への血液供給が減少します。すると需要と供給のバランスが崩れ、虚血状態が起こりやすくなります。これも心不全の原因になります。

頻脈性心房細動が出現したら医師に報告し、継続する場合は心不全症状に注意しましょう。

2．頻脈性心房細動の原因

高血圧や心臓弁膜症、虚血性心疾患、甲状腺機能亢進症なども心房細動の原因となります。明らかな心疾患がない場合もあり、加齢によって頻度が高くなることも知られています。

頻脈が出現した場合は、発熱・疼痛・出血などがないか観察しましょう。

Column

心房細動は早期発見と医師への報告が重要

心房細動の心電図でP波がなくRR間隔が不規則ということは、心房の収縮はなく、心室の収縮も不十分になっています。心拍出量は20～30%低下し、心臓に予備能力がある場合は、循環動態にすぐには悪影響を及ぼしませんが、患者さんによっては、血圧が低下することもあります。また、不十分な収縮によって血液がよどむため、脳梗塞を発症することもあります。

そのため、業務開始時に担当患者さんの心電図波形を確認し、リズムの変化を見逃すことなく、早期に発見することが重要です。

新たに心房細動が発生したら、必ず医師に報告しましょう。①心拍数のコントロールのため、カルシウム拮抗薬の投与、②心房内の血栓予防のため、抗凝固薬の投与、といった指示が出る可能性があります。

また、薬剤の投与だけでなく、不整脈の発生要因を取り除く必要があります。

発熱による発汗などの不感蒸泄の増加、胸苦しさの訴え、検査データによる電解質の異常など、原因と考えられる症状や情報を確認し、医師へ確実に報告しましょう。

（田中玲子）

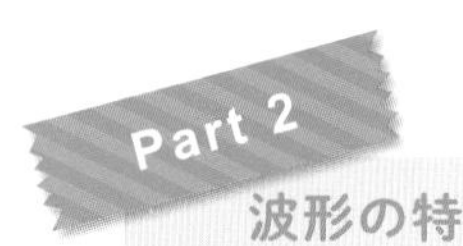

Q 11 RR間隔はほぼ正常だけれど、たまに短い。どう考えて、どう対処する？

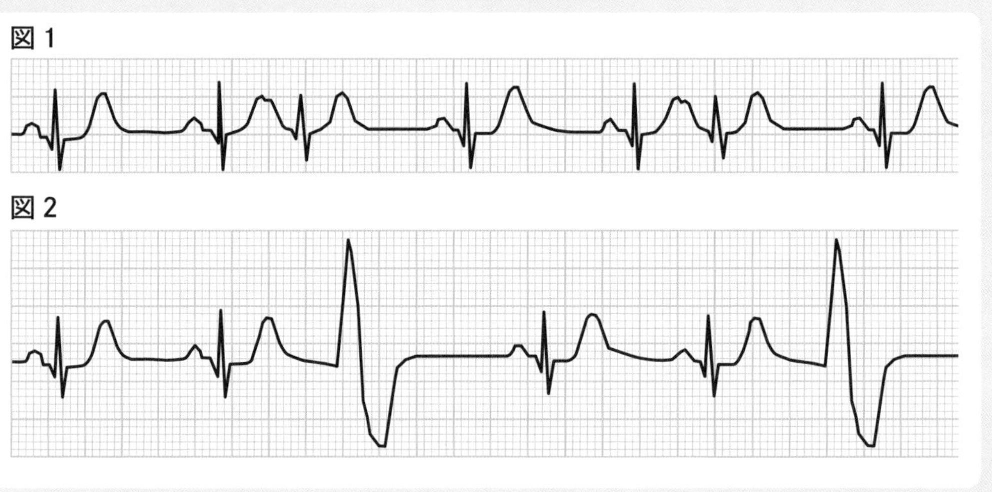

A 看護師 田子栞

洞性頻脈で、基本周期よりも早く刺激が出て心臓が収縮している状態です。それほど緊急性は高くありませんが、頻発していないか、患者さんに症状はないかを確認しましょう。

通常よりも早く刺激が出る期外収縮

期外収縮では、洞調律の基本周期よりも早いタイミングで心房もしくは心室から刺激が出て、規則的なリズムより速く心臓が収縮しています。そのような不整脈には**上室期外収縮（PAC）**（図１）や**心室期外収縮（PVC）**（図２）があります。

1．上室期外収縮（PAC）（図1、3〜5）

心房の洞結節以外の部分で、異常な電気興奮が生じます。洞調律の基本周期よりも早期に、洞性Ｐ波と異なる形の心房波（P'、異所性Ｐ波）が出現し、通常は洞調律時と同じ形のQRS波が出現します。興奮が早期に出現すると、心室に伝わらず、QRS波が脱落することがあります。これを**非伝導性上室期外収縮（blocked PAC、PAC with block）**といいます。

より早く興奮が起きると、**変行伝導（aberration、aberrant conduction）**と呼ばれる脚ブロック型のQRS波形となることがあります。通常は無症状で、加齢とともに増加します。

上室期外収縮の頻発は心房細動（Afib）や上室頻拍（SVT）に移行することがあるため、連発する場合はモニター監視が重要です。

上室期外収縮（PAC）➡Q18,51　心室期外収縮（PVC）➡Q38、53

図3　上室期外収縮の心電図

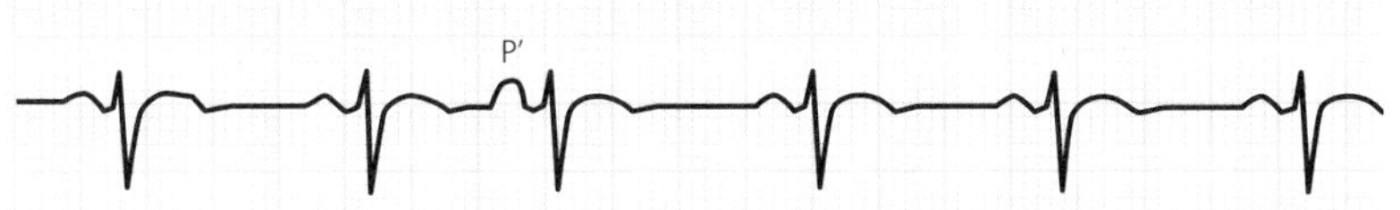

洞結節以外で
興奮が発生

洞結節以外の部分で興奮が生じ、基本周期より早期に通常とは異なる形のP波（P′、異所性P波）が生じます。

図4　非伝導性上室期外収縮の心電図

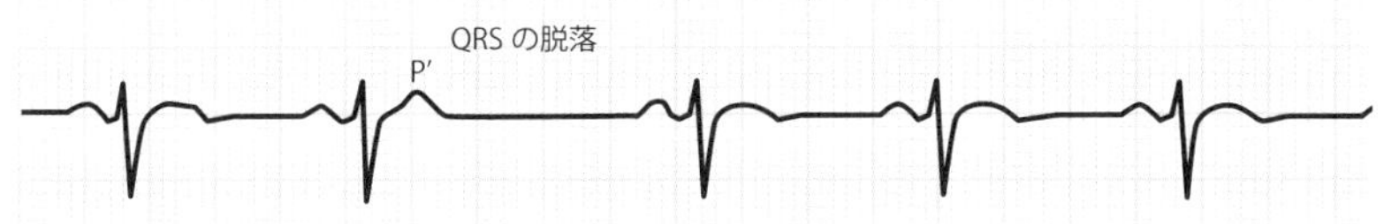

興奮が心室へ
伝わらない

興奮が心室に伝導されない場合、QRS 波が脱落します。

図5　変行伝導を伴う上室期外収縮

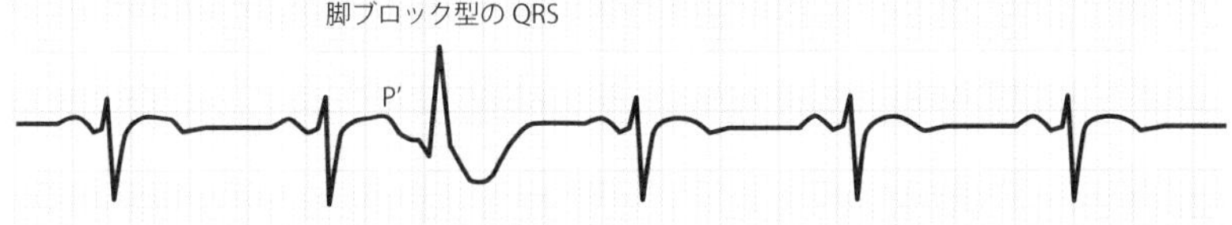

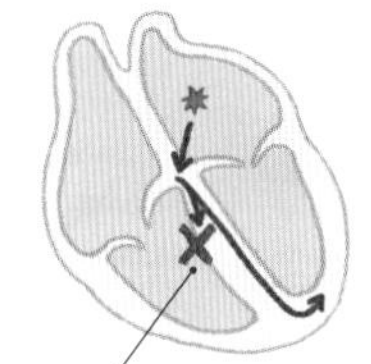

脚ブロック

心房の興奮がより早期に起こると、脚ブロック型の QRS 波となることがあります。

2．心室期外収縮（PVC）（図2、6）

心室から異常刺激が出て、早期収縮が起こります。QRS幅が広く、P波を伴わないのが特徴です。

通常は無症状であることが多く、連発すると予後にかかわります。弁膜症や心筋症などの器質的心疾患により左心室に負荷がかかると、期外収縮が起こりやすくなります。

単発で基礎疾患のない心室期外収縮は、基本的に治療は不要です。めまいや動悸の症状があれば投薬などが必要なこともあるため、医師に報告しましょう。

図6　心室期外収縮の心電図

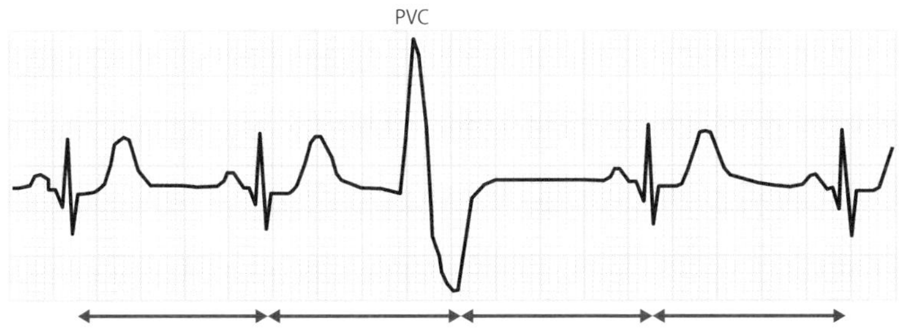

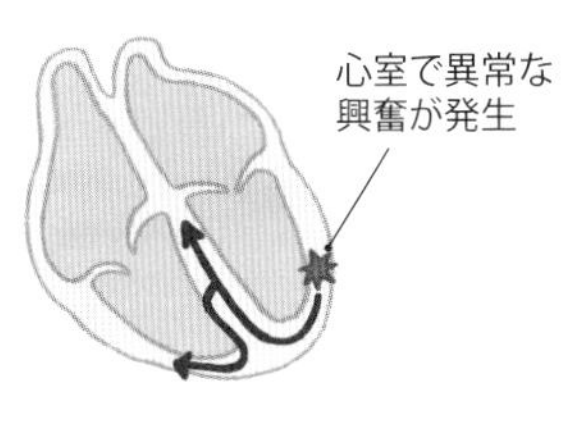

PVC 前後の RR 間隔は、通常の RR 間隔（⟷）の2倍です。

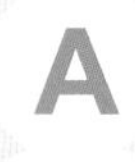

Q12 動いても怒ってもいないのに心拍数が100回/分以上になった。何が起きている?

A 安静にしている状態で頻脈になる原因として、出血、脱水、発熱、心不全、甲状腺機能亢進症などが考えられます。

看護師
相羽千緩

頻脈の原因

安静にしている状態で心拍数の増加がみられる場合、心機能の問題の他にさまざまな原因が考えられます。患者さんの経過や既往をもとに全身を観察し、医師に報告するなどの対応を行います。

1．出血

出血によって血液が失われると、循環血液量が低下します。すると前負荷が減少し、循環を保つために心拍数を増やして、全身に血液を送り出そうとします。そのため頻脈になります。

2．脱水

体内の水分量が減ると、出血と同様に循環血液量が減少します。それを補うため、心臓の活動が活発になり、頻脈になります。

3．発熱

発熱には心身のさまざまな随伴症状があります。その中には代謝の亢進、循環器系の変化、呼吸数の増加、消化機能の低下、脱水があります。また、心筋の代謝や、興奮性も亢進するため、頻脈になるといわれています。

4．心不全

心不全で心臓のポンプ機能が低下すると、血液がうまく送り出せず循環血液量が減少し、代償機構がはたらきます。神経因子のはたらきが活性化されて心臓に作用し、心筋の収縮力が増強して頻脈となります。

5．甲状腺機能亢進症

甲状腺ホルモンの過剰生成により、組織の交感神経が過度に興奮します。これにより頻脈を引き起こします。

通常は徐々に脈が速くなりますが、入院して甲状腺の薬を飲み忘れたときなどは、比較的早く頻脈になります。

頻脈➡Q8　脱水➡Q88　心不全➡Q83　甲状腺機能亢進症➡Q87

Q13 脈をとると72回/分なのに、モニター画面では120回/分。脈のとりかたが悪いの？

A **心室期外収縮が頻発しているか、心房細動の可能性があります。**

看護師
纐纈晃代

心拍数と脈拍数の関係

脈拍は、心臓が拡張して充満した血液が、心臓の収縮により拍出されることで生じます。

通常、心拍数と脈拍数は対応しています。しかし、心臓の動きに異常が生じ拡張期が短い場合は、心臓に十分な量の血液が満たされず、１回の拍出量が少なくなります。これにより脈圧が弱くなり、橈骨動脈で触知できないことがあります。

1．脈圧が弱く脈を触れない場合

1）心室期外収縮（PVC）

心臓の洞結節以外の場所からやや早いタイミングで心臓に電気が流れ心臓が収縮するため、脈として触知できないことがあります。

2）心房細動（Afib）

心房が細かく震えるように動いている状態です。心房の収縮はほぼ消失し、不規則な間隔で心室が拡張します。

直前の拡張との間隔が短い場合、心房から心室への血液の流入量が減少します。そのため、心室からの拍出量が減少し、脈拍として触知できないことがあります。

モニター画面ではQRS波が出ているため心拍数としてカウントされ、脈拍数と差が生じます。

2．脈が交互に大きくなったり小さくなったりする場合（機械的交互脈）

心不全末期に脈拍が１回ずつ交互に大きさを変えることを、機械的交互脈といいます。心不全における交互脈は1872年から報告されていますが、機序は現在でも不明です。

電気的交互脈は、心電図のQRS波形が１回ずつ繰り返し変化するもので、**心室細動（Vf）**の前兆といわれています。

心室期外収縮（PVC）➡Q11　心房細動（Afib）➡Q16、25、40、41　心室細動（Vf）➡Q50、60、73

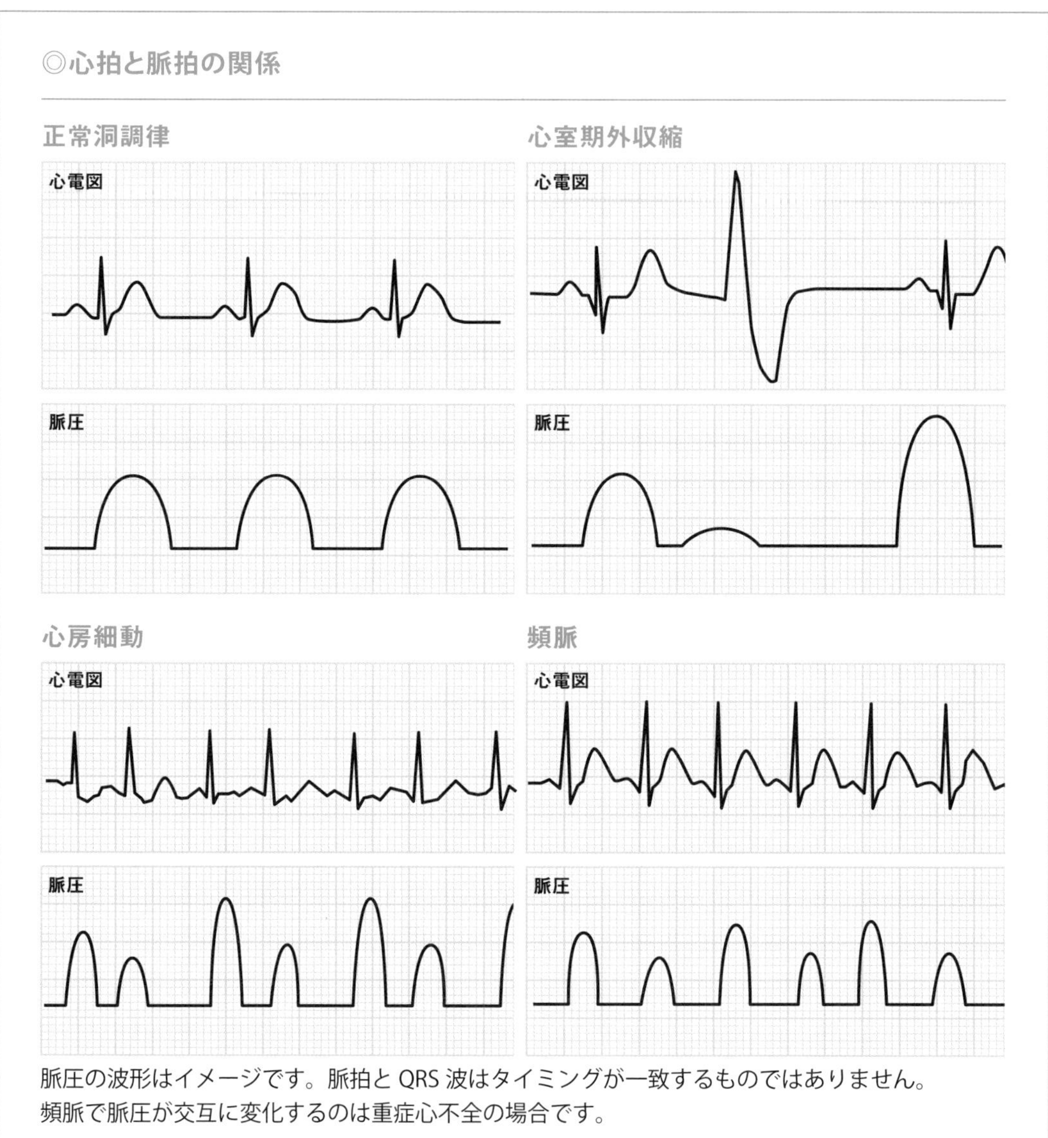

脈圧の波形はイメージです。脈拍と QRS 波はタイミングが一致するものではありません。
頻脈で脈圧が交互に変化するのは重症心不全の場合です。

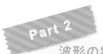

Q14 モニターでRR間隔はそれほど狭くないのに120と表示されている。どう考えて、どう対処する?

図1

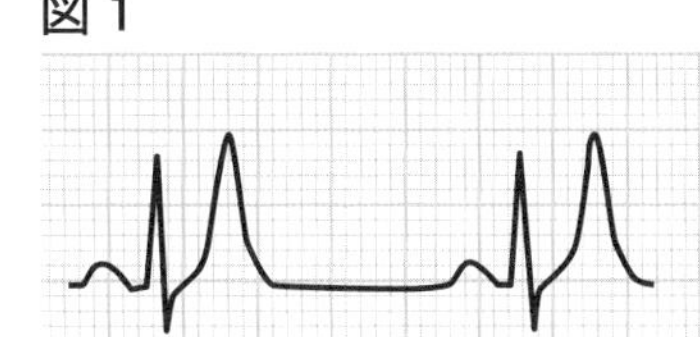

A

主にT波が高いために機械がQRS波と誤認してしまい、ダブルカウントされている可能性があります。まずは患者さんの脈を触知して脈拍数を確認しましょう。

看護師
田子　栞

ダブルカウントとは

T波が高いために、モニターが誤ってQRS波として感知し、心拍数のカウントが2倍の数を示す場合があります。この現象をダブルカウントといいます(図1)。

図1　ダブルカウント

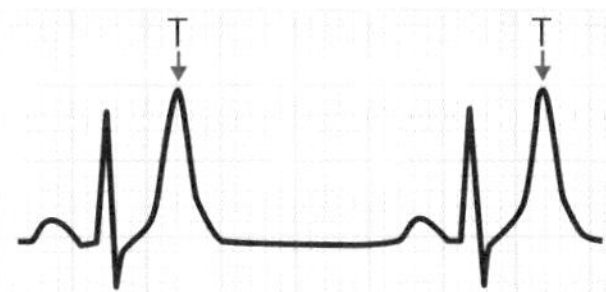

T波を誤ってQRS波として感知しています。

1．原因

R波とT波が同じ程度の高さの場合や、ペースメーカーを使用していてペーシングスパイクが大きな波高を示す場合に見られます➡Q62。

また、心臓の収縮力が低下した場合や心膜液が貯留した場合などに見られる、QRS波が非常に小さい波形(低振幅波形、ローボルテージ波形)では、ちょっとしたノイズをQRS波と感知し、心拍数が上昇することもあります。

2．対処法

ダブルカウントによりモニターが頻脈と感知し、アラームが鳴り続けると、重篤な不整脈の出現に気づけない恐れがあります。そのため、ダブルカウントに気づいたら早急に対処します。

1）誘導を変更する

心電図モニターの再学習機能を使用する方法もありますが、誘導を変えることが有効です。心電図モニターはⅡ誘導が基本となりますが、誘導を変更すると波形が変わり、正確な心拍数が表示されます➡Q5。

なお、誘導を変更すると波形が変わるため、他のスタッフと、誘導を変更したことを情報共有しましょう。

2）電極の位置を変える（図2）

電極を貼る位置を変えることで、波形も変わります。

図2　誘導と波形

Ⅱ誘導

⊖ 右鎖骨下
⊕ 左肋骨下縁

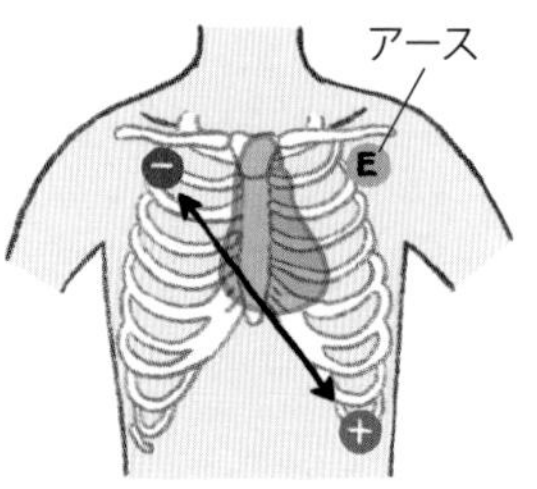

P波、QRS波が見やすい

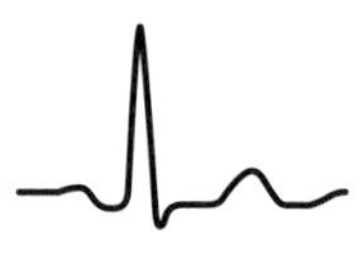

MCL1誘導（V_1誘導に近似する）

⊖ 左鎖骨下外側 1/3
⊕ V_1誘導の位置

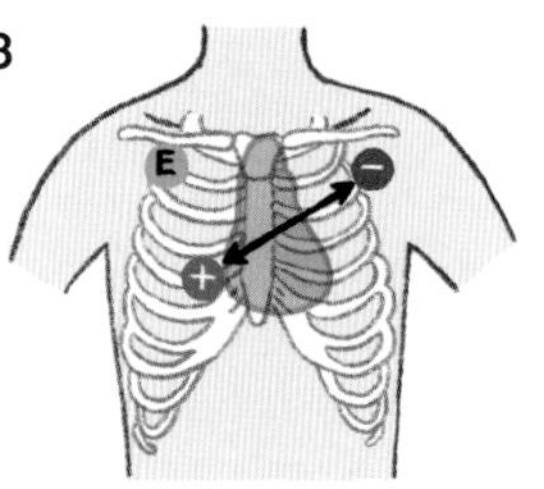

P波が見やすい

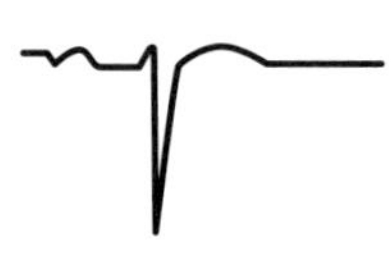

CM5誘導（V_5誘導に近似する）

⊖ 胸骨上側
⊕ V_5誘導の位置

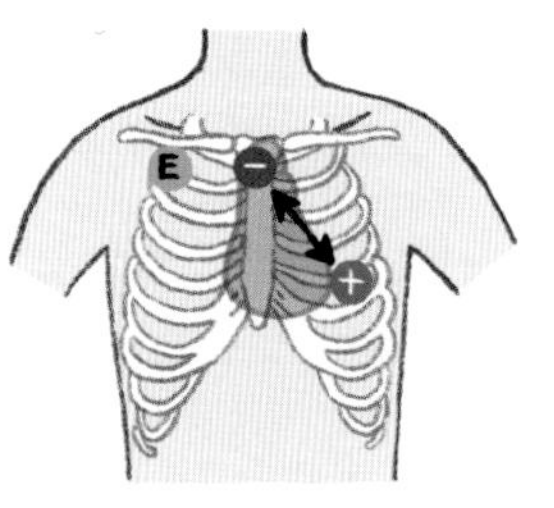

QRS波が大きく見やすい

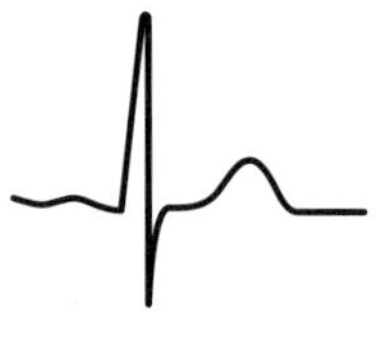

NASA誘導（V_2誘導に近似する）

⊖ 胸骨上側
⊕ 剣状突起

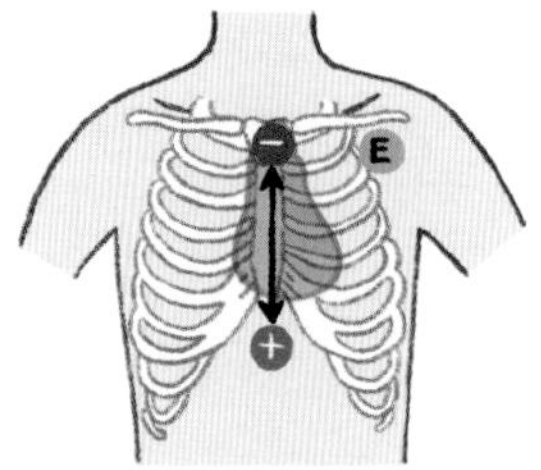

P波が比較的見やすい
QRS波は見やすいことが多く、
体動によるノイズが入りにくい

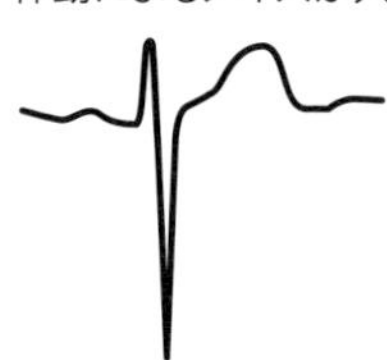

Q15 心拍数が40台で、RR間隔は規則的。どう考えて、どう対処する?

図1

図2

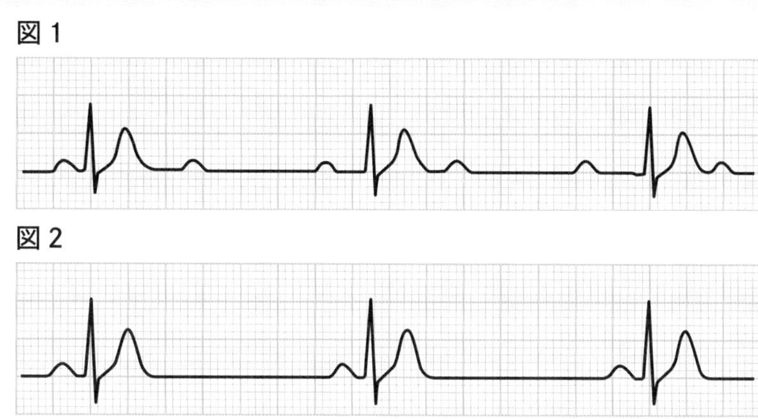

A 看護師 小林知恵

洞結節の刺激頻度が低下した場合、あるいは刺激が心室に伝わらないために徐脈になっている状態です。波形を見て、P波があるか、P波に続くQRS波があるかを確認しましょう。

徐脈とは

正常な洞結節からの刺激頻度が低下し、1分間の心拍数が60回以下の状態を徐脈といいます。RR間隔が規則的であっても、P波に続くQRS波があるかを確認し、不整脈の種類を知ることで、早急な対応につなげることができます。

早急な対応が必要な徐脈には、以下のようなものがあります。

❶RR間隔が3秒以上
❷高度房室ブロック(advanced AVB)
❸完全房室ブロック(Ⅲ度房室ブロック、CAVB)
❹30回/分以下の徐脈

1. P波に続くQRS波がないことがある徐脈

高度房室ブロック(advanced AVB : atrioventricular block)は心房の興奮が2回以上連続で心室に伝導しない状態のことをいいます。PP間隔は一定で、ときどきQRS波が伝導する波形で、伝導されていない部分のリズムは規則的な徐脈です。

高度房室ブロックが重症化すると、**完全房室ブロック(Ⅲ度房室ブロック、CAVB)**(図1)に移行し、心房と心室がそれぞれ独立した収縮を繰り返します。

完全房室ブロックはPP間隔一定、RR間隔一定ではありますが、PR間隔は不規則です。ペースメーカーの適応となります。

完全房室ブロック(Ⅲ度房室ブロック)➡Q28、56

図1　完全房室ブロックの心電図

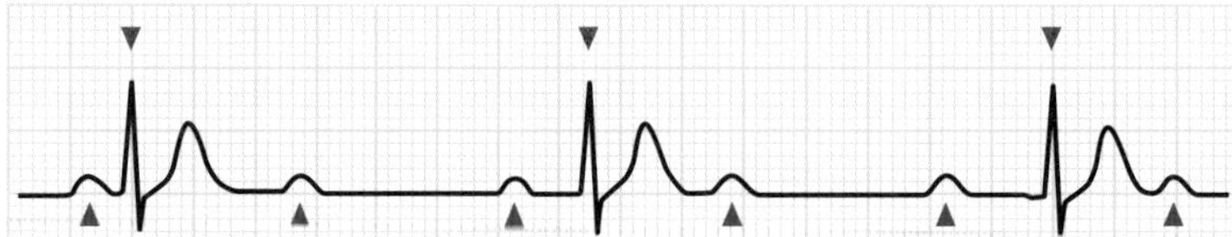

洞結節はおよそ85回/分のリズムで電気刺激(▲)を出していますが、心室には伝導せず、心室は独自のレート(この場合は40回/分)で電気刺激(▼)を出しています。
心室からの補充収縮出現部位がヒス束から遠いほど、QRS幅は広くなります。

2．P波に続くQRS波がある徐脈

洞性徐脈(sinus bradycardia)(図2)と判断できます。

基礎疾患(甲状腺機能低下症、低体温症、頭蓋内圧亢進症)を伴って徐脈を併発している場合には、その原因に対する処置で改善します。

投薬が原因の場合には、中止や投与量を検討する必要があります。

1) 甲状腺機能低下症 ➡Q87

甲状腺ホルモンは心臓を刺激し、心拍出量、心拍数を高めます。

甲状腺機能低下症ではそれらの作用が低下することで、徐脈になります。

2) 低体温症

深部体温が35℃以下の状態をいいます。軽度の低体温症であれば生体反応(交感神経反応)が起こるため、血圧上昇や頻脈、シバリングが生じます。しかし、28℃から32℃の中等度から28℃以下の重度になるとその反応は消失し、血圧低下や徐脈が生じ、さらに低体温となれば、**心室細動(Vf)**や心停止に至ります。

3) 頭蓋内圧亢進症

脳浮腫などで頭蓋内圧が亢進した際に起きるのが**クッシング現象**と呼ばれるものです。脳血流量の低下により酸素供給が不足すると、脳の血流を確保しようとして交感神経系や血管中枢を刺激することで、心拍数の増加や心収縮力の増強、血圧の上昇を引き起こします。すると、圧受容反射により上昇した血圧を一定に保とうとするため、心拍出量が低下し、徐脈になります。

4) ジギタリス中毒

ジギタリス製剤を過剰投与した場合、副交感神経を介して洞結節に作用し、徐脈をきたします。また、房室結節の不応期(一度興奮したあと刺激に反応しない期間)や伝導時間の延長をきたし、結果として心拍数が減少します。

心電図変化として、**房室ブロックを伴う上室性頻脈(PAT with block：paroxysmal atrial tachycardia with block)**が有名ですが、その他にも多彩な不整脈を示します。ジギタリス効果として、STの盆状低下が有名です。

5) β遮断薬の過剰投与

β遮断薬を過剰投与した場合、洞結節の興奮が抑制されて徐脈になります。また、房室結節の伝導性も低下して完全房室ブロックになると、これも徐脈の原因となります。

図2　洞性徐脈の心電図

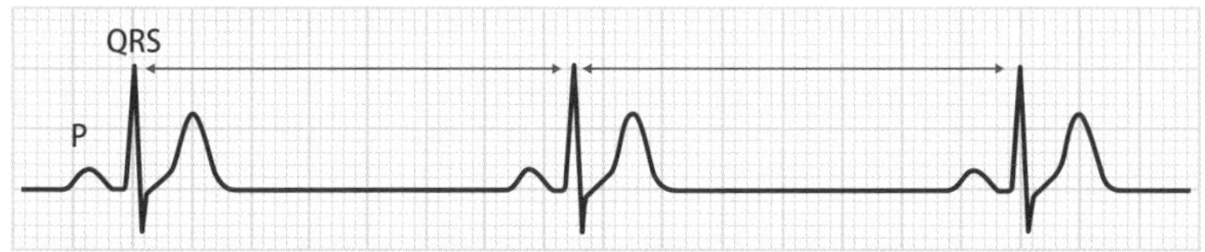

P波に続くQRS波があり、RR間隔は一定です。心拍数は40回/分です。

Q16 RR間隔がまったくバラバラで、QRS幅は狭い。これは何？

図1

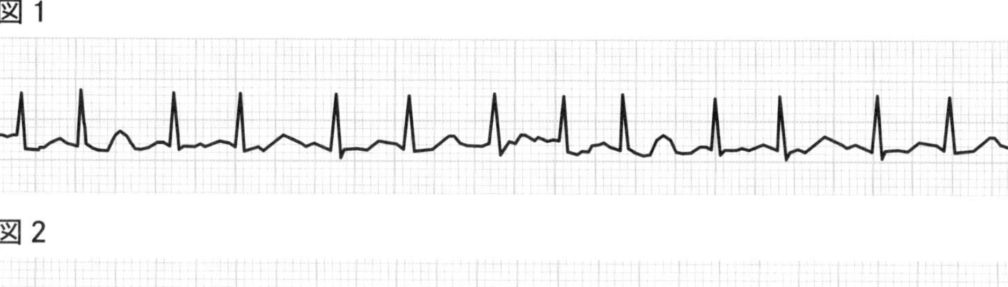

図2

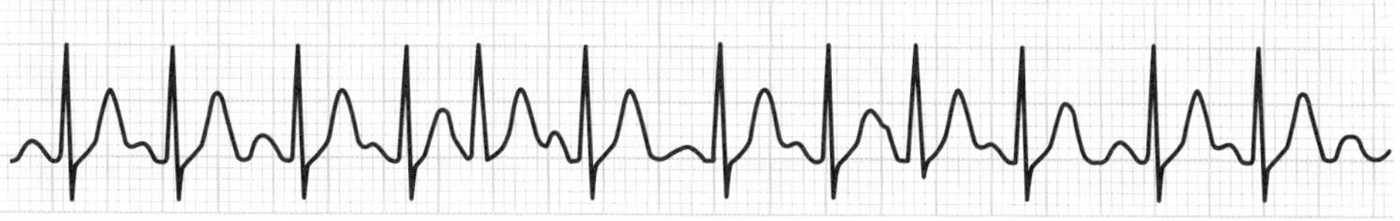

A

看護師
深澤剛平

心房の異常な興奮により、心室も不規則に収縮している状態で、心房細動もしくは多源性心房頻拍の可能性があります。それほど緊急性は高くありませんが、血圧の低下や脳梗塞出現のリスクがあります。

心房の異常な興奮による不整脈

心房の異常な興奮により、心室も不規則に収縮しており、心臓は十分な拍出が保たれなくなることがあります。その原因となる不整脈には、**心房細動（Afib）**もしくは**多源性心房頻拍（MAT：multifocal atrial tachycardia）**があります。

1．心房細動（Afib）（図1）

心房内で約300～600回/分の頻度で不規則な電気信号が出現し、心房全体が小刻みに震え、心房のまとまった収縮がなくなる不整脈です。この不規則な電気信号の多くは、左心房に注ぎ込む肺静脈から発生することがわかっています。

心房の興奮は房室結節でランダムに間引かれて心室に伝わるため、脈拍は完全にバラバラとなります。絶対性不整脈（irregularly irregular）と表現されます。

心房細動（Afib）➡Q25、40、41　多源性心房頻拍（MAT）➡Q25

心房細動では心房がほぼ無収縮になるので、心房内で血液がよどみ、血栓が生じやすくなります。そのため、高齢者で心房細動があると脳梗塞のリスクが数倍になります。

また、心房収縮に引き続いた心室収縮という房室連関が失われるため、心拍出量が20〜30％減少して心不全の原因となることもあります。

図１　心房細動の心電図

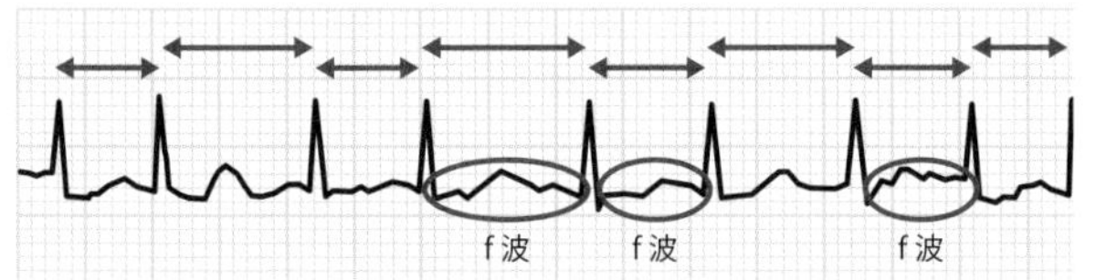

特徴

❶Ｐ波は欠如し確認できない

❷基線は不規則な細い波（ｆ波）が出現

❸RR間隔（←→）がまったく不規則

比較的早期の心房細動

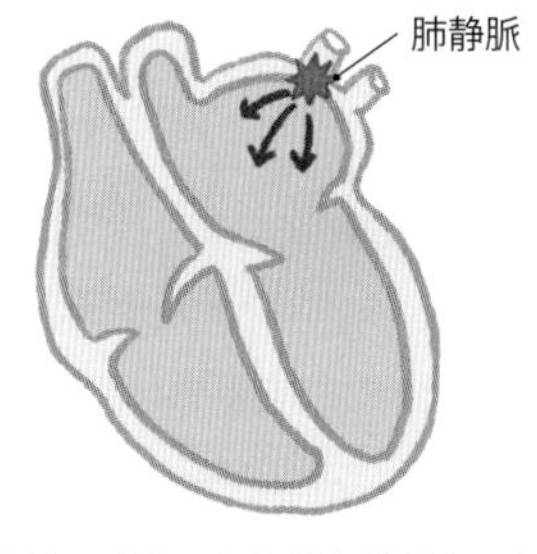

肺静脈内に発生した期外収縮が心房内に伝わり、心房が不規則に収縮する状態です。

慢性化した心房細動

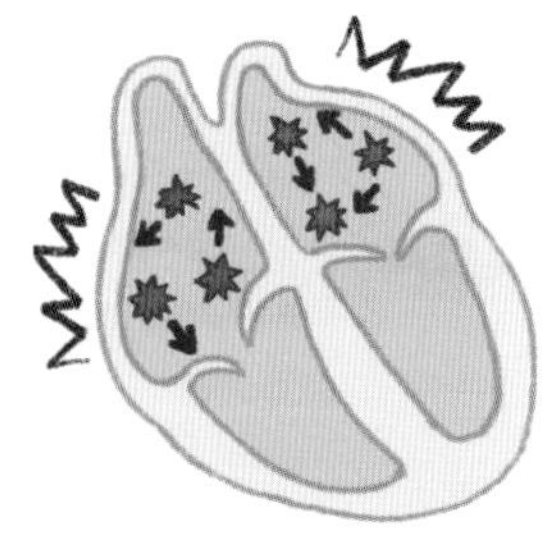

心房のさまざまな部位から刺激が発生し、けいれんしているような状態です。

２．多源性心房頻拍（MAT）（図２）

心房内の複数部位から異常興奮が発生する不整脈です。

興奮が発生する場所がさまざまであることから、通常の刺激伝導系での洞結節のリズムよりも早く出現します。

図２　多源性心房頻拍の心電図

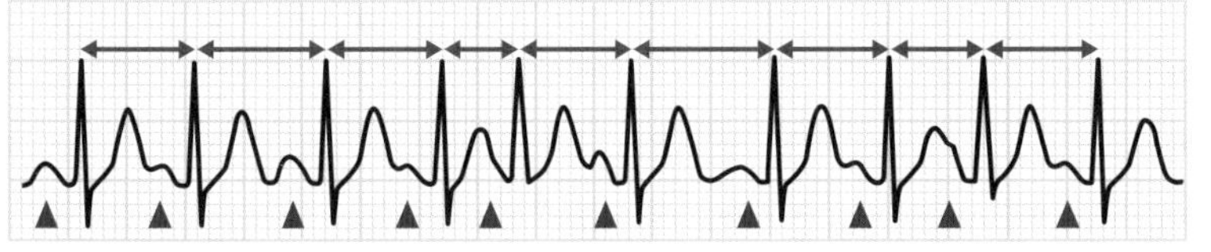

特徴

❶Ｐ波（▲）の形や出現タイミングがバラバラ

❷RR間隔（←→）がかなり不規則

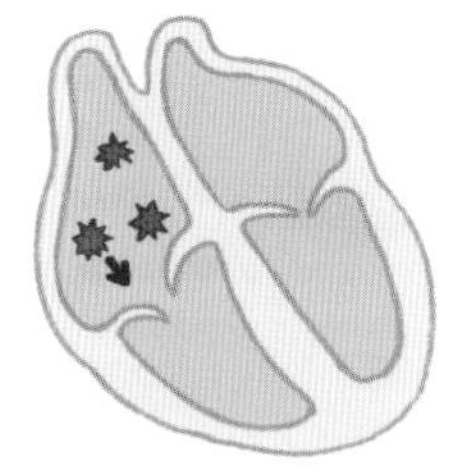

心房のさまざまな部位から刺激が発生します。

Q17 RR間隔はほぼ一定で、たまに幅の広い変な形のQRS波が出る。これは何?

図1

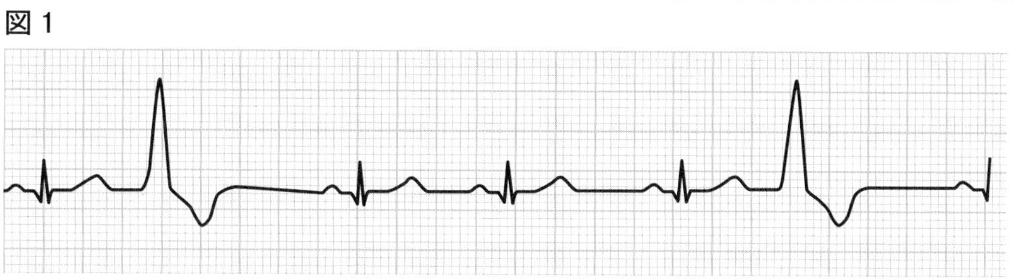

A

看護師
相羽千緩

幅の広いQRS波は、心室内での刺激伝導に通常よりも時間がかかっている状態です。頻繁に起こる場合は致死的不整脈への移行の可能性もあるため、注意が必要です。

QRS幅が広くなる原因

QRS波は心室の興奮波です。刺激がヒス束～右脚・左脚～プルキンエ線維を正常に伝導すれば、心室はすばやく興奮するため、QRS幅は狭くなります。しかし、異常により刺激の伝導に時間がかかると、幅の広いQRS波となります。これは「wide QRS」と呼ばれています。

心室は全身へ血液を拍出するため、異常が続くと致死的不整脈に移行し、生命の危機に陥る可能性もあります。

wide QRSの原因となる不整脈の特徴を以下に示します。

1．心室期外収縮(PVC)(図1)

洞調律より早いタイミングでQRS波が出現し、P波が確認できず幅広いQRS波が見られます。また、T波はQRS波とは逆向きになるため、正常の波形とは大きく変わるのが特徴です。出現のしかたによって重症度が異なるため(**表**)、区別することが重要です。

表　Lownの分類

Grade	特徴
0	期外収縮なし
1	散発性(30個/時間未満)
2	頻発性(30個/時間以上)
3	多源性(多形性)
4a	2連発
4b	3連発
5	R on T

心室期外収縮(PVC)➡Q11、38、53　R on T➡Q37

心室期外収縮出現時に注意する点は、波形とcoupling timeが一定であるかです。coupling timeとは、正常波形から期外収縮波形までの時間のことで、これが一定であれば期外収縮の起源は1か所であると考えられ、危険性は低くなります。

一方、一定でない場合は複数か所から発生しており、心筋の障害が強いことを示しています。

また、T波の頂上付近に期外収縮が出現することを**R on T**と呼びます。**心室細動(Vf)**の原因になるため注意が必要です。

図1　心室期外収縮の心電図

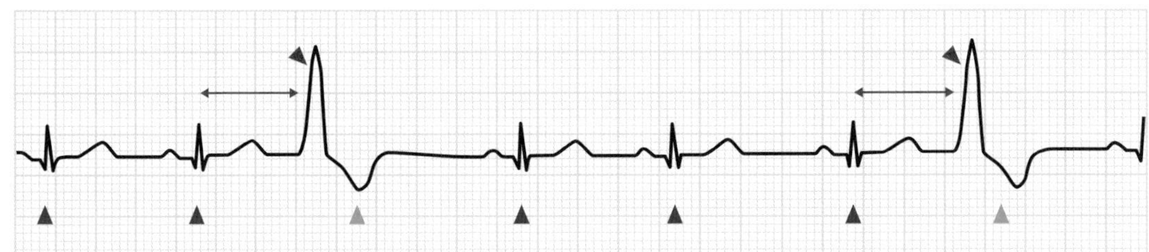

P 波を伴わない幅広い QRS 波（▲）が予定のタイミング（▲）よりも早期に出現しています（▲は洞調律）。coupling time（↔）は一定です。

2．変行伝導(aberration)を伴う上室期外収縮（図2）

上室期外収縮(PAC)が右脚ないしは左脚の不応期直後に伝導されることによって起きます。

不応期とは、心筋が一度興奮したあと、刺激に反応しない期間のことです。その直後なので、刺激伝導速度が遅くなり、そのためQRS幅が拡大します。

心室期外収縮との鑑別としては、QRS波の前にP波を認めます。

図2　変行伝導を伴う上室期外収縮の心電図

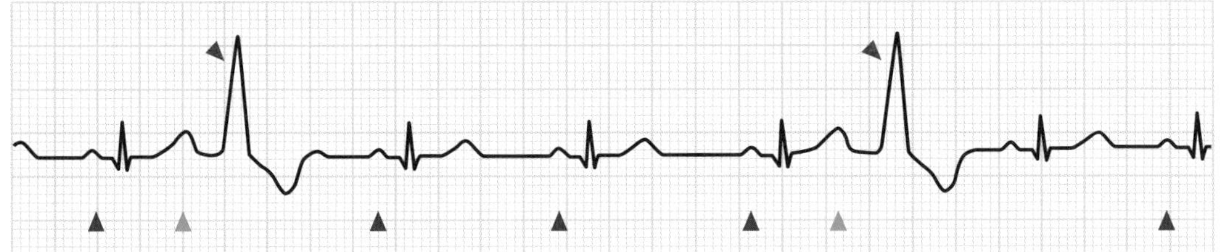

洞調律（▲）の間に、やや早期に出現するP′波（▲）と、それに引き続くQRS波（▲）が上室期外収縮（PAC）。
T波はP′波が重なっているため変形しています。
その刺激発生のタイミングが早期であるためQRS幅が広くなっています。

3．補充収縮（図3）

洞結節から刺激が出せなくなった場合などに、房室結節、ヒス束、プルキンエ線維あるいは心室心筋が洞結節の代わりに刺激を出して、拍出を補おうとします。この生体防衛機能のことを補充収縮といいます。

wide QRSが出現する場合は、固有心室性補充収縮といい、**洞性徐脈**、**洞房ブロック（SA block：sinoatrial block、洞機能不全症候群（SSS：sick sinus syndrome）**、**Ⅱ度房室ブロック**、**Ⅲ度房室ブロック**のときに生じます。

徐脈性不整脈の対処を行う必要があります。補充収縮が起こらないと徐脈によって失神発作を起こす恐れがあり、これをアダムス・ストークス症候群といいます。

図3　補充収縮の心電図

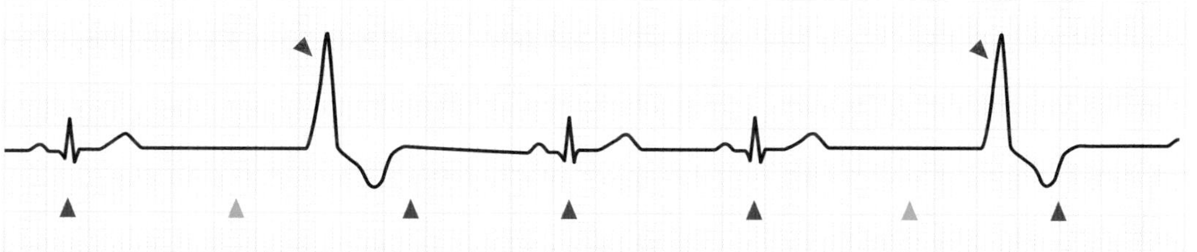

予定のタイミング（▲）にP波が出ないため、補う目的でQRS波（▲）が出現しています。（▲は洞調律）。

4．副収縮（図4）

心室には固有の調律（自動能）が存在します。洞調律によって心室が不応期になっている場合には、通常、この自動能による収縮は起こりません。しかし、不応期でないところでも、固有調律による収縮が起きることがあります。これは副収縮と呼ばれ、心室内の固有調律のため、通常の心室収縮に影響を受けず、独立した周期で出現します。心電図の特徴としては、coupling timeが一定ではなく、副収縮のRR間隔が一定、あるいは自然数倍であることです。

心室を起源とするため、wide QRSになります。予後良好な不整脈で、基本的には治療を必要としません。

図4　副収縮の心電図

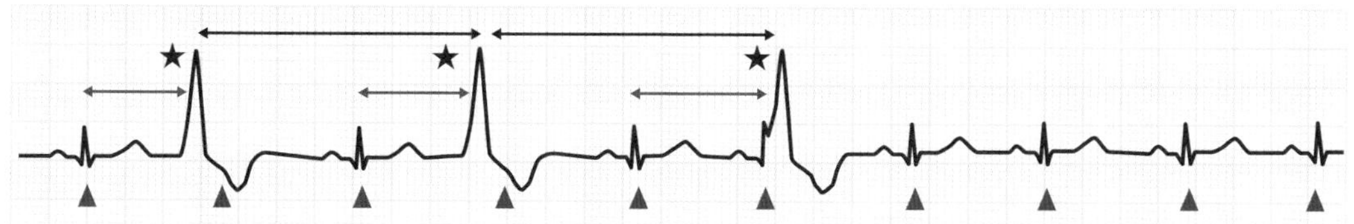

洞調律（▲）のリズムから独立したリズムで幅広いQRS波（★）が出現しています。
幅広いQRS波の間隔は一定で、洞調律とのcoupling time（↔）は一定ではありません。
3拍目は洞調律のQRS波と副収縮のQRS波が融合したものです。

洞性徐脈➡Q15　洞房ブロック（SA block）➡Q23、55　Ⅱ度房室ブロック➡Q28、56　Ⅲ度房室ブロック➡Q28、56

Q18 RR間隔はほぼ一定で、たまにいつもと同じ形のQRS波が早めに出る。これは何？

図1

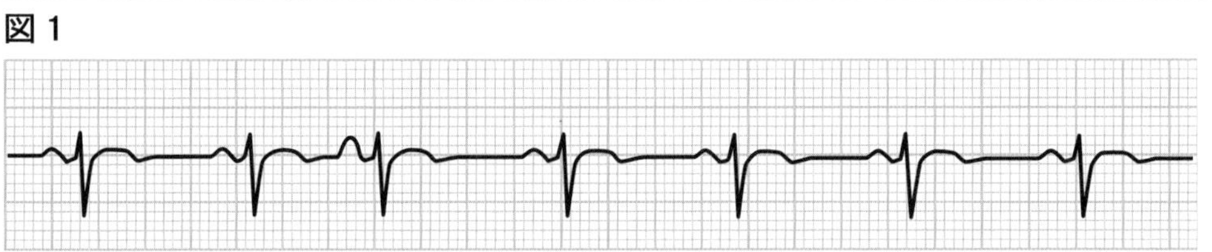

A 看護師 新井悠太

通常より早いタイミングで心房に電気が流れている状態であり、上室期外収縮が考えられます。緊急性は高くありませんが、頻度が高くなることで心房細動に移行する場合があり、注意が必要です。

上室期外収縮（PAC）とは

洞結節からの信号を待たずに上室（心房）で自発脱分極が起こって、興奮が生じます。そのため、通常より早いタイミングでP波が出ます（**図1**）。

また、P波の形も他と違うのが特徴です。洞性P波と区別するため、P'波と記述されます。心室には通常どおり伝導するため、QRS波の形や幅は変わりません。

上室期外収縮は、健康的な状態でも見られます。基本的には治療対象にはなりませんが、症状が強い場合には薬剤を用いて抑制することもあります。

上室性の不整脈の究極は、心房筋がけいれんしたような状態である**心房細胞（Afib）**です。期外収縮の連発や頻度の増加により心房細動への移行が予測されるため、モニター監視が重要になります。

図1　上室期外収縮の心電図

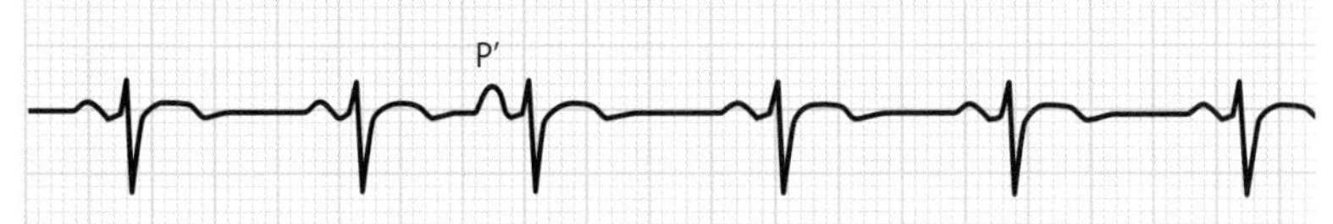

通常より早いタイミングでP波（P'）が出ています。

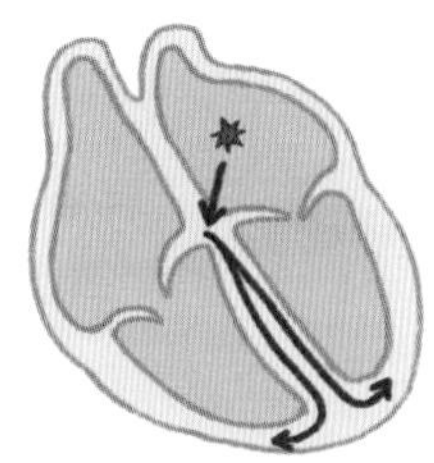

洞結節からの信号を待たずに心房で興奮が生じます。

上室期外収縮（PAC）➡Q51　心房細動（Afib）➡Q16、25、40、41

郵便はがき

料金受取人払郵便

小石川局承認

9356

差出有効期間
2022年 5 月
20日まで

(このはがきは、
切手をはらずに
ご投函ください)

112-8790

065

(受取人)
東京都文京区
小石川二丁目三-二三

照林社
書籍編集部行

□□□-□□□□ TEL − −

都道府県 市区郡

(フリガナ)

お名前

年齢 歳

あなたは 1.学生 2.看護師・准看護師 3.看護教員 4.医師 5.その他

学生の方 1.大学 2.短大 3.専門学校 4.高等学校 5.その他( )
1.レギュラーコース 2.進学コース 3.准看護師学校

臨床の方 病棟名( )病棟 役職 1.師長 2.主任 3.その他( )
1.大学病院 2.国公立病院 3.公的病院(日赤、済生会など) 4.民間病院(医療法人など) 5.その他( )

看護教員の方 担当科目 1.総論 2.成人 3.小児 4.母性 5.その他( )

その他の所属の方 1.保健所 2.健康管理室 3.介護施設 4.その他( )

今後、出版物（雑誌・書籍等）のご案内、企画に関係するアンケート、セミナー等のご案内を希望される方はE-mailアドレスをご記入ください。
E-mail

ご記入いただいた情報は厳重に管理し、第三者に提供することはございません。

『日ごろの"?"をまとめて解決　心電図に関するナースのギモン』
愛読者アンケート
(200534)

★アンケートにお答えいただいた方、先着100名様に
オリジナルクリアファイルをプレゼント！

★ご愛読ありがとうございました。今後の出版物の参考にさせていただきますので、アンケートにご協力ください。

●本書を何でお知りになりましたか？(いくつでも)
1.書店で実物を見て　2.病院・学校から紹介されて
3.友人・知人に紹介されて　4.書店店員に紹介されて　5.チラシを見て
6.エキスパートナース・プチナースの広告を見て　7.SNSで
8.インターネットで調べて　9.その他（　　　　　　　　　　　　　　）

●本書はどのようにして購入されましたか？
1.書店で　2.インターネット書店で　3.学会等の展示販売で
4.その他（　　　　　　　　　　　　　　　　　　　　　　　　　　　）

●本書を購入いただいた動機は下記のどれですか？(いくつでも)
1.タイトルを見て　2.表紙に惹かれて　3.目次を見て　4.編者・執筆者を見て
5.内容を立ち読みして　6.イラスト・写真が多かったから
7.新しい情報が入っていたから　8.その他（　　　　　　　　　　　）

●本書をごらんになったご意見・ご感想をお聞かせください。
1.やさしかった　2.難しかった　3.読みやすかった　4.読みにくかった
5.内容は十分だった　6.物足りなかった　7.新鮮さを感じた
8.従来の本と変わりなかった　9.レベルが高かった　10.レベルが低かった
11.定価は(高い　普通　安い)
12.その他(　　　　　　　　　　　　　　　　　　　　　　　　　　　)

●「ナースのギモン」シリーズで、あなたが読んでみたいと思う内容・テーマを教えてください。

●あなたが欲しいと思う本の内容・テーマを教えてください。

ありがとうございました

PP間隔とP'P間隔

P'波は心室に伝導するとともに、洞結節にも伝導します。洞結節は興奮が入った時点でリセットされて、その時点から洞周期を再開します。

P'波の開始から次の洞性P波の開始までの時間（P'P間隔）は、期外収縮の興奮が洞結節まで達する時間＋洞周期となります。そのため通常の洞周期（PP間隔）と同じか、わずかに長い間隔となります（**図2**）。

図2　PP間隔とP' P間隔

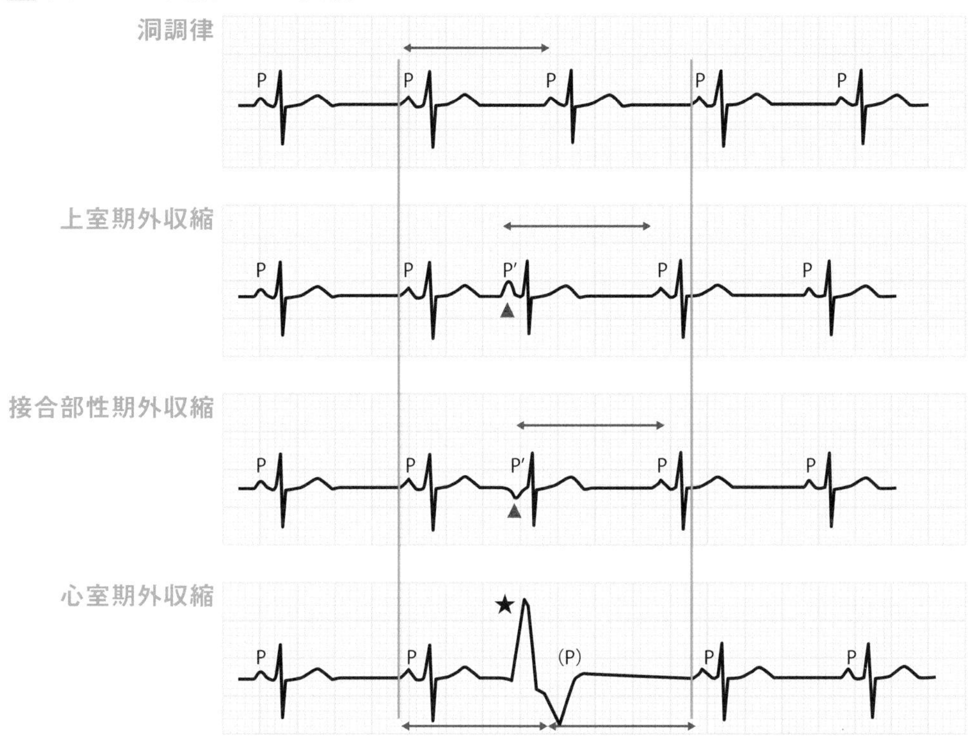

上室期外収縮、接合部性期外収縮ではP'（▲）により洞調律はリセットされるため、次の洞調律までの間隔（P'P間隔）は、PP間隔と同じかわずかに長くなります。
心室期外収縮は洞調律をリセットしないため、心室期外収縮（★）を挟むPP間隔は、通常のPP間隔の２倍になります。（P）は心室期外収縮に埋もれたP波です。

Q19 RR間隔がほぼ一定で、たまに延長する。どう考えて、どう対処する?

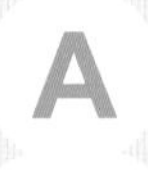

A 洞結節で電気刺激が発生しない不整脈や、洞結節からの刺激が心房へ伝わらない不整脈が出現している可能性があります。

看護師
新井悠太

たまにRR間隔が延長する不整脈

洞結節の機能低下に伴って引き起こされる**洞機能不全症候群(SSS)**や、心房から心室へ伝わる興奮の遅延や途絶が生じる**房室ブロック(AVB)**が原因で、RR間隔が延長します。

RR間隔がたまに延長する不整脈として、以下のものが挙げられます。

1．洞停止(sinus arrest)(図1)

洞結節で電気刺激が発生しなくなり、心房も心室も収縮しなくなる状態です。**洞性P波が3秒以上出現しないものをいいます。**

加齢による心機能の低下や、虚血性心疾患、高血圧症の持続による心肥大、心筋症から起こる可能性があります。

ペースメーカーなどによる治療が必要となるため、バイタルサインを確認し、医師に報告しましょう。

図1　洞停止の心電図

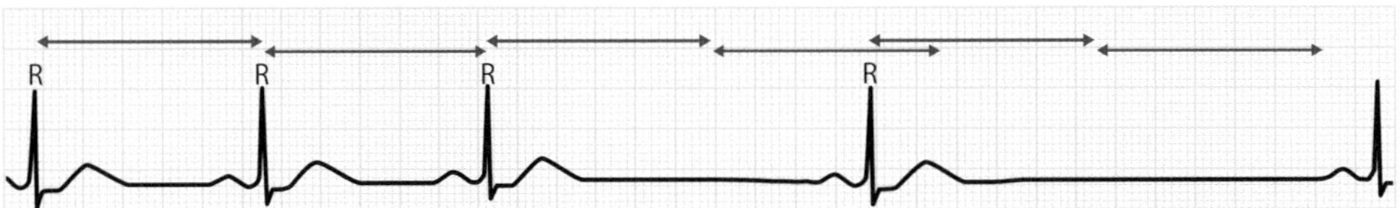

調律はすべて洞調律ですが、RR 間隔は不規則で、通常部分（⟷）の自然数倍にはなりません。

2．洞房ブロック(SA block)

洞結節と心房の間のブロックです。予測されたP波とそれに続くQRS波が出現しない心電図となります。洞結節で規則的に出ている電気刺激がP波として記録されないため、**延長した部分のPP間隔は正常なPP間隔の自然数倍になります。**ここが洞停止と異なるところです。

原因は、迷走神経緊張状態による副交感神経刺激、心筋梗塞による洞結節の虚血、ジギタリス中毒などによる薬剤性があります。

洞停止➡Q23　洞房ブロック(SA block)➡Q23、55

3．Ⅱ度房室ブロック

心房から心室への電気刺激がときどき伝わらなくなる状態で、以下の２種類に分類されます。

1）ウェンケバッハ(Wenckebach)型（図２）

心房から心室への刺激伝導時間(PQ時間)が徐々に延長し、ときどき伝導が中断されてQRS波が脱落します。重症化することは少なく、危険性の少ない房室ブロックです。

QRS波脱落のタイミングは、規則的なことが多いです。しかし、２：１以上の高度なRR間隔延長の場合には、めまいやふらつきなどの症状が出現する場合もあるため、慎重な経過観察が必要です。

図２　ウェンケバッハ型の心電図

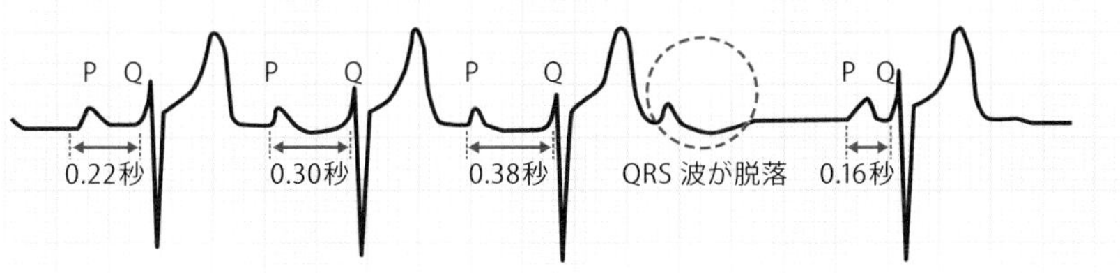

PQ 時間が徐々に延長しています。

2）モビッツ(Mobitz)Ⅱ型（図３）

PQ時間は常に一定ですが、突然QRS波が脱落します。このタイプはⅢ度房室ブロックへ移行することもあるため注意が必要です。症状の改善および突然死の予防目的のために、ペースメーカーの植込みが検討されます。

図３　モビッツⅡ型の心電図

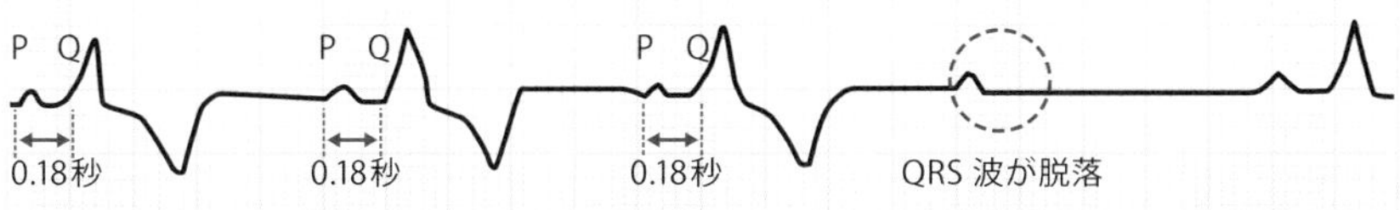

PQ 時間は常に一定です。

3）非伝導性上室期外収縮(blocked PAC)（図４）

心房からの興奮が房室結節の不応期に遭遇すると、興奮が心室に伝わらず、QRS波が脱落します。T波にP'波が重なるタイミングだとブロックされることが多いので、RR間隔が延長した部分に先行するT波の形に注目します。他のT波とは異なってゆがんでいたり、とがっていればP'波が重なっていることを意味しており、blocked PACと判断できます。

図４　block PACの心電図

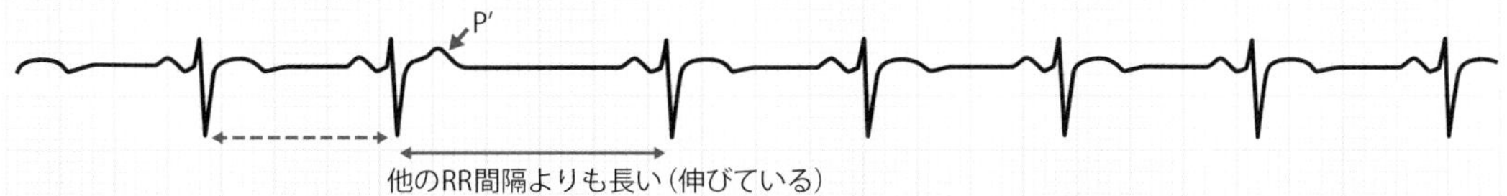

Ⅱ度房室ブロック➡Q28、56　Ⅲ度房室ブロック➡Q28、56　非伝導性上室期外収縮(blocked PAC)➡Q23、26、52

Q20 RR間隔が一定だと思っていたら、突然100回/分以上の速さで幅の広いQRS波が！　これは何？

図1

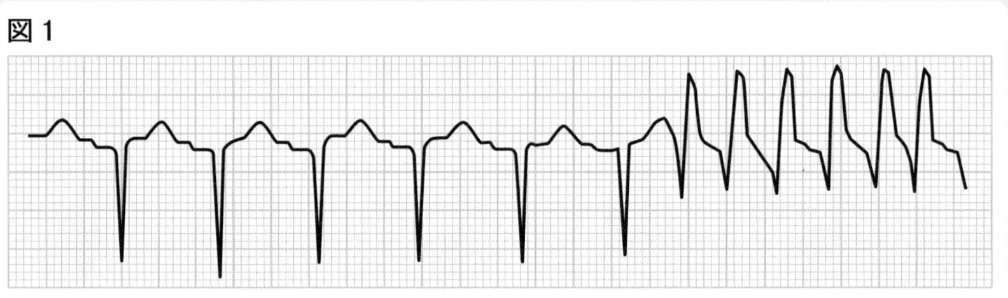

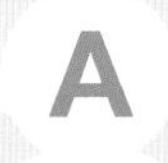

幅広いQRS波が突然連続する頻脈は、心室頻拍の場合が最多です。心拍出量が保てず全身に十分な血液を送れなくなるため、早急な対応が必要です。

看護師
阿部瑛理香

心室頻拍（VT）とは

心室内のどこかが興奮部位となり、そこから刺激が繰り返されて、心室内だけで興奮が続く不整脈です。

心室のある場所から刺激が繰り返し出されるため、同じ波形の**心室期外収縮（PVC）**が連続して出現します**（図1）**。30秒以上続いた場合は、意識消失などが出現する可能性があります。さらに、心室頻拍が持続することで心拍出量が減少し、血液循環が悪くなり、**心室細動（Vf）**へ移行しやすくなります。

30秒以上継続するものは持続性心室頻拍、30秒未満のものは非持続性心室頻拍といいます。

原因としては、急性心筋梗塞やリエントリー回路の存在**（図2）**、電解質異常、薬剤の影響などがあります。

図1　心室頻拍の心電図

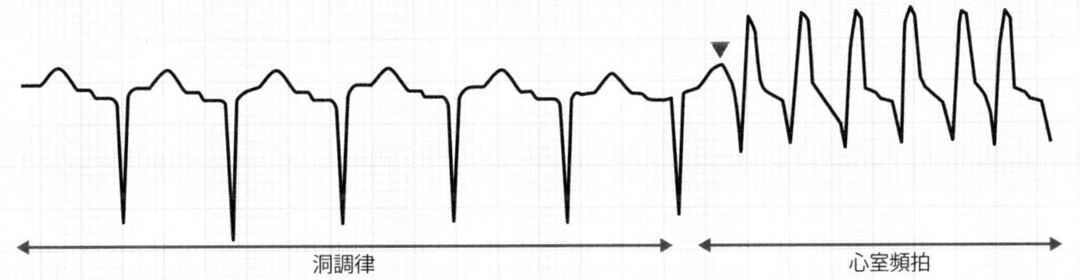

洞調律のＴ波の頂点に心室期外収縮の QRS 波が乗り、R on T となっています（▼）。
そのまま心室頻拍へ移行しています。

図２　心室頻拍の特徴

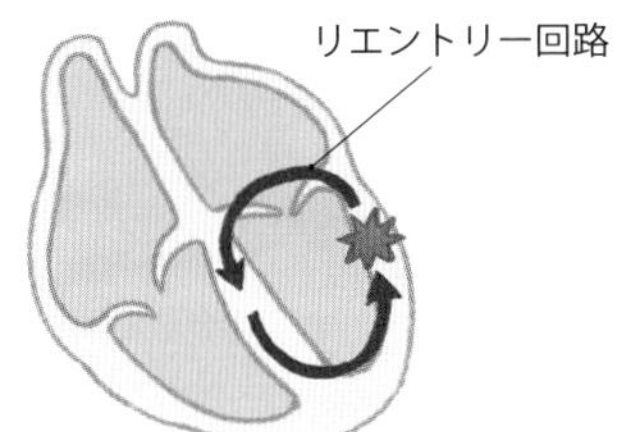

心室内だけで興奮が繰り返されます。

> **波形の特徴**
> Ｐ波がなく、0.12秒以上の幅広いQRS波が連続し、140〜180回/分の頻拍が見られる

> **対処方法**
> 意識レベルと頸動脈の触知の確認を行い、脈拍が触知されなければ、心肺蘇生をただちに開始する

WPW症候群の発作性心房細動（PAfib）

WPW症候群で発作性心房細動（PAfib：paroxysmal atrial fibrillation）を発症し、順行性（ケント束を心房から心室へ電気が流れること）に刺激が伝導されると（**図３**）、不規則で速い、幅の広いQRS波（wide QRS）が出現します。

これは**心室頻拍（VT）**に似ているため、**偽性心室頻拍（pseudo-VT）**（**図４**）といわれます。

図３　WPW症候群で心房細動を発症し、順行性に刺激が伝導する場合

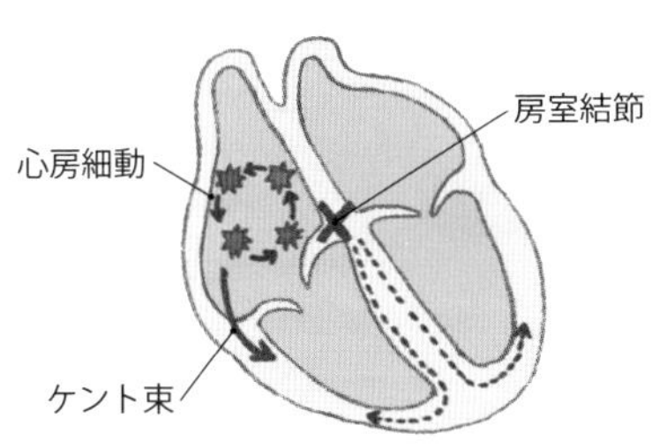

ケント束を心房から心室に向かって伝導します。

図４　偽性心室頻拍の心電図

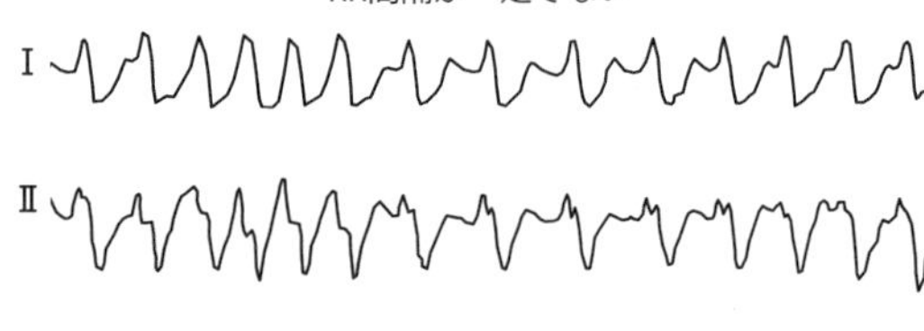

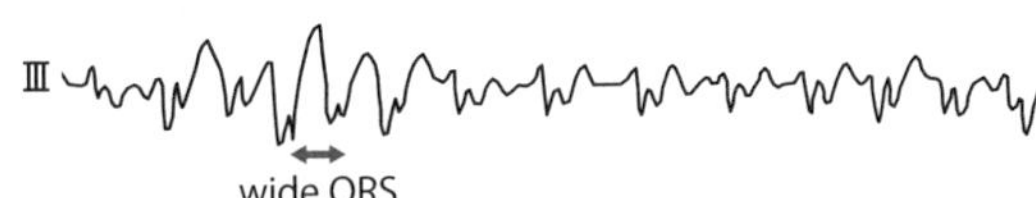

WPW症候群➡Q29、49　発作性心房細動（PAfib）➡Q21　偽性心室頻拍（pseudo-VT）➡Q29、49

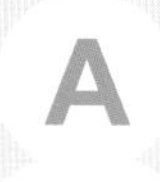

Q21 RR間隔が一定だったのに、突然100回/分以上の速さで幅の狭いQRS波が！　これは何？

A　100回/分以上の速さで幅の狭いQRS波は、上室性の頻脈性不整脈が疑われます。

看護師
阿部瑛理香

上室性の頻脈性不整脈の特徴

上室とは心房と房室結節のことで、上室性の頻脈性不整脈としては、**発作性心房細動(PAfib)**、**発作性心房粗動(PAFL)**、**発作性上室頻拍(PSVT)**、**心房頻拍(AT)**があります。

これらが見られたら、バイタルサインの測定、自覚症状などを確認します。いずれも治療対象のため医師に報告しましょう。

1．発作性心房細動(PAfib)（図1）

洞調律から突然心房細動に変わると、頻脈性の発作性心房細動になることがあります。心房内に多くのリエントリー、または多くの箇所からの刺激が生じ不規則な興奮が生じます。

不規則な興奮により、心房全体が正常に収縮しなくなるため、P波が消失し、そのかわりに大きさや形の異なる細動波(f波)が出現します。

原因は、僧帽弁疾患、三尖弁疾患、冠動脈疾患、心筋症などで生じることが多いです。

図1　発作性心房細動の心電図

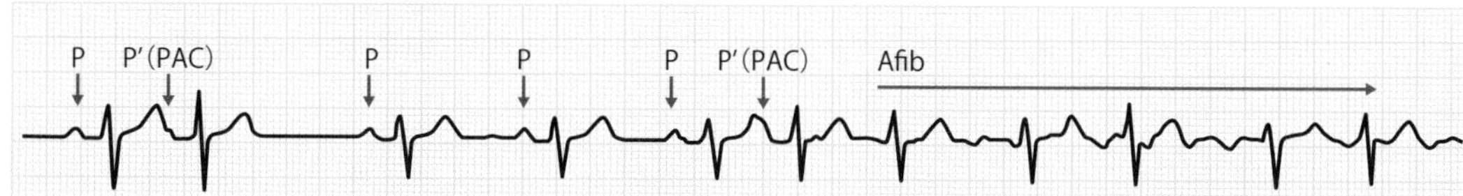

洞調律が上室期外収縮（PAC）の発生後心房細動になり、心拍数が100回/分以上になっています。

2．心房粗動(AFL)（図2）

心房内にできてしまった電気の回路を刺激が規則的に回転し、粗動波(F波)が出現します。粗動波は、のこぎりの歯のような形なので**鋸歯状波**と呼ばれます。P波は消失し、RR間隔は規則的です。

心室への興奮は、2：1、3：1、4：1などの割合(F波に対するQRS波の割合)で伝わり、その伝導比によって心拍数は、通常150回/分、100回/分、75回/分と変わります。しかし、異なる伝導比が混合するとRR間隔は不規則になります。

原因は心身的ストレス、過労、睡眠不足などの生理的なもののほか、僧帽弁狭窄症や虚血性心疾患などで起きやすくなります。

心房粗動(AFL)➡Q25、42、43

図２　心房粗動の心電図

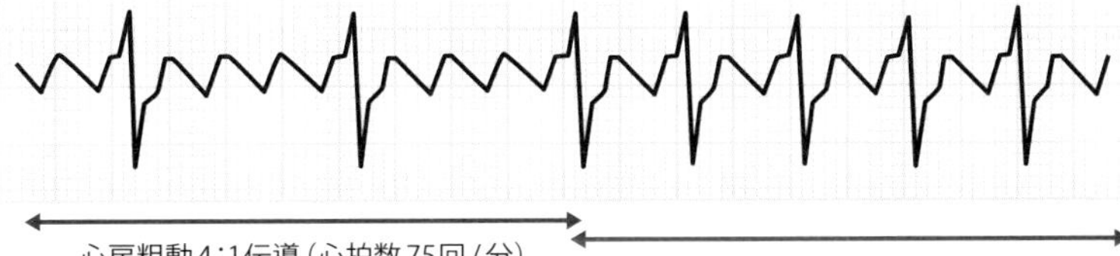

心房粗動4:1伝導（心拍数75回/分）

心房粗動2:1伝導（心拍数150回/分）

心房粗動の伝導が４：１から２：１に変化して、心拍数が75回/分から150回/分に突然増加しています。

３．発作性上室頻拍（PSVT）（図３）

房室結節よりも上部を起源とする刺激が発生して頻拍となったものです。

Ｐ波は、変形していたりＴ波に隠れていてわからないことが多く、RR間隔は短く規則的で、QRS波は正常か、延長することもあります。

頻拍発作が突然起こり、突然止まることが特徴的です。

原因は、心身的ストレス、過労、睡眠不足などの生理的なものほか、高血圧性心疾患や硫酸アトロピンなどの薬物によっても起こります。

図３　発作性上室頻拍の心電図

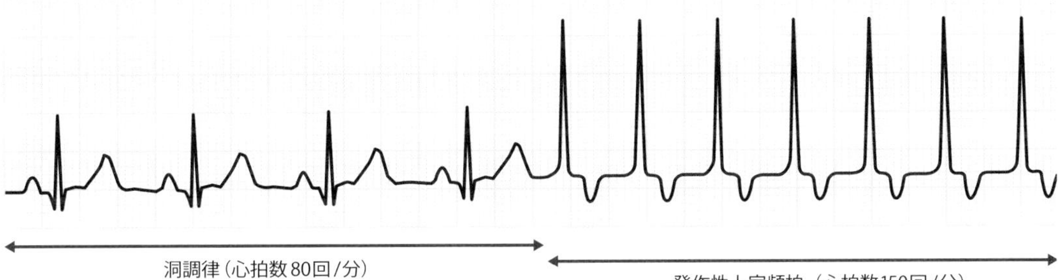

洞調律（心拍数80回/分）

発作性上室頻拍（心拍数150回/分）

洞調律時に発作性上室頻拍が発生し、心拍数が80回/分から150回/分に突然増加しています。

４．心房頻拍（AT）（図４）

発作性上室頻拍（PSVT）は４種類あり、心房頻拍（AT）はそのうちの１つで、約10%を占めるといわれています。

心房内で洞結節以外のどこかを起源とする刺激が生まれ、それが心室に伝わることで頻拍を呈します。

図４　心房頻拍

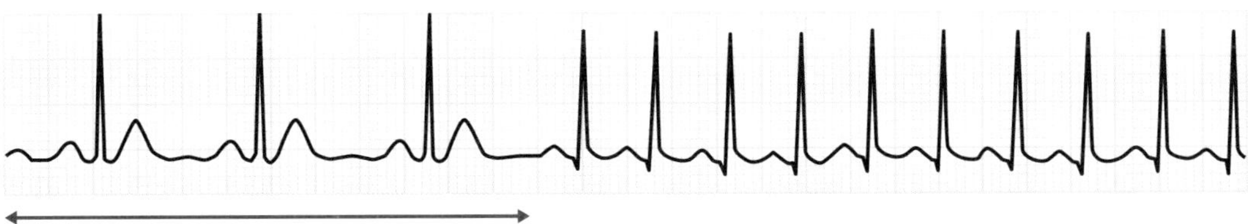

洞調律（心拍数80回/分）

心房頻拍（心拍数180回/分）

洞調律時に心房頻拍が発生し、心拍数が80回/分から180回/分に突然増加しています。

発作性上室頻拍（PSVT）➡Q46　心房頻拍（AT）➡Q44

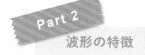

Q22 100回/分くらいのリズムで幅の広い波が突然出現。訪室したら歯をみがいていたので、止めてベッドに寝かせたら停止した。危機一髪を救ったの？

図1

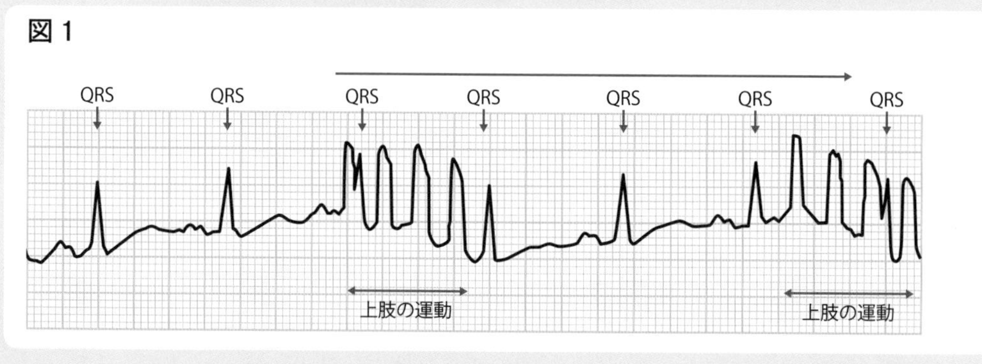

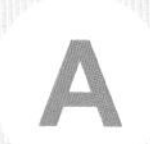

歯みがきや体動に伴い突然に波形の幅が乱れた場合にはアーチファクトの可能性もあります。不整脈かどうかの判断をするために、まずは患者さんの状態の確認をすることが大切です。

看護師
奥山和希

アーチファクトとは

受信器の異常や電極外れ、体動に伴う波形の乱れはアーチファクトやノイズと呼ばれます。歯みがき（図1）のほかにも、体操、胸部や腹部を掻く、背部をさするなどの動作でもみられます。それをモニターが頻脈や**心室頻拍（VT）**と感知し、アラームが発生する場合が多いです。

心電図波形を見やすくするためにも、アーチファクトはできるだけ除去しましょう。アーチファクトには、以下の3つがあります。

❶交流障害（ハム：hum）
周波数50～60Hzの細かな振動で、接触不良や記録環境の不良により発生。
皮膚と電極、誘導コードの内部の障害、電気毛布などの電気製品使用など。

❷基線の動揺（ドリフト）
呼吸性変動、体動、発汗、電極が外れかかっているときなど。

❸筋電図の混入
悪寒戦慄、パーキンソン病、過緊張など。

まずは患者さんの状態を確認する

「どうせ、いつもの電極外れだろう」と、アラームを放置することは危険です。

実際に心室頻拍や心停止などの致死的不整脈が発生している場合や、けいれん発作が起きている場合もあります。

どんなときでも、心電図変化が出たら、患者さんの状態確認を最優先します。

患者さんに異変がなければ、機器や電極を確認します。電極やリード線の接触不良や、電極が外れかかっている場合、節電図が混入している場合は、以下のような対応をする必要があります。

1. 電極やリード線の接触不良

棘のような鋭い波形が見られます。電極やリードを取り替えます。

2. 電極が外れかかっている(図2)

波形が突然に大きく変動します。電極を貼り替えます。

電極は定期的に貼り替える必要があります。汗ではがれやすくなっていないか、体動の影響が大きい場所に貼っていないかなどを確認し、はがれにくく、体動の影響が少ない場所に貼ります。

図2　電極が外れかけた状態の心電図

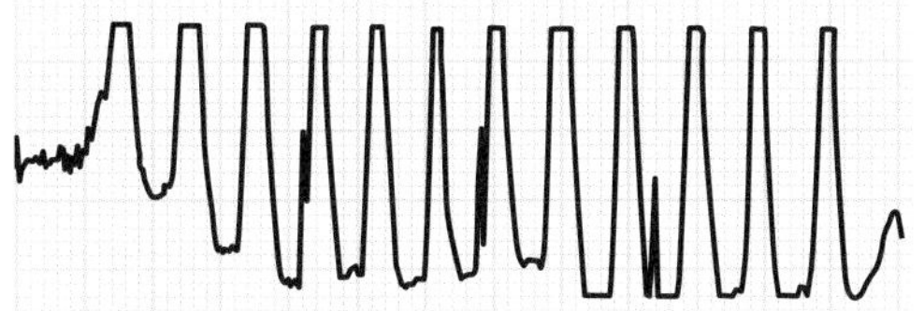

波形が大きく動揺しています。

3. 節電図が混入している

身体の緊張や震えがあると、筋電図が心電図上に現れます。筋緊張の原因を調べすぐに対応します。

右側(赤)の電極を胸骨の一番上の場所に移すことで筋電図の混入を減らせる場合があります(図3)。

図3　節電図の混入を減らす電極の位置

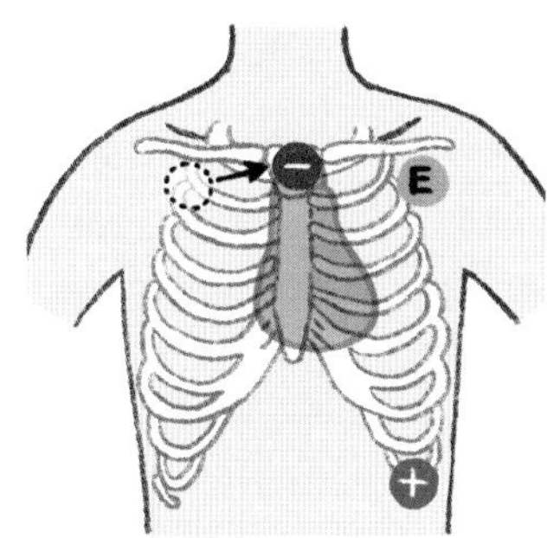

赤の電極を胸骨の上へ移します。

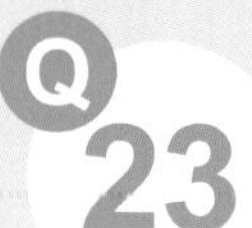

Q23 先輩が「あ、伸びた」と患者さんのところに走った。脈が伸びるって何？

図1

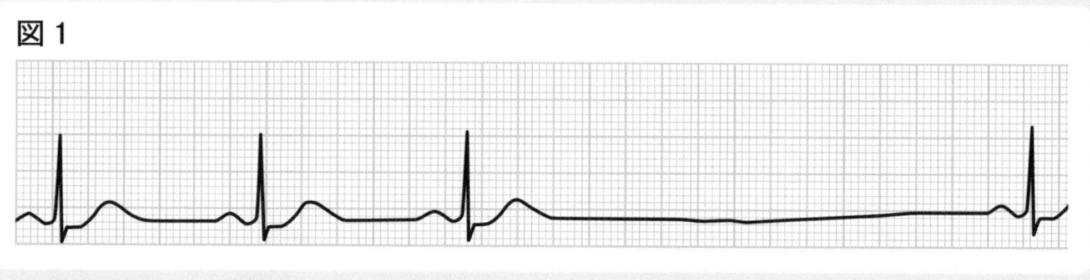

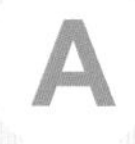

A **RR間隔の延長のことです。刺激伝導系が何かしらの原因で障害され、徐脈性不整脈が起きている可能性があります。**

看護師
深澤剛平

徐脈性不整脈とは

徐脈とは不整脈の一種で、一般に心拍数が60回/分以下の遅い脈を指します。２秒以上の無収縮も含めて、徐脈性不整脈と総称します。

原因は刺激伝導系のいずれかの部位の障害であり、洞結節、房室接合部、心室内の伝導障害に大別されます。

徐脈では、脳に必要な血液を送ることができなくなり、めまい、意識消失、ふらつきなどが生じることがあります。必ず患者さんの状態や、症状を確認しましょう。

脈が伸びる原因となる主な不整脈は、以下の５つです（図２）。

図２　「脈が伸びる」主な不整脈

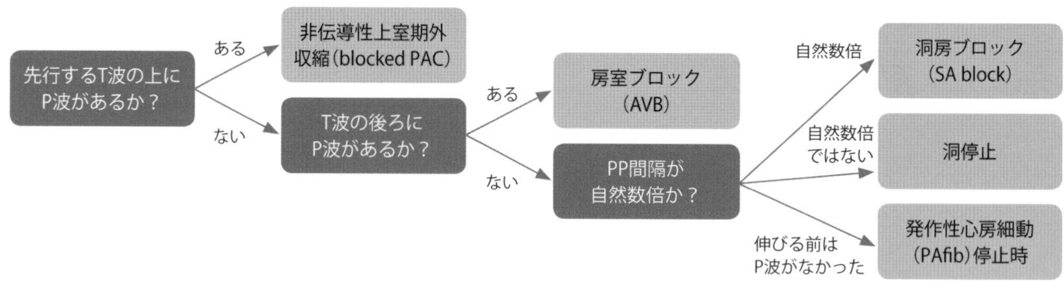

1. 非伝導性上室期外収縮（blocked PAC）（図3）

上室期外収縮（PAC）の一種です。上室期外収縮は洞調律のときに、通常の洞結節での刺激よりも早いタイミングで心房内での異所性の刺激が出て、その刺激が房室結節以下へと伝導する状態です。

blocked PACでは、心房で発生した異所性刺激が房室結節での不応期に遭遇します。不応期とは刺激に反応しない期間であるため、心室が収縮しない状態となります。その後、洞調律が出るまで時間がかかり、心電図上「伸びる」という状態になります。

先行するT波にP波（P'波とも呼びます）が重なっていることと、RR間隔の延長が特徴です。

図3　blocked PACの心電図

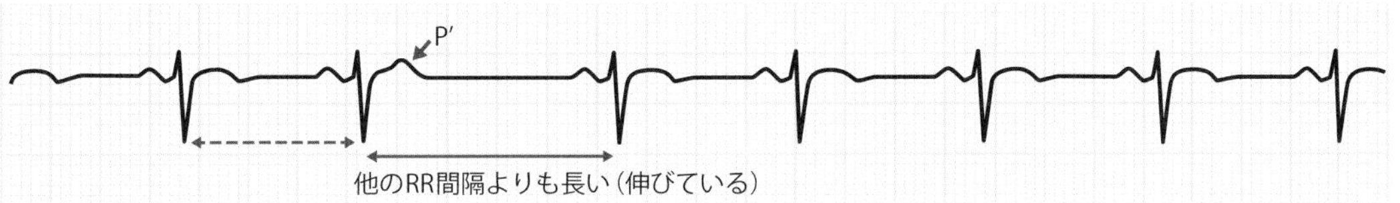

特徴
❶基本調律は洞調律
❷T波上にP'波を認め、続くQRS波は出現しない
❸RR間隔が延長する

2. 房室ブロック（AVB）（図4）

刺激伝導系のうち房室接合部（房室結節から右脚、左脚に分かれるまで）のどこかで伝導が遅くなったり途絶する状態のことをいいます。

心筋症や心筋梗塞などの疾患が原因となることがあり、Ⅰ～Ⅲ度に分類されます。Ⅱ度の**モビッツⅡ型**とⅢ度の**完全房室ブロック（CAVB：complete atrioventricular block）**は、ペースメーカーの適応となります。

Ⅲ度は常にRR間隔が伸びますが、Ⅱ度はときどきRR間隔が伸びます。心電図上「伸びる」と表現されるのはⅡ度房室ブロックです。

図4　Ⅱ度房室ブロックの心電図

ウェンケバッハ（Wenckebach）型

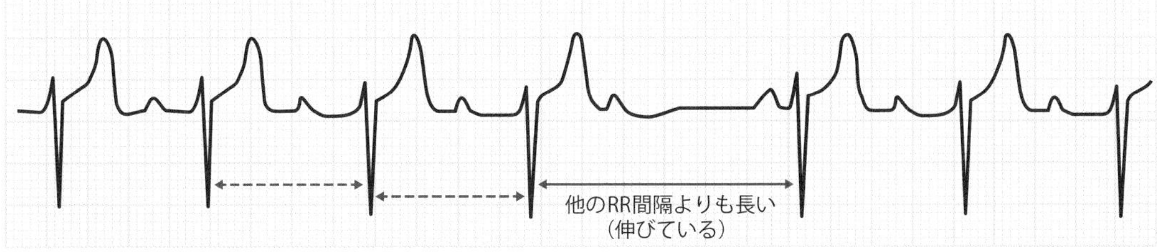

モビッツ（Mobitz）Ⅱ型

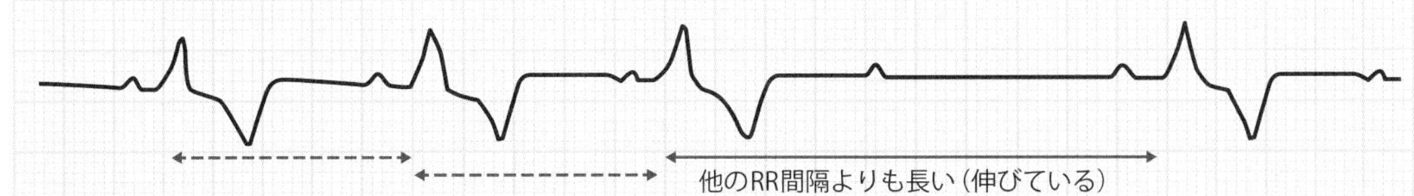

RR間隔がときどき伸びています（⟷）。

非伝導性上室期外収縮（blocked PAC）➡Q26、52　Ⅱ度房室ブロック➡Q28、56

3．洞停止（sinus arrest）（図1、5）

洞結節あるいはその周囲の障害により、洞結節自動能が停止する不整脈です。洞調律中に突然２秒以上PP間隔が延長します。日中の活動時に３秒以上、睡眠中に５秒以上のPP間隔延長は病的です。その間に補充収縮がなければ、心臓から脳への血流が途切れるため、失神やめまい、眼前暗黒感を生じ、停止時間が長いほど症状は重篤になります。

P波あるいはP'波を伴うことなくRR間隔が延長します。延長した部分のRR間隔は通常のRR間隔の自然数倍にはなりません。

洞停止と洞性頻脈を繰り返す場合、徐脈頻脈症候群といわれることがあります。

図5　洞停止の心電図

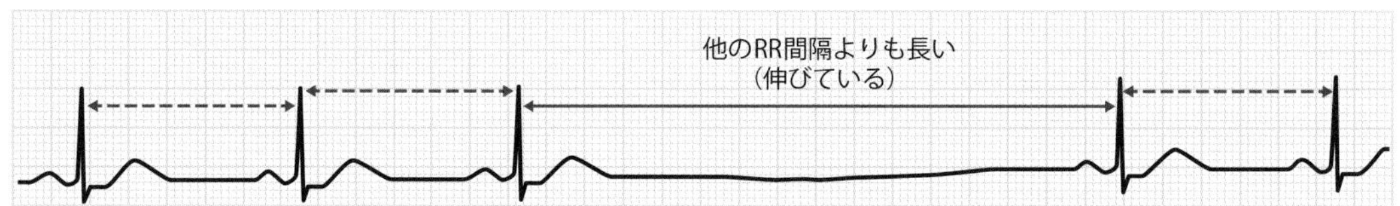

延長した部分の RR 間隔（⟷）は通常の RR 間隔（⇠⇢）の自然数倍にはなりません。

4．洞房ブロック（SA block）（図6）

洞機能は正常で規則的に刺激を出していますが、心房内伝導中に刺激が消失してしまうものです。P波を伴うことなく、RR間隔が延長します。延長した部分のRR間隔は、通常のRR間隔の2倍から自然数倍です。

5．発作性心房細動（PAfib）停止時（図7）

心房細動（Afib）などの頻脈性不整脈の停止時に、しばらく洞調律が戻らず、心停止をきたす状態です。

図6　洞房ブロックの心電図

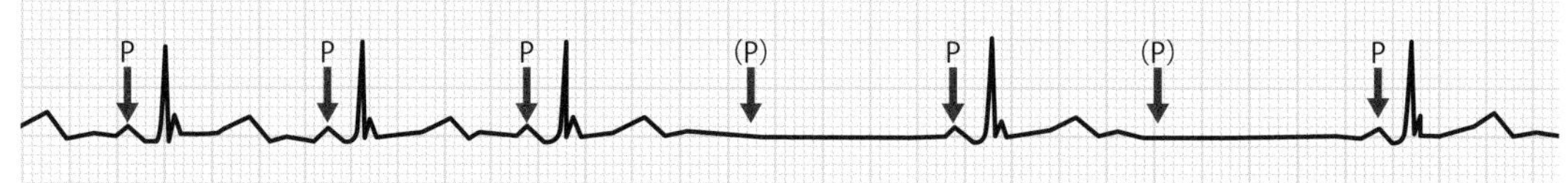

P 波とその後の QRS 波が一定の間隔で脱落します。延長した RR 間隔は通常の 2 倍から自然数倍になります。

図7　発作性心房細動停止時の心電図

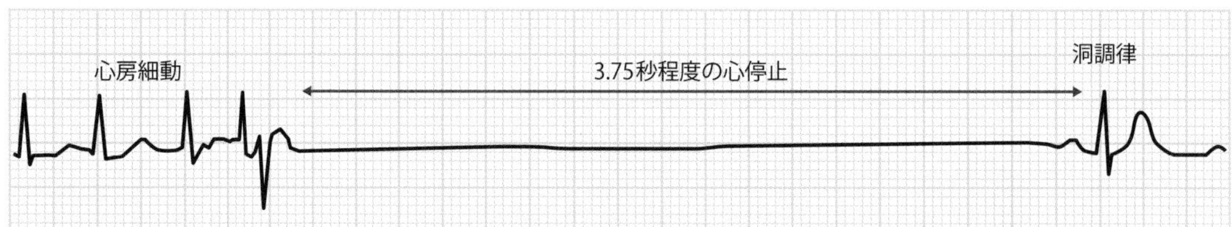

心房細動が自然停止、あるいは直流除細動（DC）や薬物で停止させたときには、洞調律が出現するまで 1 秒以上心停止が生じることがあります。

Q24 RR間隔が一定で、食事をしてもトイレに行ってもまったく心拍数が変わらない。なぜ？

A 洞結節からの電気刺激を受けない不整脈や、病態や治療の影響によって、食事やトイレなどの負荷を受けても心拍数が変動しないことがあります。

看護師
神尾憲史

洞結節からの電気刺激を受けない不整脈

洞結節は、自律神経の影響を受けて電気刺激の発生頻度を変えます。そのため、通常は日常生活動作によって心拍数が変化します。これを心拍応答といいます。

しかし、洞結節とは無関係の**心房粗動（AFL）**や**発作性上室頻拍（PSVT）**、あるいは洞調律が心室に伝わらず、心室が独自のリズムで拍動する**完全房室ブロック（CAVB）**や**心室頻拍（VT）**では、心拍数に活動による変化が見られません。

病態や治療による影響

副交感神経活性が低下し、交感神経活性が亢進している場合や、心臓の自律神経が障害を受けている場合など（表）にも、活動による心拍応答が極端に低下することがあります。

表　心拍応答が低下する病態や治療

病態・治療	心拍応答が低下する理由
重症糖尿病・重症心不全	迷走神経（副交感神経）が障害されるため
開心術後	心筋保護液の使用によって心臓の自律神経が障害を受けるため
発作性心房細動（PAfib）のアブレーション後	心臓にある自律神経が治療により一時的に障害されるため
心移植後	移植した心臓は神経支配をもたず**除神経心**といわれ、副交感神経の制御を失うため
ペーシング（レートレスポンス機能がついていない場合）	ペースメーカーによる刺激は日常生活動作によって増加することがないため

〈参考文献〉

松田暉監修：心臓移植．丸善出版，東京，2012：177.

心房粗動（AFL）➡Q25、42、43　発作性上室頻拍（PSVT）➡Q21、46　完全房室ブロック（CAVB）➡Q15、28、56

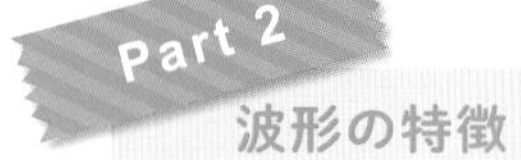

Q25 P波がない。あるいはすごく不規則で基線が揺れてギザギザ。これは何？

図1

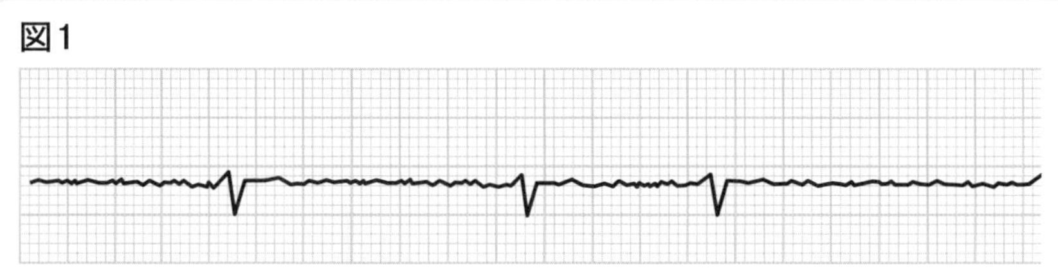

A 心房が無秩序に興奮することで、心電図波形が不規則な状態となることがあります。心房細動、心房粗動、多源性心房頻拍、心房停止などで見られます。

看護師
高橋裕美

P波がない不整脈

P波は心房の興奮を表しています。P波がない場合は、洞結節以外の場所から刺激が生じている状態であり、以下の4つに分かれます。

1．心房細動（Afib）（図1）

心房細動は、洞結節以外の場所から360回/分以上の刺激が生じて心房全体としての収縮がなくなる状態のことをいいます。持続期間により3種類に分かれます（表）。

左心房に流入する肺静脈内で上室期外収縮（PAC）が出現することがきっかけとなります。この電気的興奮が肺静脈の中で周回してしまい（リエントリー）、その刺激が心房内にも入り込み心房細動になります。心房が障害を受けて拡大すると、心房内の異常な細胞が電気を勝手に発するようになります。これが心電図のｆ波（細動波）として記録されます。ｆ波は右心房に近いV_1で最も大きく記録されることが多いです。

心房の興奮の一部が心室に伝えられますが、規則的に伝わるわけではありません。したがって心電図の特徴は、RR間隔が不規則で、P波はなく、基線は小刻みな揺れが見られるか、平坦化していることです。

有効な心房の興奮が失われるため、心房内、特に左心耳の血流が乱れて血栓を形成することがあります。これは脳梗塞や諸臓器塞栓症を引き起こします。予防としてワルファリンカリウム（ワーファリン®）やダビガトランエテキシラートメタンスルホン酸塩（プラザキサ®）などによる抗凝固療法が有効となります。

 心房細動（Afib）➡Q16,40,41

図1　心房細動の心電図

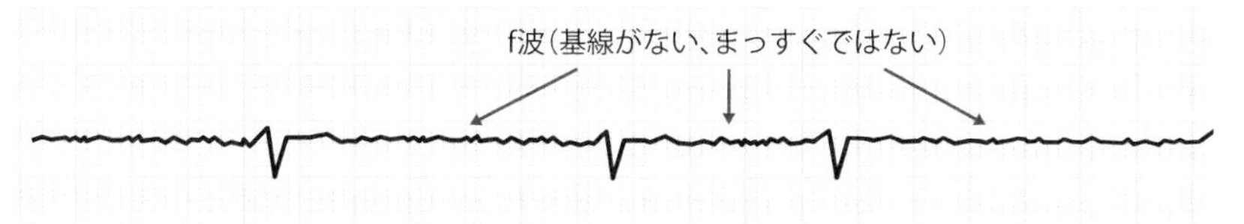

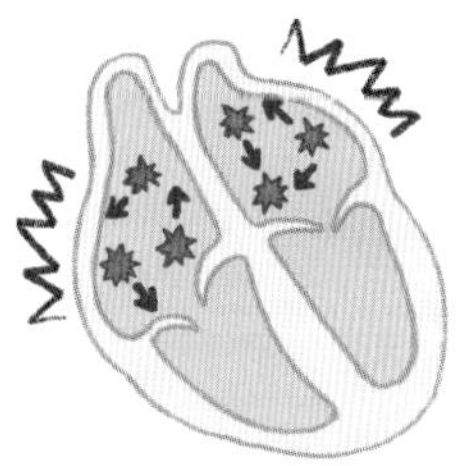

さまざまなタイミングでさまざまな方向からの刺激が心室に向かい、心房は細かく震えるように動きます。

表　心房細動の種類

発作性心房細動	突然始まり、自然に洞調律に戻るもの
持続性心房細動	薬剤を利用して洞調律に戻るもの
慢性心房細動	除細動されず半年以上持続するもの

2．心房粗動（AFL）（図2）

洞結節以外の場所からの刺激が、心房内の電気回路を大きくぐるぐると回り、250～350回/分の頻度で規則正しく心房が興奮している状態です。

波形を見るとP波がなく、その代わりに心房の旋回を表すF波（鋸歯状波）という粗動波が出現します。

基本的には一定の割合で心室に刺激が伝導されますが、伝導比率が1：1、2：1、3：1、4：1と一定せず、RR間隔が不規則なものもあります。

F波がⅡ、Ⅲ、aV_F、V_1で陽性、V_5～V_6で陰性の場合は**通常型心房粗動（common AFL）**と判断します。

F波がV_1～V_6のすべてで陽性である場合は、左房起源が強く疑われ、カテーテルアブレーションの際に右房アプローチだけでなく左房アプローチが必要となることがあります。

1：1伝導の心房粗動の場合は、心室も250～300回/分で興奮し（頻脈）、心拍出量が著明に低下して、ふらつきや失神、心不全を生じることもあるため注意が必要です。

図2　心房粗動の心電図

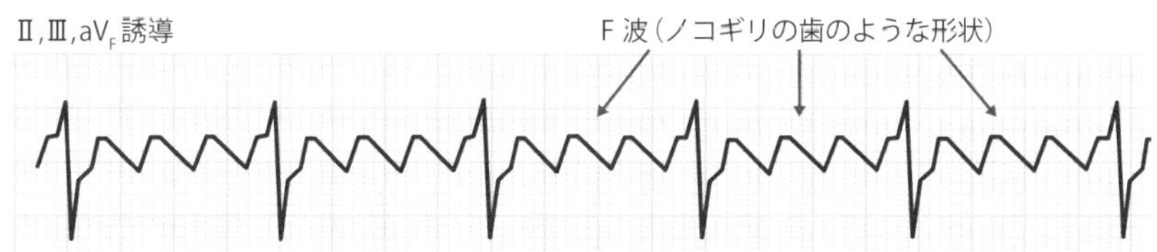

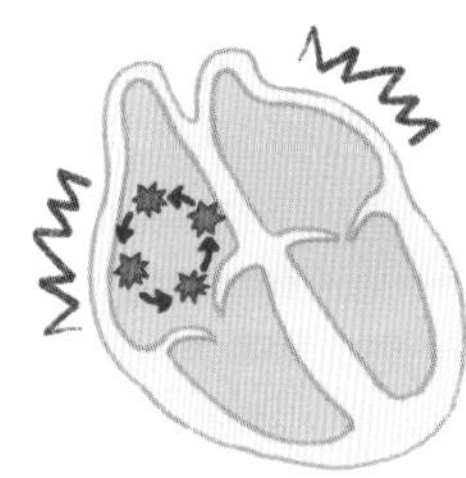

心房の興奮は規則正しいタイミングで心室に向かいます。

心房粗動（AFL）➡Q42、43

3．多源性心房頻拍（MAT）（図3）

上室期外収縮が心房の複数箇所で連続して生じている状態です。3種類以上の形の異なるP波が認められる場合、多源性であると考えられます。正常なP波はありません。

多源性の場合、基礎疾患の存在が疑われます。その場合、基礎疾患が改善されないと、収まらない可能性もあります。

最も多いのは、慢性閉塞性肺疾患（COPD：chronic obstructive plumonary disease）に合併するケースです。その他、高齢、うっ血性心不全（CHF：congestive heart failure）、糖尿病、テオフィリン使用などが原因とされます。

動悸を訴えることもありますが、無症状の場合もあります。心房細動に移行することがあるため、心電図モニターを観察し、バイタルサインや全身状態を確認します。

また、基礎疾患が増悪している場合はその対処も必要となります。

図3　多源性心房頻拍の心電図

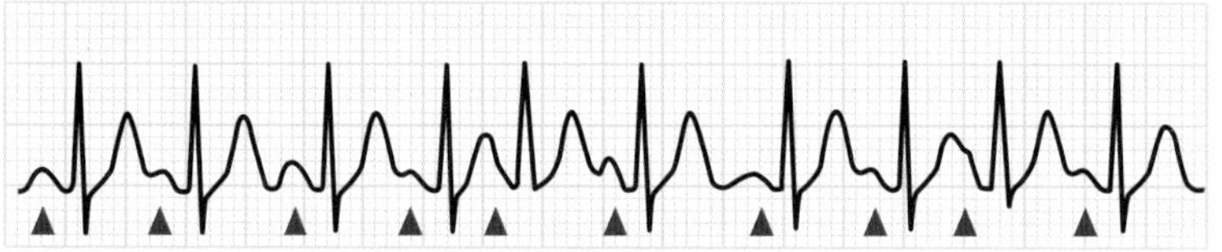

P′波（▲）の形や出現するタイミングが複数認められます。
QRS波のタイミングだけ見ると心房細動のようですが、P′波があるので心房性の不整脈の連発であることがわかります。

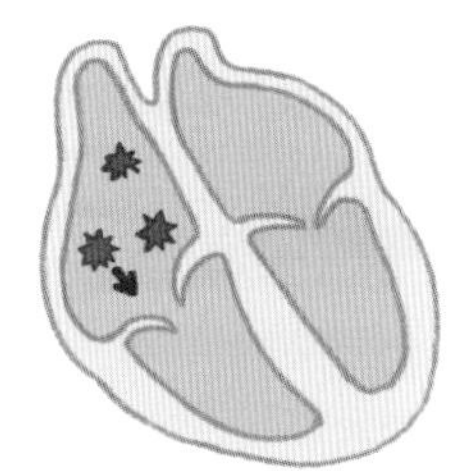

あちこちから異常な興奮が出るため、QRS波形はバラバラです。

4．心房停止（AS）（図4）

心房の電気的興奮が失われ、心電図のいかなる誘導でもP波、f波、F波を認めず、上室性のQRS波形（房室接合部調律）となります。

部位や期間により、**表**のような種類に分けられます。

一過性心房停止は、ジギタリスをはじめとする薬剤や電解質異常などが原因となることが多いです。持続性心房停止は、心房筋の器質的障害によることが多く、**心房細動（Vf）**を経て心房停止に至る症例が多いです。

心房停止を見たら、薬物投与内容と量をチェックする必要があります。また、補充収縮がなくなると心停止になるため、モニターを注意深く観察します。めまいや失神などの症状の有無と、洞停止、ブロック時間を確認し、すみやかに医師に報告しましょう。

表　心房停止の種類

全房停止	すべての部位で消失している
部分的心房停止	一部にのみ認められた
一過性心房停止	数時間前から数日持続する
持続性心房停止	長期にわたり持続している

図4　心房停止の心電図

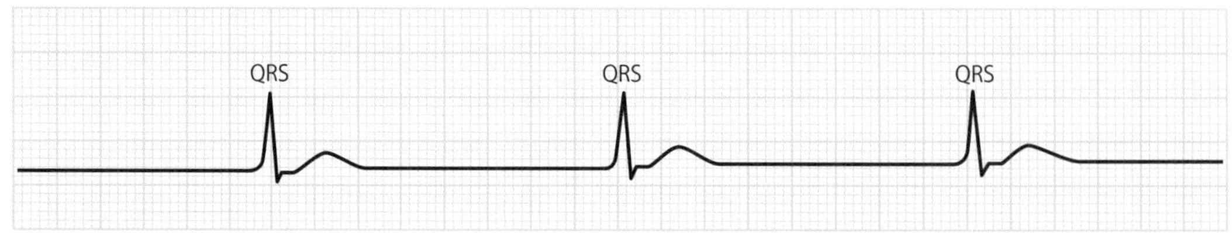

P波は認められません。

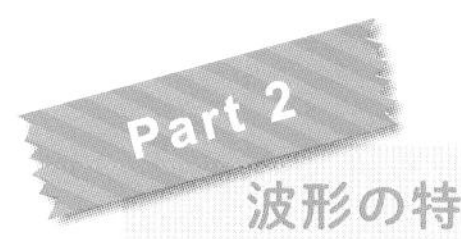

Q26 RR間隔が乱れているのでP波を見たら、少し形の違う波がT波のところに！これは何？

A 看護師 高橋裕美

T波の中に異所性P波が隠れています。P波が早く出すぎてしまっているため、多くの場合ブロックされて心室に伝わりません。これを非伝導性上室期外収縮（blocked PAC）と呼びます。

非伝導性上室期外収縮（blocked PAC）の特徴

上室期外収縮（PAC）とは、心房または房室接合部から予定された時期より早期に刺激が生じたものです。心電図で異所性P波（P'波）に続くQRS波は、不応期の程度によって波形が変化します。

心筋は一度興奮すると、その後ある一定期間は刺激に反応しないという不応期があります。不応期は、心筋の部位によって多少差があり、通常右脚のほうが左脚よりも少し長くなっています。

そのため、あまりにも早く心房が興奮すると心室に伝わらず、QRS波が脱落することがあります。これをblocked PACといいます。洞房ブロック（SA block）のように見えますが、前後の心電図と比較すると、T波の中に異所性P波が隠れています。blocked PACの診断ポイントは、以下のとおりです。

- 基本調律は洞調律である
- T波上に異所性P波の出現が見られ、それに続くQRS波は出現していない
- RR間隔の延長が見られる

図を見るとPACの発生するタイミングがT波にかぶっているのがわかります。心室の不応期に異所性の刺激が発生しているため、心室への伝導が遮断され、P波に続くQRS波が出現しません。そのため、RR間隔の延長が見られます。

通常であれば、洞調律に戻りますが、blocked PACの2段脈（bigeminy）*になってしまった場合には、心拍数が半分に低下するため、循環動態が悪化する危険性があります。

＊2段脈：正常な波形と心室期外収縮を繰り返すもの。

図　blocked PACの心電図

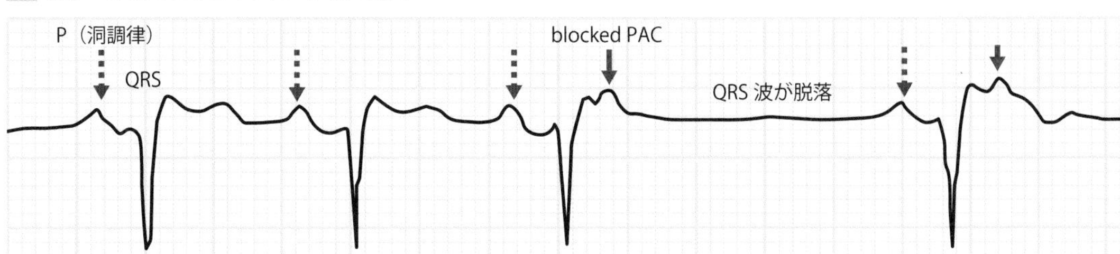

非伝導性上室期外収縮（blocked PAC）➡Q23、52

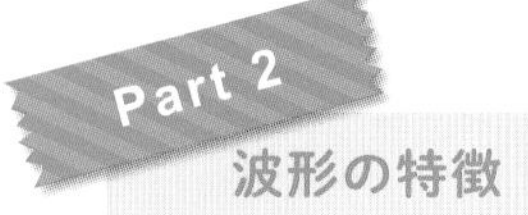

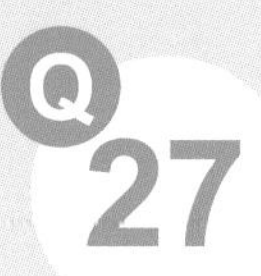

P波の形がだんだん変化する。これは何？

図1

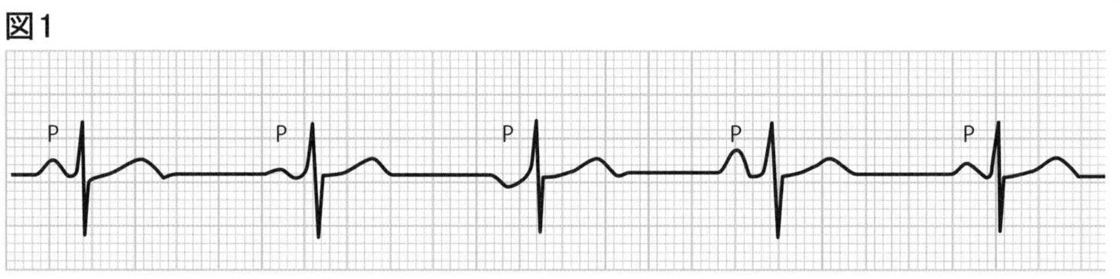

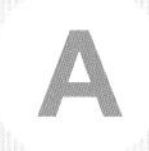

看護師
高橋裕美

移動性ペースメーカー（wondering pacemaker）といい、異所性心房調律の1つです。

異所性心房調律とは

洞結節以外の部位から刺激が発生している状態を、異所性心房調律といいます。心拍数は正常であり、大部分は一過性で病的意義はありません。

洞調律では、洞結節から刺激が発生し、P波はⅠ、Ⅱ、aV_Fでは陽性、aV_Rでは陰性を示しますが、異所性心房調律では、刺激発生の起源が異なることにより、P波の極性に次のような違いが生じます。

❶冠静脈洞調律（下部心房調律）
Ⅱ、Ⅲ、aV_Fで陰性、aV_Rで陽性となることが多い
❷左房調律
V_4～V_6で陰性、Ⅰも陰性となることが多い

移動性ペースメーカー（wondering pacemaker）とは

移動性ペースメーカーは異所性心房調律の1つであり、刺激の発生部位が、洞結節とそれ以外の部位で、ときどきあるいは頻繁に入れ替わっている状態です（図1、2）。

健常な人にも認められ、強度の徐脈以外では自覚症状を生じることは少なく、治療の対象とならないことが多いです。

迷走神経緊張の亢進やジギタリスなどの薬物により誘発されるほか、リウマチ性心筋炎や洞機能不全症候群（SSS）などの心疾患に併発することもあります。

図2　移動性ペースメーカーの心電図

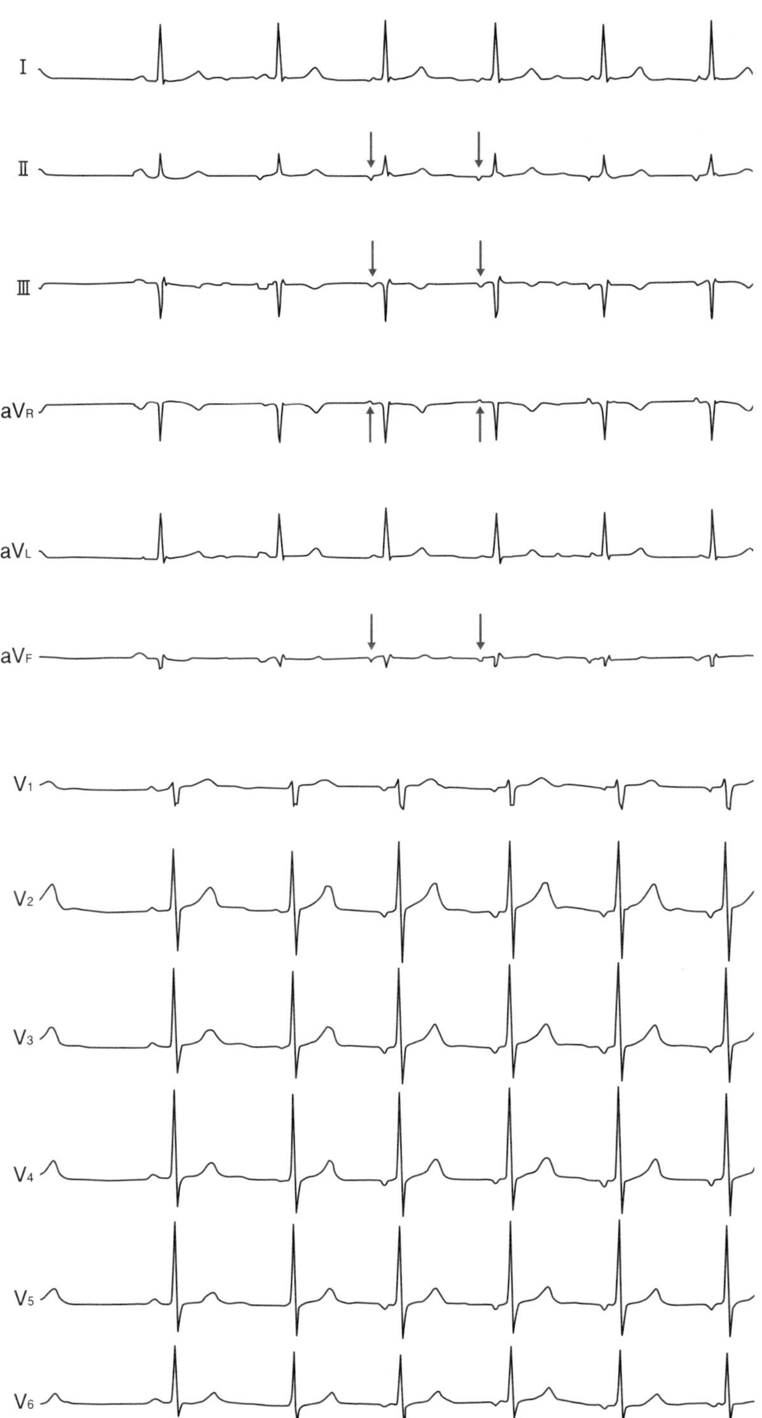

P 波の極性に違いが生じています。

II、III、aV_F・・・陰性（↓）　aV_R・・・陽性（↑）

刺激の発生部位が心房内を刻々と移動するため、P 波の形も刻々と変化します。

血行動態に影響はなく、緊急度の高いものではありません。

Q28 PQ時間がいつも伸びている人もいれば、だんだん伸びている人もいるのはなぜ？

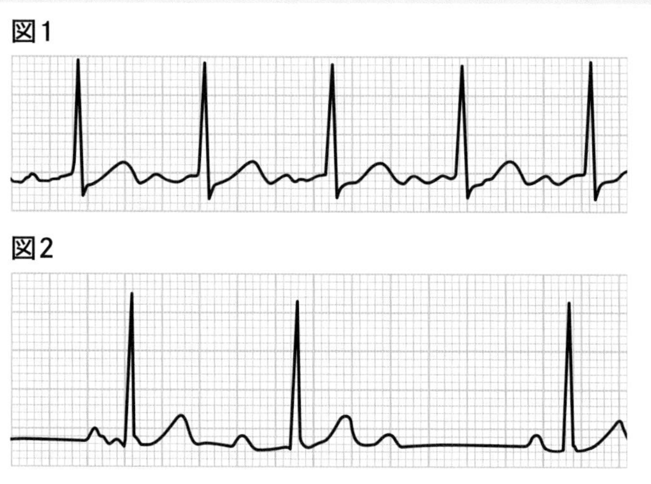

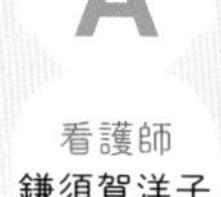

A 看護師 鎌須賀洋子

PQ時間の延長は心房から心室への刺激伝導の遅れを表し、房室ブロックが考えられます。PQ時間がいつも伸びているのはI度房室ブロック、だんだん伸びるのはウェンケバッハ型II度房室ブロックです。

房室ブロック（AVB）とは

洞結節から出た刺激は心房を興奮させ、続いて房室結節を通り、心室へと伝わります。房室結節やその周辺が障害されて、心房から心室への刺激伝導が障害される不整脈が房室ブロックです。

心房から心室への刺激伝導を房室伝導といいます。心房の興奮の始まりから心室の興奮の始まりまでを房室伝導時間といい、PQ時間で表されます。

PQ時間がいつも伸びているのは**I度房室ブロック**、だんだん伸びるのは**ウェンケバッハ（Wenckebach）型II度房室ブロック**です。

房室ブロックは房室伝導が障害される程度によってI度房室ブロック、II度房室ブロック（ウェンケバッハ型、モビッツ[Mobitz]II型）、III度房室ブロック（完全房室ブロック）に分類されます。

房室ブロック（AVB）➡Q56

1．Ⅰ度房室ブロック（図1）

心房から心室への刺激伝導が遅くなります。時間がかかりますが、必ず刺激は伝わります。

心房（Ｐ波）から心室（QRS波）への刺激伝導時間が遅くなるため、心電図上ではPQ時間が延長します。PQ時間が正常範囲（0.12～0.20秒）より延長していればⅠ度房室ブロックです。

■ 図1　I度房室ブロックの心電図

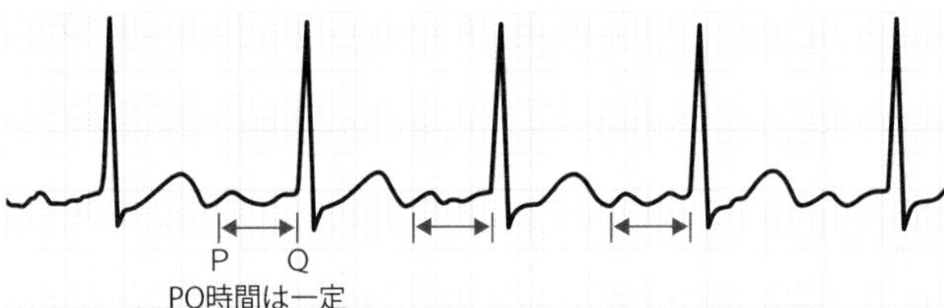

延長するPQ時間は各心拍で一定で、刺激は必ず心房から心室に伝わるため、P波とQRS-T波は必ず１：１で現れます。

2．Ⅱ度房室ブロック

心房から心室への刺激がときどき伝わらなくなり、心拍数が少なくなってしまいます。

Ⅱ度房室ブロックは２種類あり、刺激伝導と脱落のパターンによって、ウェンケバッハ型（軽症）とモビッツⅡ型（重症）に分類されます。

1）ウェンケバッハ型（図2）

心房から心室への刺激が最初は正常に伝わりますが、徐々に伝導時間が遅くなり、最終的に伝わらなくなります。

心電図上ではPQ時間が心拍ごとに徐々に延長し、最終的にはＰ波の後のQRS波が突然現れなくなります。しかし、その直後から心拍は正常に戻ってＰ波、QRS波が現れ、PQ時間は再び短くなります。これを周期的に繰り返します。

■ 図2　ウェンケバッハ型の心電図

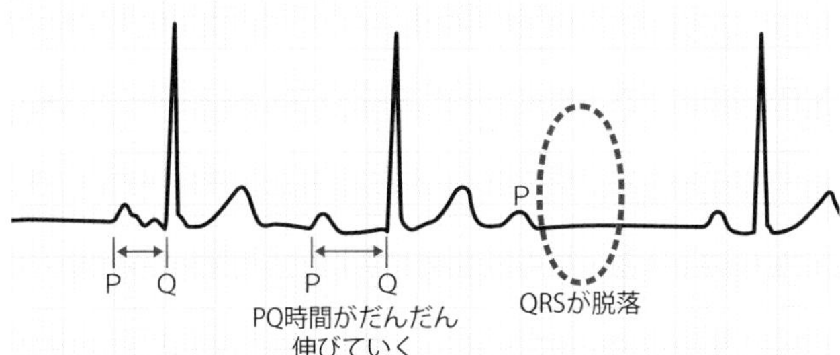

PQ時間が徐々に延長し、突然QRS波が脱落します。

2）モビッツⅡ型（図3）

心房から心室への刺激が何の前触れもなく突然伝わらなくなったり、また伝わったりします。

心電図上ではウェンケバッハ型のようにPQ時間が延長することなく、各心拍のPQ時間は一定で、突然Ｐ波の後のQRS波が現れなくなってしまいます。その後心拍は正常に戻りＰ波、QRS波は現れますが、しばらくすると突然現れなくなり、これを繰り返します。

QRS波の脱落の頻度が増え、２回以上続けて脱落があるものを**高度房室ブロック（advanced AVB）**といい、より重症度が高くなります。

図3　モビッツⅡ型の心電図

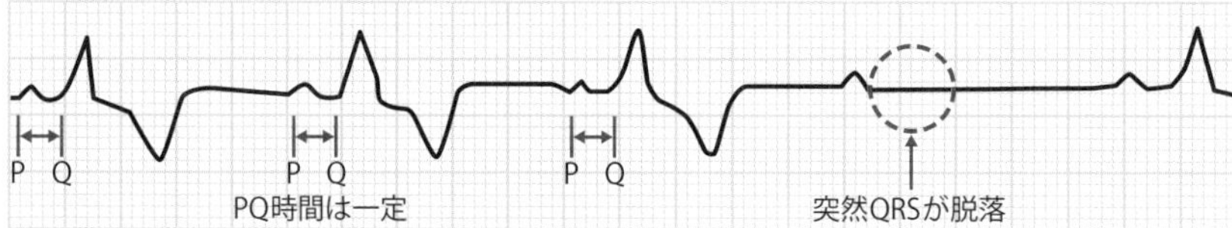

PQ 時間は一定で、突然 QRS 波が脱落します。

3．Ⅲ度房室ブロック（完全房室ブロック：CAVB）（図4）

すべての心房の刺激がまったく心室に伝わらなくなってしまうのがⅢ度房室ブロックです。

心房は洞結節の規則的な刺激で興奮していますが、心室には伝わりません。このため、心室は最低限の心拍数を補うように、房室結節やヒス束、心室が独自に規則的な刺激で興奮します（補充調律）。

心電図上では心房と心室は互いに無関係に興奮しているため、Ｐ波とQRS波は１：１にはならず、PQ時間は不規則でバラバラです。また、QRS波の形や心拍数は補充調律の発生場所によって異なります。

図4　Ⅲ度房室ブロック（完全房室ブロック）の心電図

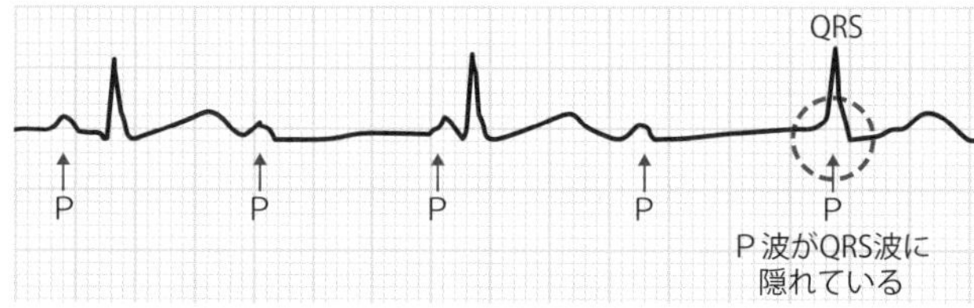

PP 間隔と RR 間隔は一定で、それぞれバラバラに出現しています。

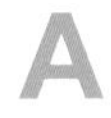

Q29 PQ時間が短い。どう考えて、どう対処する?

A **PQ時間の短縮は房室結節を通過しない伝導を表し、WPW症候群またはLGL症候群が考えられます。頻拍発作に注意しましょう。**

看護師
加藤賢治

房室結節を通過しない伝導

PQ時間は、心房の興奮が心室へ伝わるまでの時間を表し、正常範囲は0.12〜0.20秒です。

PQ時間が短くなっているのは、心房から心室への伝導が短縮されている、すなわち房室結節を通過しない伝導を示し、副伝導路の存在が考えられます。

1．WPW症候群（図1）

副伝導路の中でも多いのはケント束であり、WPW症候群でみられます。心房内の刺激がケント束を通るとすみやかに心室に到達しますが、心室内をゆるやかに伝わるため、QRS幅が広くなります。

一方で、房室結節からヒス束を経由する正常な伝導も同時に起こるため、両者の波形が融合して特徴的なデルタ（Δ）波となります。

WPW症候群で注意すべき頻拍発作は、**房室リエントリー性頻拍（AVRT）**と**偽性心室頻拍（pseudo-VT）**で、どちらも循環動態への影響があります**（表）**。

図1　WPW症候群の心電図

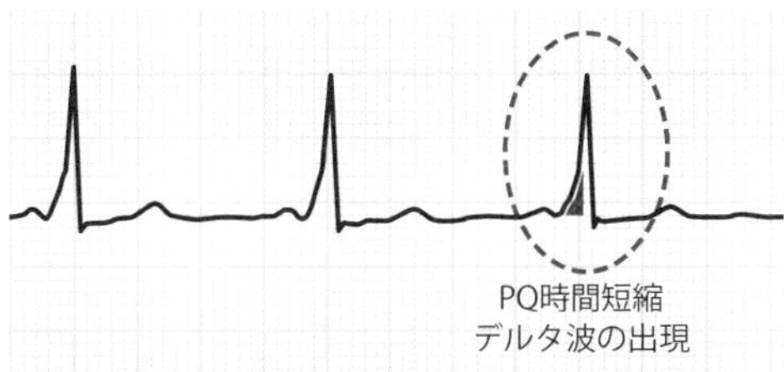

副伝導路の存在によりPQ時間が短縮し、デルタ波が出現しています。

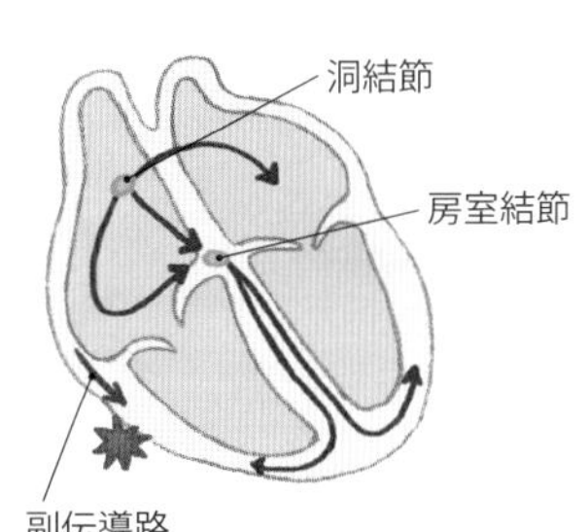

房室リエントリー性頻拍（AVRT）➡Q8、45　偽性心室頻拍（pseudo-VT）➡Q49

表　注意すべき頻拍発作

房室リエントリー性頻拍	●発作性上室頻拍（PSVT）の１つで、房室結節を通過した伝導が、ケント束を逆行して再び房室結節を通過（リエントリー）するため、頻拍となる リエントリー ケント束 房室結節
偽性心室頻拍	●WPW症候群に発作性心房細動（PAfib）を合併した状態で、心房内の細かな刺激がケント束を通過して直接心室に伝わるため、心室頻拍のような波形になる ●心室頻拍ではないが心室内の状態は同様となるため、循環動態の変化に注意が必要

2．LGL（Lown-Ganong-Levine）症候群（図２）

ジェイムス束（図３）などにより房室結節を通過せずに直接ヒス束へ刺激が伝わります。心筋へ伝導されるわけではないので、心電図ではデルタ波が見られず、PQ時間だけが短縮します。

臨床的にはまれですが、WPW症候群と同様に副伝導路を介した頻拍発作に注意が必要です。

図2　LGL症候群の心電図

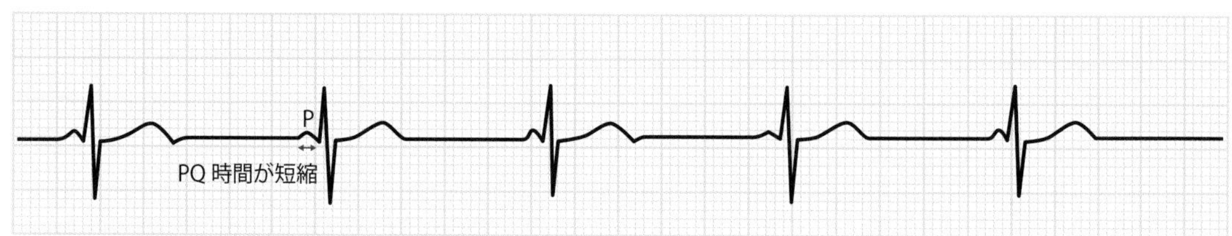

P、Q、R、S がそろっていて一見洞調律のようですが、PQ 時間が短縮しています。

図3　ジェイムス束

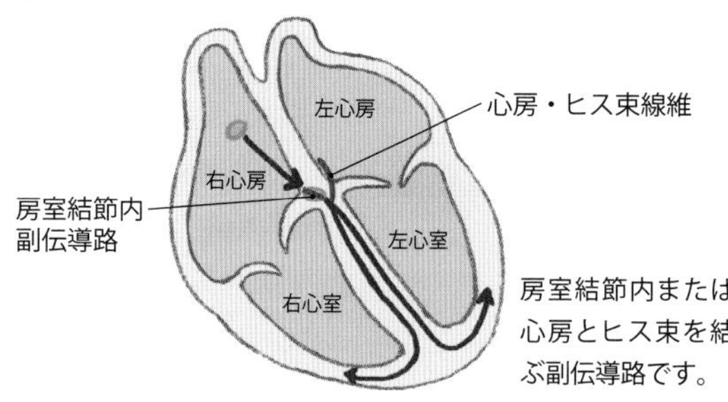

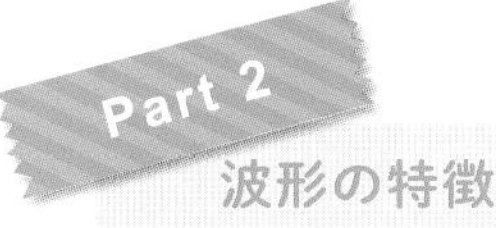

Q30 いつもQRS幅が広い。これは何?

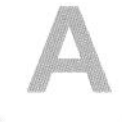

QRS幅の正常値は、0.06秒以上0.10秒未満です。0.12秒以上の延長は、心室での興奮が伝わる速度が遅れていることを示しています。

看護師
長谷部良介

QRS幅が広くなる原因

心電図のQRS幅は、心室が興奮する時間を表しています。そのため、QRS幅が広くなるのは、何らかの原因により心室の興奮に時間がかかっていることが考えられます。具体的には以下のような原因があります。

1．slow VT（図1）

心拍数が60～120回/分の遅い**心室頻拍(VT)**です。**促進型固有心室頻拍(AIVR：accelerated idioventricular rhythm)**ともいいます。

心室から興奮が発生するため、幅が広いQRS波の連続した波形になります。

図1　slow VTの心電図

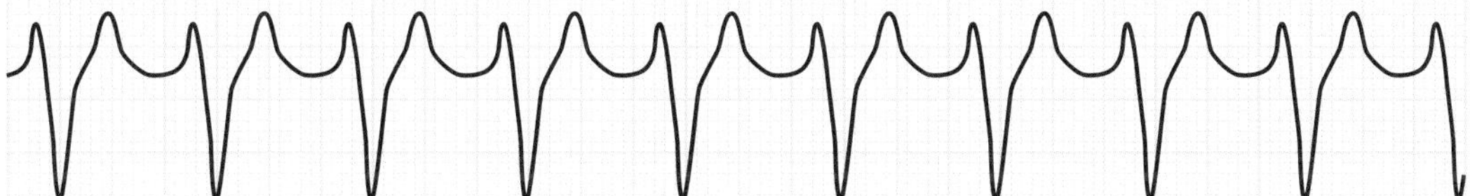

幅の広い QRS 波が連続しています。心拍数は 100 回 / 分程度です。

2．完全右脚ブロック（CRBBB：complete right bundle branch block）（図2）

洞結節からの興奮が、心房、房室結節、ヒス束、左脚には正常に伝わりますが、右脚には伝わらない状態です。そのため、右心室には左脚からの興奮が固有心筋を伝わって広がります。右心室は左心室よりも遅れて興奮を始めるので、幅が広いQRS波となります。

QRS幅が0.12秒未満の場合は、**不完全右脚ブロック**と呼びます。

心室頻拍(VT)➡Q20、32、47　右脚ブロック(RBBB)➡Q32、47、58

図2　完全右脚ブロックの心電図

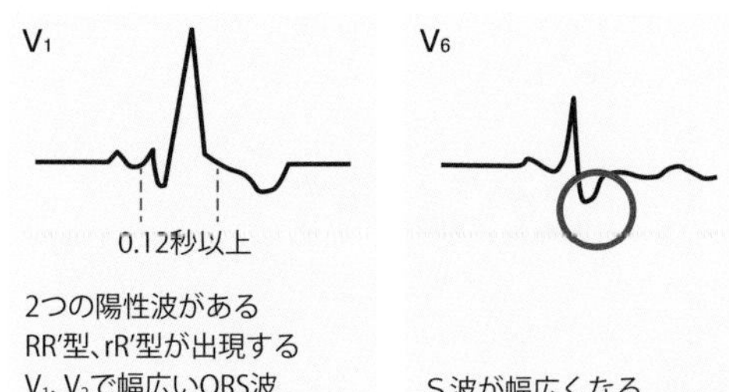

※R波にピークが2つある場合、2番目の波を「R'」と表す。また、R波が大きい場合は「R」、小さい場合は「r」と記載する➡Q56コラム

3. 完全左脚ブロック（CLBBB：complete left bundle branch block）（図3）

洞結節からの興奮が、心房、房室結節、ヒス束、右脚には正常に伝わりますが、左脚には伝わらない状態です。そのため、左心室の興奮は遅れて始まり、QRS幅が広くなります。

QRS幅が0.12秒未満の場合は、**不完全左脚ブロック**と呼びます。

図3　完全左脚ブロックの心電図

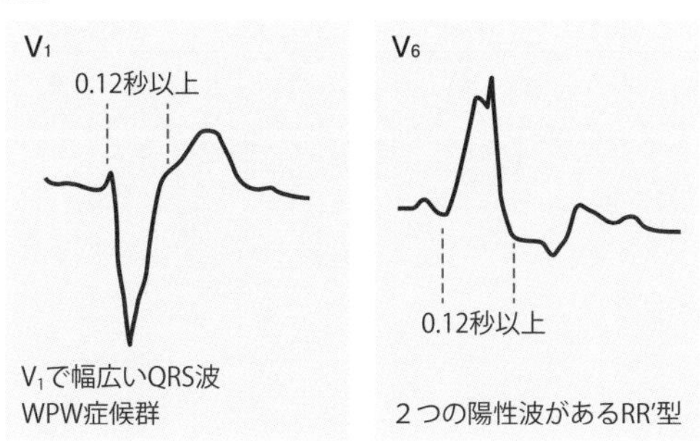

4. WPW症候群

心房と心室とを直接に連結する**副伝導路**（ケント束）が生まれつきあることで発生します。刺激が副伝導路を介して早く心室へ伝わることで、心電図に**デルタ（Δ）波**が現れ、幅が広いQRS波となります。

5. ペースメーカー装着（図4）

ペースメーカーを装着し、VVIやDDDモードといった心室に刺激を与えている場合には、幅が広いQRS波となります➡Q61。

ペースメーカーからの刺激により、QRS波の前には**ペーシングスパイク**が見られるのが特徴です。

図4　ペースメーカー装着の心電図

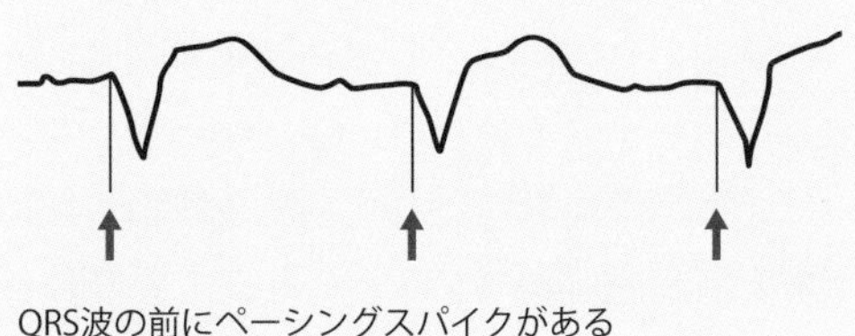

QRS波の前にペーシングスパイクがある
その後QRS波は幅が広くなる

6. 重症心不全

心不全はさまざまな病態があるため一概にはいえませんが、心肥大や心拡大により右脚や左脚の伝導速度が変わることで、QRS幅が広くなることがあります。

〈参考文献〉

安倍紀一郎，森田敏子：関連図で理解する循環機能学と循環器疾患のしくみ．第3版，日総研出版，愛知，2010.

Q31 幅の広いQRS波が何回かに1回出ることがある。これは何?

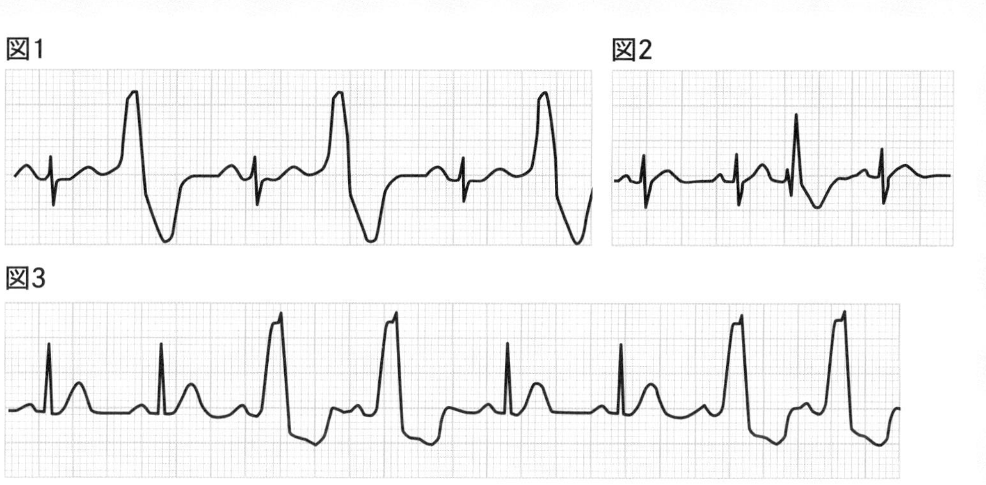

A 正常な興奮と異常な心室の興奮が混在している状態で、PVC bigeminy、変行伝導、間歇的左脚ブロックがあります。

看護師
長谷部良介

異常な心室の興奮が発生する原因

幅の広いQRS波(0.12秒以上)が出現するということは、心室から興奮が発生しているか、心室内の伝導障害が起こっているかのどちらかです。幅が広いQRS波が連続する、あるいは長時間続くようであれば注意が必要です。

1．PVC bigeminy(図1)

心室期外収縮(PVC)の2段脈(bigeminy)のことです。2段脈とは、1心拍ごとに正常な波形とPVCを繰り返している状態です。

正常→正常→PVCを繰り返す場合は3段脈(trigeminy)となります。

心室期外収縮(PVC)➡Q11、38、53

図1　PVC bigeminyの心電図

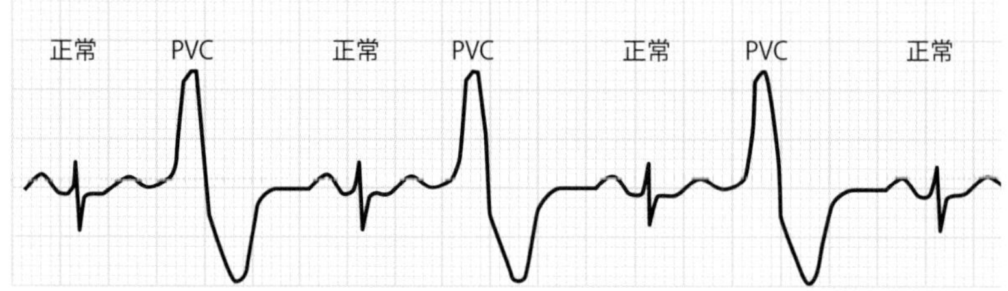

2．変行伝導（aberration）（図2）

上室期外収縮（PAC）が早期に起こり、右脚もしくは左脚の不応期（刺激に反応しない期間）に心房からの興奮が伝わると、不応期を脱した脚のみに興奮が伝わり、**脚ブロック（BBB）**となります。一般に右脚のほうが不応期が長く続くため、大半は**右脚ブロック（RBBB）**となります。

心電図の特徴としては、幅が広いQRS波、右脚ブロック波形、幅が広いQRS波に先行するＰ波（P'波）が存在するのが特徴です。

図2　変行伝導の心電図

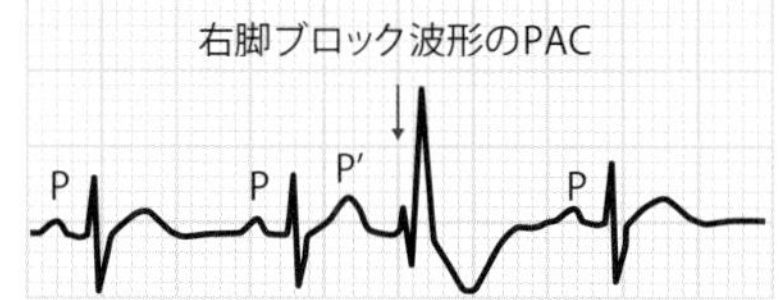

3．間歇的左脚ブロック（LBBB）（図３）

左脚ブロック波形と正常波形が混在している状態です。多くは心拍数が上昇したときに出現しますが、心拍数にほとんど変化がない場合や徐脈の際に出現する場合もあります。

図3　間歇的左脚ブロックの心電図

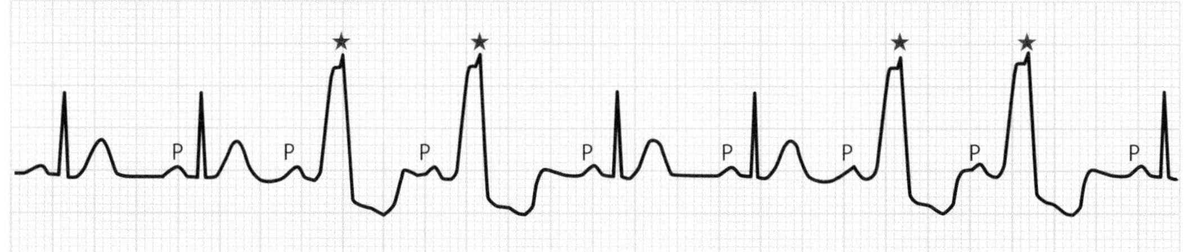

★の QRS 波は洞調律と同じ形のＰ波を伴い、また、そのＰ波は予定どおりに出ているので、上室期外収縮の変行伝導とは考えられません。
間歇的に心室内伝導が左脚ブロックになったことが原因の波形です。

〈参考文献〉
安倍紀一郎，森田敏子：関連図で理解する循環機能学と循環器疾患のしくみ．第3版，日総研出版，愛知，2010.

変行伝導➡Q11、17、52　右脚ブロック（RBBB）➡Q32、47、58　左脚ブロック（LBBB）➡Q32、47、57

Q32 ときどき幅広いQRS波が出て連続している。どう考えて、どう対処する?

A

看護師
飯塚由美子

幅広いQRS波が連続する波形には、緊急性の高いものと、経過観察でよいものとがあります。

幅広いQRS波が連続し緊急性が高い波形

1．心室頻拍(VT)(図1)

心室頻拍とは、心室期外収縮(PVC)が連続したものです。失神の可能性があるので、緊急処置が必要な波形です。

緊急性の判断には、Lown分類➡Q17が用いられます。Grade 3以上は致死的不整脈に移行する可能性が高くなります。

心室期外収縮の出現が多い場合や、連続して現れる場合は危険性が高いため、そうなる前に医師に報告し、早めに対応しましょう。

図1　心室頻拍の心電図

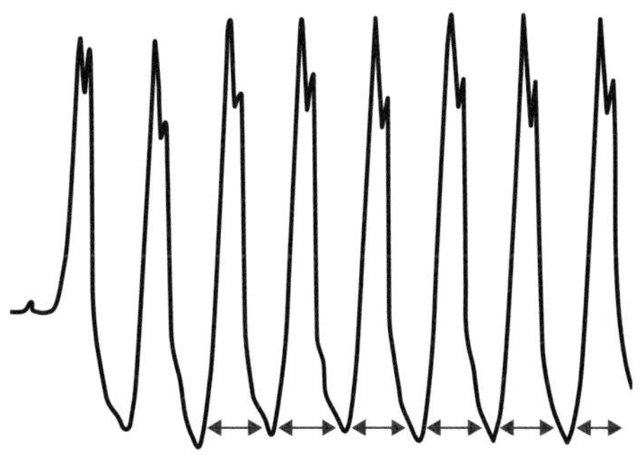

QRS幅が0.12秒以上の幅広い波形が連続して出現します。

2．偽性心室頻拍(pseudo-VT)

WPW症候群で、発作性心房細動(PAfib)が出現したときの状況です。心房刺激がほとんどすべて心室に伝導されるため、心室頻拍や心室細動(Vf)と同じ状態になり危険です。

幅広いQRS波が連続し緊急性が低い波形

1．心室ペーシング(図2)➡Q61

心室ペーシングでは、ペースメーカーの心室ペーシングリードから刺激を心室に伝え、心室を収縮させます。そのため、生理的な刺激伝導系からの刺激よりも、心室全体に伝わるには少し時間がかかり、幅の広いQRS波となります。

心室ペーシングによる波形であれば、異常ではありません。QRS波の前にペーシングスパイクがあることを確認します。

心室頻拍(VT)➡Q20、47　偽性心室頻拍(pseudo-VT)➡Q49

図2　心室ペーシングのイメージと心電図

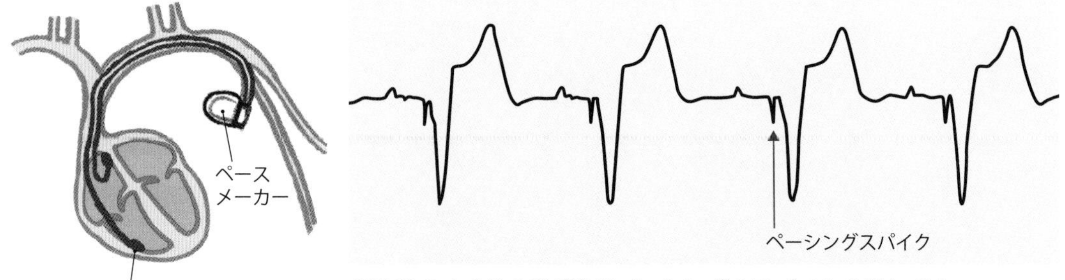

QRS 波のすぐ前の線が心室ペーシングのスパイクを表します。
ペーシングの刺激で心室が動いていることを意味するため、QRS 幅が広くても心配はありません。

2．脚ブロック（BBB）（図３）

脚ブロックでは、刺激伝導系の右脚または左脚が障害され、心室全体への興奮の伝わりが遅くなることにより、QRS幅が広くなります。

脚ブロック自体に対しての治療はありません。ただし、左脚ブロック（LBBB）は右脚ブロック（RBBB）に比べて虚血性心疾患や心筋症などの心疾患をきたしていることが多く、基礎疾患があればその治療が必要となります。

また、左脚ブロックに右脚ブロックが加わると房室ブロック（AVB）を起こす場合があり、その場合はペースメーカーが必要となります。

図3　脚ブロックのイメージと波形

右脚ブロック

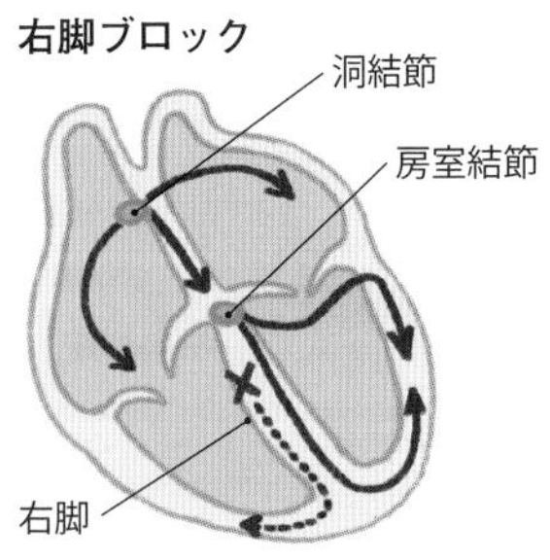

V1
0.12秒以上
2つの陽性波がある
RR′型、rR′型が出現する
V_1、V_2で幅広いQRS波

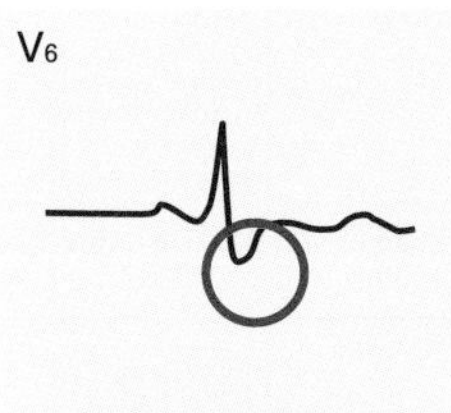

左脚ブロック

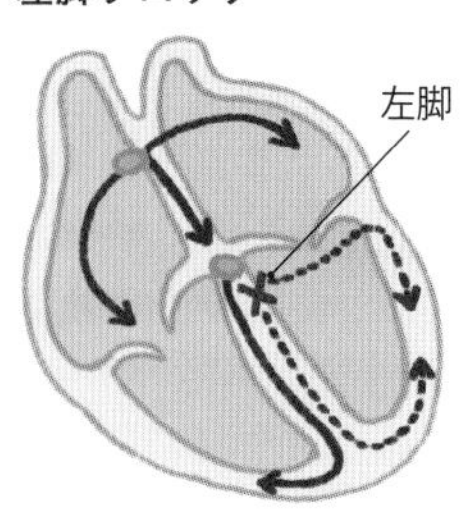

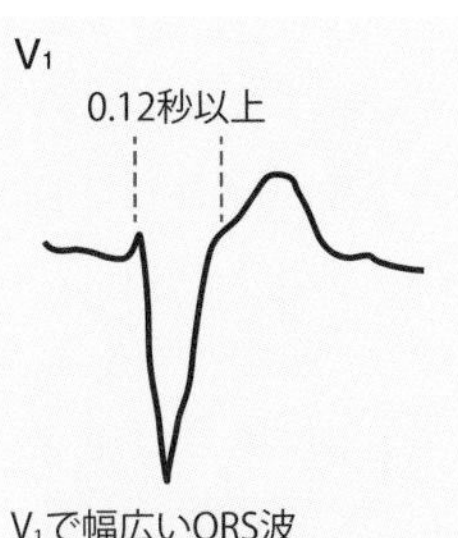

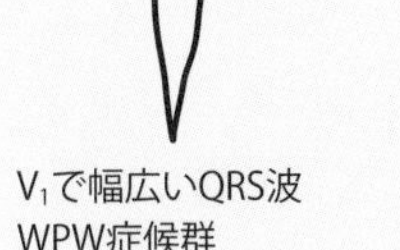

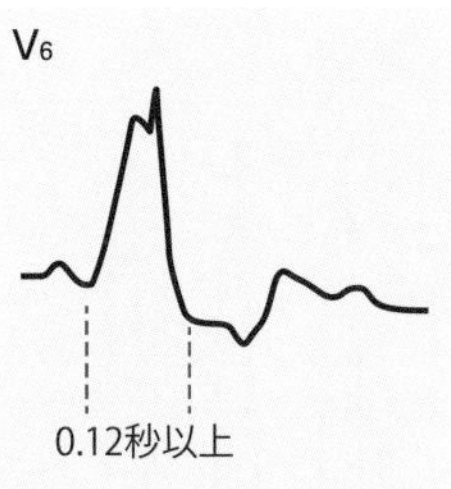

※R 波にピークが２つある場合、２番目の波を「R′」と表す。また、R 波が大きい場合は「R」、小さい場合は「r」と記載する ➡Q56コラム

Q33 幅広いQRS波の高さが変化し、ねじれているような頻脈。これは何？

図1

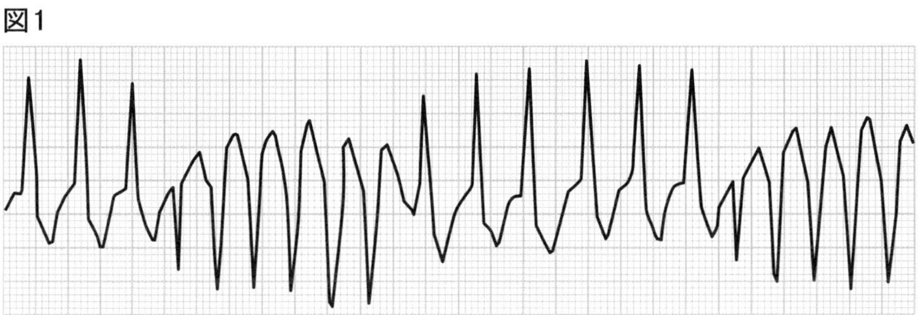

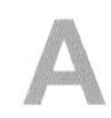

A

QRS波が幅広く、ねじれて見える頻脈は、多形性心室頻拍でトルサード・ド・ポアンツと呼ばれる、とても危険な不整脈です。

看護師
飯塚由美子

トルサード・ド・ポアンツ(Tdp)とは

トルサード・ド・ポアンツ(Tdp：torsades de pointes)は、1拍ごとに高さが変化し、ねじれたように見えるため、フランス語の「ねじれ」から名づけられたといわれています(図1、2)。

症状は、動悸やめまいのほか、心拍数が200～250回/分以上となり、失神する可能性も高いため、緊急性を要します。

自然停止することもありますが、繰り返したり、心室細動(Vf)へ移行するものもあるため注意が必要です。

図2　トルサード・ド・ポアンツ

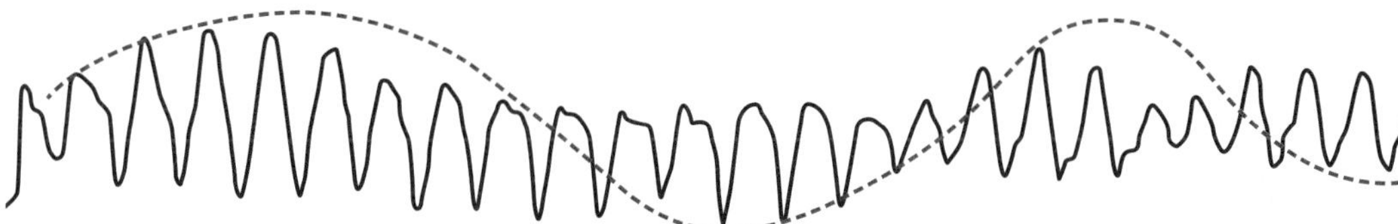

幅広のQRS波が、高くなったり低くなったり変化しながら、らせん状にねじれていくように見えます。

トルサード・ド・ポアンツ➡Q85

QTを延長させる薬剤に注意

原因は、QT延長によって起こるといわれています。

心室期外収縮（PVC）が多発している心不全に、QTを延長させる抗不整脈薬を急速に投与すると生じることがあるため、注意が必要です➡Q83。

◎トルサード・ド・ポアンツ出現時の看護のポイント

❶意識レベルと脈拍を確認する
➡脈拍が触知できなければただちに心肺蘇生を行い、医師を呼ぶ

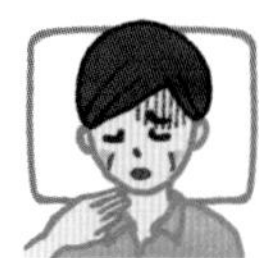

❷除細動器を準備する
➡症状は一過性に繰り返すので除細動器は無効とする文献もあるが、持続する場合は心室細動への移行も考えられるため準備しておく

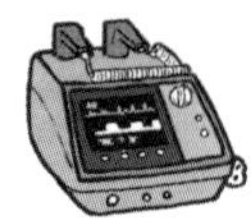

❸検査データや内服している薬剤を確認し、医師に報告する
➡QT延長は、電解質異常や薬剤による影響が考えられるため、電解質の補正やQT延長をきたす薬剤が中止できるように準備しておく

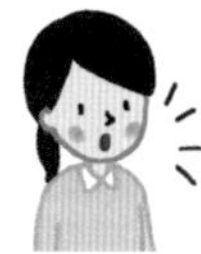

〈参考文献〉

1）八木直治：この心電図はドクターコール．ハートナーシング秋季増刊，2019：159-190.
2）日本循環器学会，日本不整脈心電図学会：心室頻拍．2020年改訂版 不整脈薬物治療ガイドライン．2020：86-93.
https://www.j-circ.or.jp/cms/wp-content/uploads/2020/01/JCS2020_Ono.pdf（2021.05.10アクセス）
3）日本循環器学会，日本不整脈心電図学会：多形性心室頻拍・torsade de pointes．2020年改訂版 不整脈薬物治療ガイドライン．2020：93-97.
https://www.j-circ.or.jp/cms/wp-content/uploads/2020/01/JCS2020_Ono.pdf（2021.05.10アクセス）

QT時間が長い。どう考えて、どう対処する?

図1

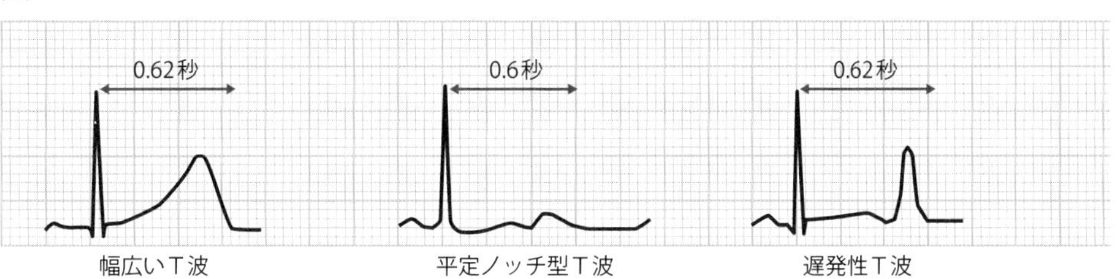

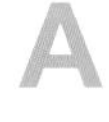

看護師
高橋重雄

QT時間の延長自体はすぐに体に影響が出るわけではありません。まずは、本当にQT時間が長いのか確認しましょう。ただし、心室期外収縮が出ているときは注意が必要です。

QT時間の計算

QT時間は心拍数に応じて変化します。頻脈であると短くなり、徐脈であると長くなります。そのため、補正QT時間(QTc)を用います。

心拍数が60回/分のときにはQT時間は何秒か、計算式に当てはめて考えます。

◎補正QT時間(QTc)の計算式

QTc=(実際の心電図の)QT時間(秒)÷$\sqrt{RR(秒)}$

➡0.44以上であればQT延長

忙しくて計算していられないときは

QT時間が実際のRR間隔の半分以上かを確認してください。
もし半分より長ければQT時間は延長しているかもしれないので計算してみましょう。

QT延長の原因

QT延長の原因には、先天性と、後天性があります。

1．先天性

遺伝子が影響しています。ロマノ・ワード(Romano-Ward)症候群という常染色体優性遺伝と、ジャーベル・ランゲ・ニールセン(Jervell Lange-Nielsen)症候群という常染色体劣性遺伝があります。

小児期から失神を繰り返す症例が多いので、問診や過去のカルテから情報収集しましょう。

2．後天性

薬剤や電解質異常、他の疾患の影響があります。

1）薬剤の影響

抗不整脈薬や向精神薬、抗アレルギー薬、抗菌薬が原因となるものがあります➡Q83。それらの薬剤を中止できるか、他に変更できるかを医師に確認します。

2）電解質の異常

心電図上のQT時間にはQ波、R波、S波、T波(U波)という波形が存在します➡Q3。これらの波形のうちどれが延長しているのかにより、原因は異なります。

- **U波があり、T波がU波と重なり延長している場合**
  低カリウム血症➡Q35でないか確認し、必要であればカリウムの補正を行う
- **ST部分が延長している場合**
  低カルシウム血症➡Q35でないか確認し、必要であればカルシウムの補正を行う

3）他の疾患による影響

甲状腺機能低下症や心筋虚血、たこつぼ型心筋症や糖尿病が原因である場合があります。

心室期外収縮(PVC)に注意

心室期外収縮(PVC)が出ているときは**R on T**から**心室頻拍(VT)**、**心室細動(Vf)**への移行に注意が必要です(**図2**)。これまでの心電図を振り返ってみましょう。

図2　心室期外収縮(PVC)から心室頻拍(VT)に移行した例(実際の記録)

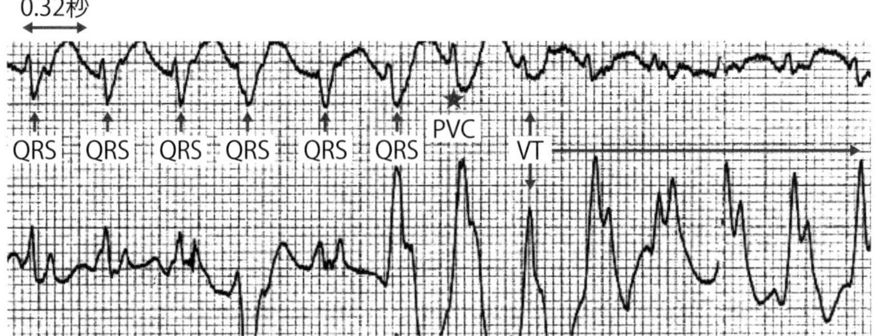

心室期外収縮が頻発していた拡張型心筋症の一例。
QT時間は0.32秒ですが、RR間隔が0.36秒であり、QT時間延長と考えられます。
心室期外収縮（★）が0.24秒後に出現してR on Tになったため、VTとなっています。

Q35 以前と比べてQT時間が短くなってきた。どう考えて、どう対処する?

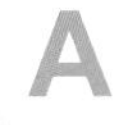

電解質異常により、心筋細胞が影響を受けて心電図波形が変化していると考えられます。採血結果を確認しましょう。

看護師
林　克彦

電解質異常の心電図の特徴

電解質の異常により、心電図の波形は変化します。QT時間の短縮は、高カルシウム血症(**表1**)、高カリウム血症(**表2**)で見られるため、採血結果を確認しましょう。

カルシウム値の測定をすることは少ないため、心電図検査におけるQT時間の延長や短縮などから、カルシウムの異常が発見されることが多いといわれています。

カルシウム値は短期間で異常値となることは多くはないといわれています。

表1　カルシウムの異常と心電図

	高カルシウム血症	低カルシウム血症
心電図波形	QT時間の短縮	QT時間の延長
原因	●カルシウム製剤の投与 ●悪性腫瘍に伴う二次性副甲状腺機能亢進症	●まれな状態
治療	●リンの経口摂取(軽症で腎機能障害なし) ●血液透析 ●ビスホスホネート系の薬剤、カルシウム降下薬投与 ●腫瘍除去など	●グルコン酸カルシウム(組織障害を起こす可能性が低い)を希釈して使用。ただし、急速に補正すると不整脈を起こす可能性があるので注意が必要

高カリウム血症、高カルシウム血症➡Q90

表2　カリウムの異常と心電図

	高カリウム血症	低カリウム血症
心電図波形	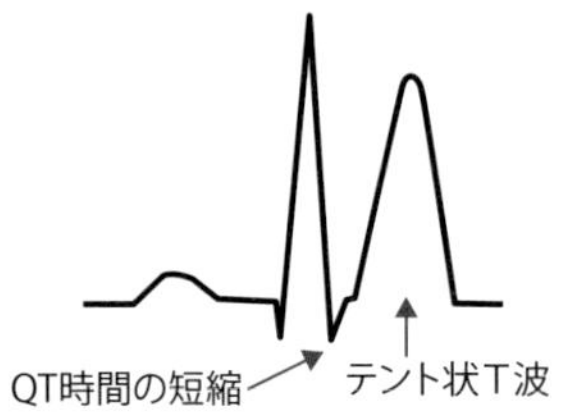 QT時間の短縮 テント状T波 ●カリウムの値が高値となるとテント状T波が出現する 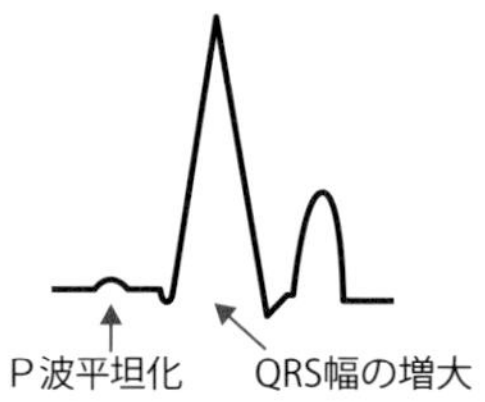 P波平坦化 QRS幅の増大 ●さらに高値となればP波が平坦化、QRS幅が増大し、心室細動をきたして死亡する可能性がある。また、QT時間が短縮される	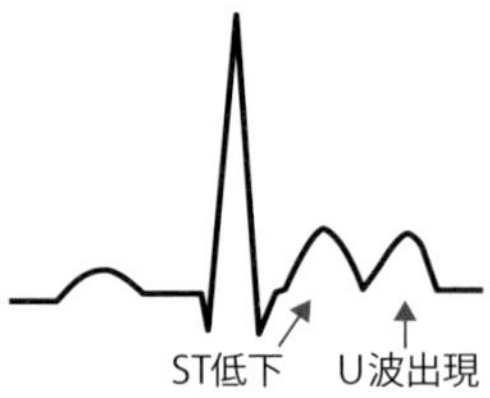 ST低下 U波出現 ●カリウムの値が低値となるとU波が出現する ●さらに低下するとST低下やT波陰転がみられ、重症な場合は、トルサード・ド・ポアンツから心室頻拍をきたす
原因	●腎機能障害のある患者にアンジオテンシン変換酵素(ACE)阻害薬やアンジオテンシンⅡ受容体拮抗薬(ARB)、スピロノラクトンの服薬を続けた場合 ●代謝性アシドーシス(感染症、多発性外傷、腎不全、循環不全など) ●消化管からの出血 ●化学療法による細胞からの流出 ●インスリン欠乏 ●筋肉挫滅 ●大量輸血 ●横紋筋融解 ●カリウム製剤の過剰投与	●広範囲熱傷による皮膚からのカリウム喪失 ●多尿 ●利尿薬、甘草、カテコラミンの多量・長期投与 ●高アルドステロン症 ●飢餓状態 ●嘔吐 ●下痢 ●下剤使用 ●インスリン投与
治療	●塩化カルシウムの投与 ●重炭酸イオンの投与 ●グルコース・インスリン(GI)療法 ●血液透析	●カリウム製剤の緩徐な投与(20mEq/時を超えない)

〈参考文献〉
1)道又元裕編：これならわかるICU看護．照林社，東京，2018.
2)安達仁監修：モニター心電図まるわかりガイド．学研メディカル秀潤社，東京，2012.

Q36 STが上昇する疾患は?

A 看護師 関口美穂

急性冠症候群、異型狭心症、心室瘤、心膜炎、たこつぼ型心筋症、ブルガダ症候群、脳血管障害のほか、左室肥大、心筋炎、低体温・心臓冷却時、電気的除細動後などでも生じます。

ST上昇とは

QRS波の終わりからT波の始まりまでをST部分といいます。これは、心室の興奮が回復するまでの過程を表し、正常では基線と同じ高さにあります。

ST部分が基線よりも上昇することをST上昇といいます**(図1)**。これを見たら、胸部症状の有無やバイタルサインの異常がないかを確認します。

図1　ST上昇波形のパターン

早期再分極

QRS波の
左右非対称
J波
下に凸型の
ST上昇

急性心筋梗塞(AMI)

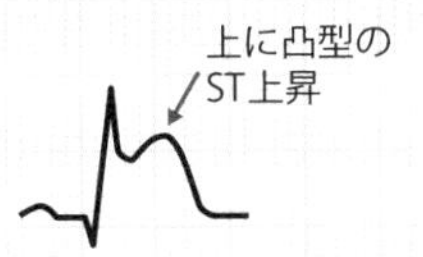

ブルガダ(Brugada)症候群

type1:
coved型

type2:
saddle back型

V1、V2誘導での
右脚ブロック型の
ST上昇

STが上昇する疾患

1. 急性冠症候群(ACS)(図2)

不安定狭心症、急性心筋梗塞(AMI：acute myocardial infarction)が含まれます。緊急で治療が必要なため、所見があった場合にはすぐに医師へ報告します。

超急性期では、まずT波の増高や尖鋭化が見られます。その後、急性期になると特異的な上に凸型のST上昇を認めます。

急性冠症候群(ACS)⇒Q78

図2　急性冠症候群の心電図

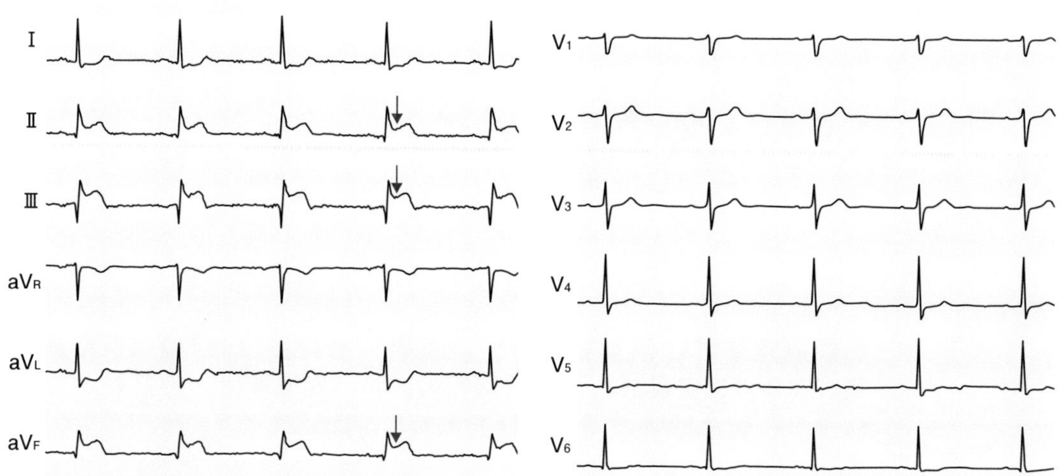

Ⅱ、Ⅲ、aVF誘導でST上昇（↓）がみられます。
心臓カテーテル検査でRCA（右冠動脈）＃2が100%の閉塞で、下壁急性心筋梗塞と診断されました。

2．異型狭心症

通常、狭心症と聞くとST低下を連想させます。しかし、異型狭心症では冠攣縮による虚血や心筋障害が心内膜から心外膜まで全層に生じるため（貫壁性虚血）、発作時の心電図でST上昇を認めます。このST上昇部にT波が融合した形（単相曲線型ST上昇）も特徴的です。

また、ST上昇はR波の頂点近くから上昇することが多く、QRS幅が増大しているように見えます。対側誘導では反対にST低下を認めます**（図3）**。

図3　対側性変化（鏡面像）

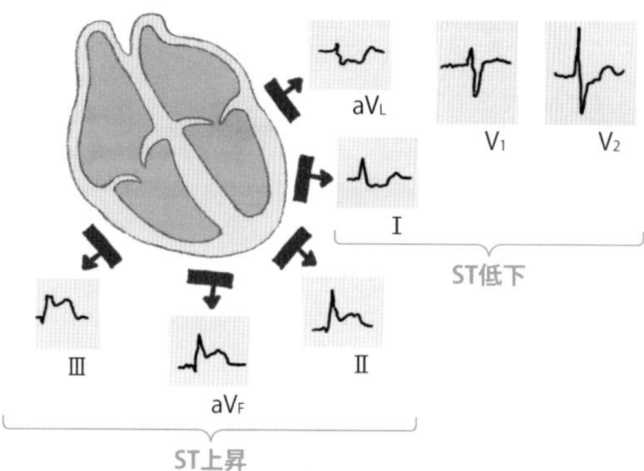

- 心臓を挟んで逆方向に置かれる電極によって記録される変化を「対側性変化」あるいは「鏡面像」と呼びます。
- QRS波は電極に向かって近づいてくれば上向きに、遠ざかれば下向きに揺れます。
- STは障害に近い部分が上昇し、反対側は低下します。
- 下壁が障害を受ける下壁梗塞では、Ⅱ、Ⅲ、aVFではSTが上昇し、逆方向のⅠ、aVL、V1、V2では対側性変化としてST低下が見られます。

3．心室瘤

急性心筋梗塞発症後に異常Q波を認める誘導において、上に凸型のST上昇が数週間以上持続します。胸部症状やバイタルサインの異常はありませんが、左室心尖部にコブ状の突出が見られ、それに反映して主にV1〜V3誘導でST上昇を認めます。

4．心膜炎（図4）

急性心膜炎の多くはびまん性で局所性がなく、V_1誘導とaV_R誘導以外の広範囲な誘導で下に凸型のST上昇を認めます。対側性変化はなく、心臓内腔を反映するaV_R誘導でSTが低下します。

図4　心膜炎の心電図

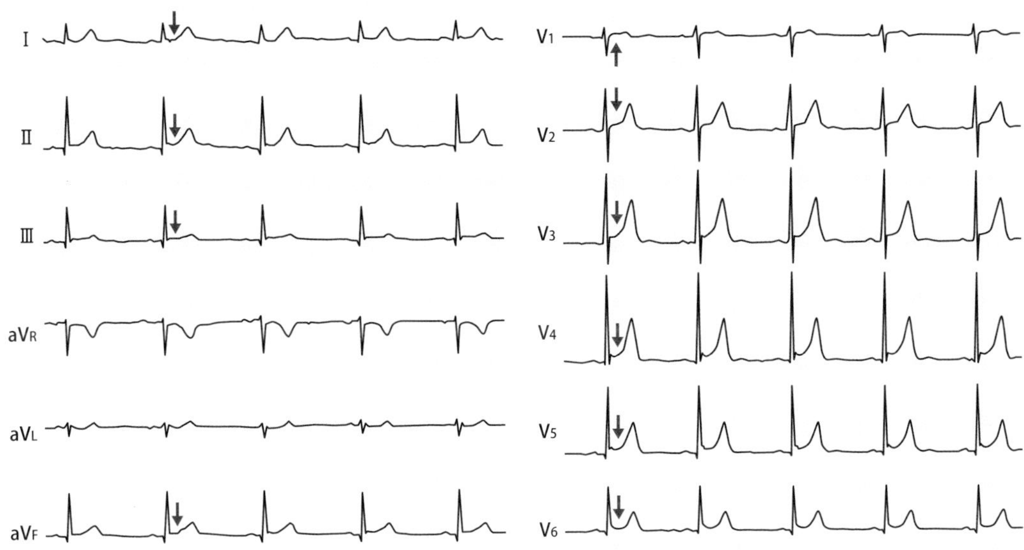

aV_Rを除く全誘導（本症例ではaV_Lも上昇していませんが）で、下に凸の形でSTが上昇しています。

5．たこつぼ型心筋症

急性期には、急性心筋梗塞を思わせる胸痛とST上昇が広範囲な誘導で見られます。特にV_4～V_6誘導でST上昇を明確に示します。対側誘導でのST低下は少ないです。また、経時的にT波が陰転し巨大陰性T波となることが特徴です。

心筋梗塞と異なることは、V_1誘導でSTが上昇しないことと、aV_R誘導でSTが低下することが多いことです。

6．ブルガダ症候群（図5、6）

V_1～V_3誘導において完全または不完全右脚ブロック型のQRS波形となります。また、type1のcoved型（上に凸型の椅子のような形）とtype2のsaddle back型（下に凸の馬の鞍のような形）のST上昇を認めます。

特発性心室細動を起こして突然死する可能性があるため、モニター装着が必要となります。

図5　coved型　　図6　saddle back型

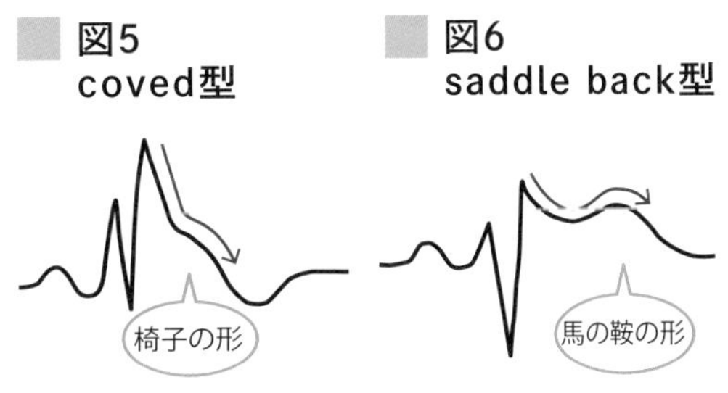

7．脳血管障害

発症早期にはさまざまな心電図変化を示し、一定の心電図を示すことがありません。ST上昇を認めることがあり、他のさまざまな不整脈を合併することも多いため、発症後は心電図変化に注意が必要となります。

脳血管障害➡Q89

Q 37 T波の頂点の部分でQRS波が出現している。どう考えて、どう対処する?

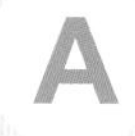

A

看護師
関口美穂

R on T型心室期外収縮という不整脈で、心室頻拍や心室細動といった致死性不整脈へ移行する可能性があります。すぐに医師へ報告しましょう。

R on T型心室期外収縮とは

洞調律のT波の頂上付近に**心室期外収縮(PVC)**が発生すると、その1拍で**心室頻拍(VT)**や**心室細動(Vf)**といった突然死の原因になります。これを、R on T型心室期外収縮といいます**(図)**。

この波形が見られたら、心室頻拍や心室細動発生時の対応準備が必要となります。

R on T型心室期外収縮には、生理的なものと、機械的なものがあります。

機械的なものは、一時的ペーシングが原因となります。ペーシング刺激を行うとき、自己脈があるのに感知せず、ペーシング刺激が入り続けてしまう(アンダーセンシング➡Q64)と、R on T型心室期外収縮となる可能性があります。この場合にはすぐに一時的ペーシングの設定を変更する必要があります。

図　R on T型心室期外収縮の心電図

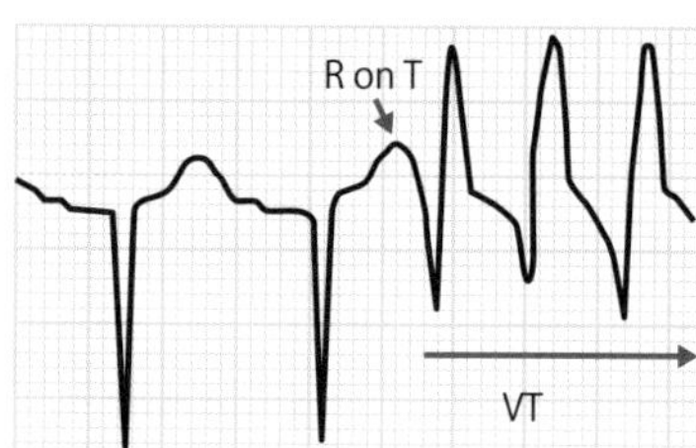

T波頂点付近に心室期外収縮のQRS波が出現し、引き続き心室頻拍となっています。

Part

3

不整脈に関するギモン

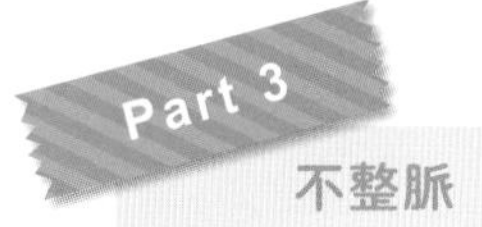

Q38 QRS波の形が全然違うのに洞調律なのが不思議。洞調律の定義は?

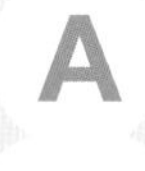

洞調律とは、洞結節から発生した刺激が刺激伝導系を介して正しく伝達されている状態です。QRS波の形に関係なく、洞調律であることを判断するポイントがあります。

看護師
持木純子

洞調律の12誘導心電図

12誘導心電図でＰ波がⅠ、Ⅱ、aV_F、V_5誘導で陽性、V_1誘導で上向き・下向きの２相性、各心拍で同じ形が規則正しく繰り返されるとき、洞調律と判断します(図１)。

QRS波形は、体型や虚血性心疾患、刺激伝導系の異常などによって、洞調律であってもそれぞれ異なってきます。

刺激伝導系の異常では、例えば**完全左脚ブロック(CLBBB)**、**心室期外収縮(PVC)**のような波形があります。

図1　洞調律の12誘導心電図

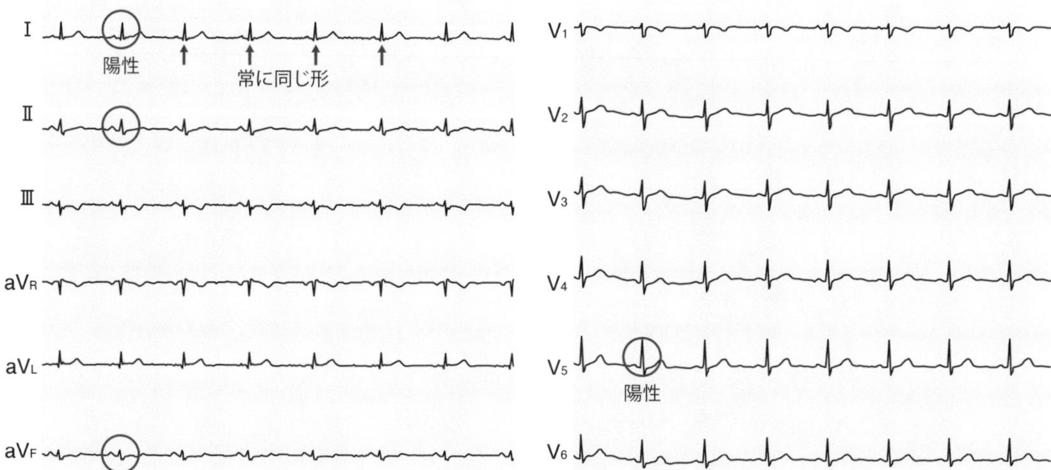

Ｐ波がⅠ、Ⅱ、aV_F、V_5 で陽性です。
各心拍で同じ形が規則正しく繰り返されています。

1．完全左脚ブロック（CLBBB）

左脚に刺激伝導障害が起きる左脚ブロックは、V_5、V_6でQRS波の幅が広くなります。

図2では、P波がⅠ、Ⅱ、aV_F、V_5誘導で陽性、V_1誘導で2相性を示しています。また、各心拍で同じ形であることから洞調律であると判断できます。

図2　完全左脚ブロックの12誘導心電図

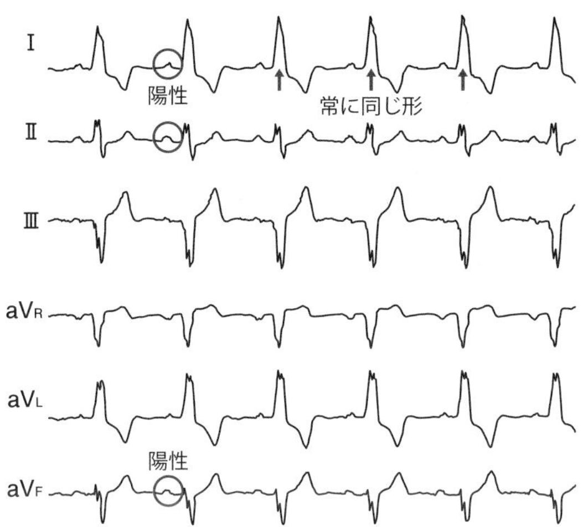

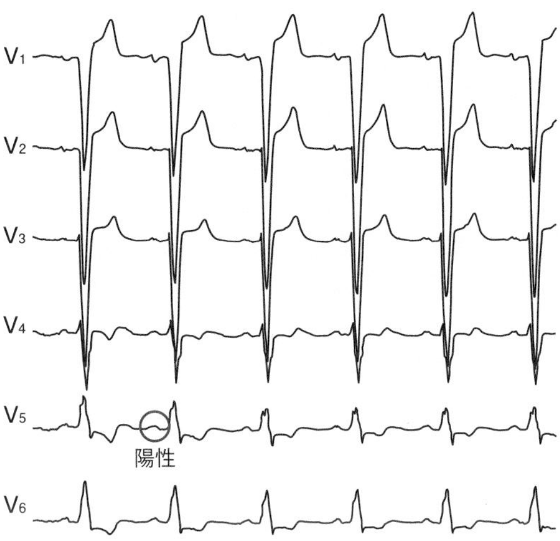

2．心室期外収縮（PVC）

心室から異常な興奮が発生して生じる心室期外収縮では、QRS波の前にP波がなく、幅広いQRS波が見られ、単発であったり、基本の波形と交互に出現する段脈であったりします。

図3では、心室期外収縮を除いた基本の波形でP波がⅠ、Ⅱ、aV_F、V_5誘導で陽性、V_1誘導で2相性、各心拍で同じ形であることから洞調律と判断できます。

図3　心室期外収縮の12誘導心電図

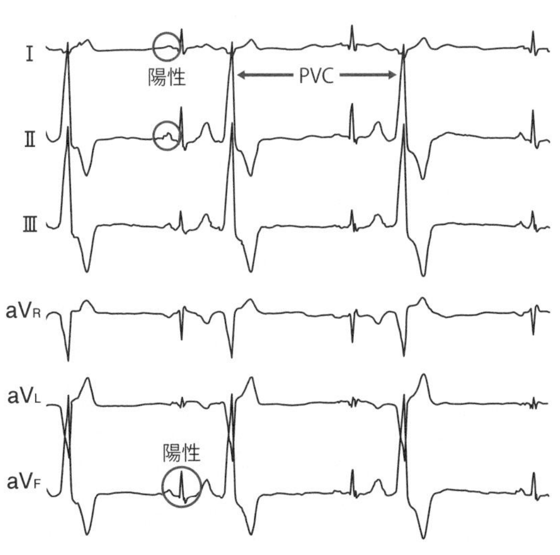

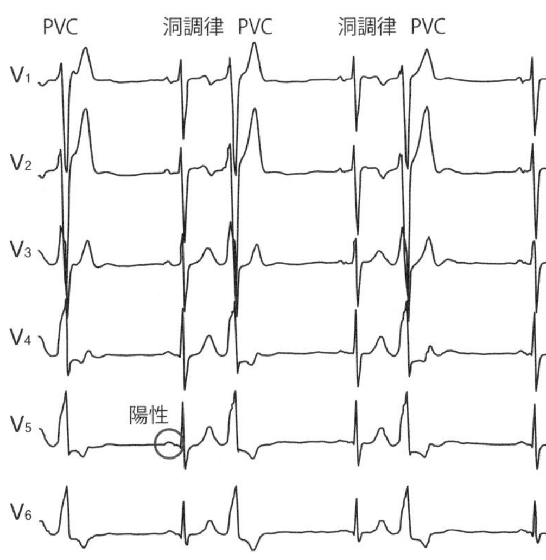

完全左脚ブロック（CLBBB）➡Q30　心室期外収縮（PVC）➡Q11、53

Q39 洞性頻脈になるのはどんなとき?

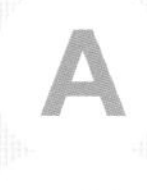

A

看護師
持木純子

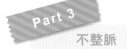

洞性頻脈では、緊張、興奮のほか、脱水、発熱、痛み、心疾患、薬剤など、多くの原因が考えられます。

洞性頻脈(sinus tachycardia)の原因

洞性頻脈とは、心拍数が正常より多い状態のことです。交感神経のはたらきにより洞結節の興奮が増大し、洞調律で心拍数が100回/分以上であるとき、洞性頻脈と診断されます。

緊張、興奮のほか、脱水、発熱、痛み、心疾患、薬剤など多くの原因が考えられるため、見きわめて対応することが大切です。

1．緊張、興奮

健常な人でも、普段と異なる環境に置かれたり、ストレスにさらされたりすると交感神経のはたらきが亢進し、心拍数が上昇します。

持続時間が短く、病的な原因や症状がなければ経過観察となります。

2．脱水、発熱、痛み

循環血液量や心拍出量の変化、炎症反応によって交感神経が刺激されると、心拍数の上昇が見られます。

3．心疾患

急性心筋梗塞や心不全などにより洞性頻脈を起こしている可能性もあります。この場合、すみやかな処置・治療が必要になる場合があるため、心電図のST変化、胸痛、息切れなどの自覚症状、血液検査の結果などをふまえて総合的に判断します。

4．薬剤

硫酸アトロピンなどの自律神経系に作用する薬剤は、洞性頻脈を起こす可能性があります。

5．基礎疾患

貧血、甲状腺機能亢進症などの基礎疾患によっても洞性頻脈は見られます。

データベースや既往歴から推察することができます。

洞性頻脈➡Q8　心筋梗塞➡Q80、81　心不全➡Q83　甲状腺機能亢進症➡Q87

Q40 心房細動はどのように起こる？どんな危険があるの？

A 医師 佐々木健人

心房細動は、心房内のいろいろな場所で電気の旋回が生じたものです。動悸や息切れなどの自覚症状のほか、脳梗塞などの血栓塞栓症、心不全を引き起こす可能性があります。

心房細動（Afib）とは

心房細動は、肺静脈や心房から異常な電気的興奮が起こり、心房内のいろいろな場所で電気の旋回が生じたものと考えられています**（図１）**。心房が１分間に約350～600回の速さで不規則に興奮し、けいれんを起こしたような状態となります。これにより、心電図はｆ波（細動波）と呼ばれる不規則な基線の揺れを形成します**（図２）**。

心室の興奮は房室結節を通過できた回数で決まりますが、一定していないため、RR間隔は不規則となります。

図1　心房細動が起こるメカニズム

洞調律

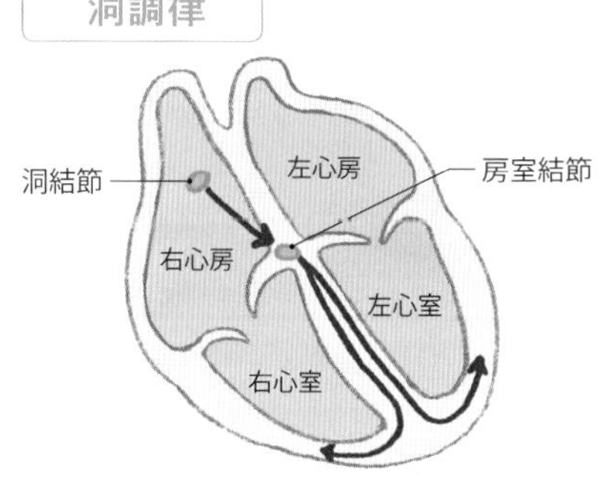

肺静脈由来の心房細動

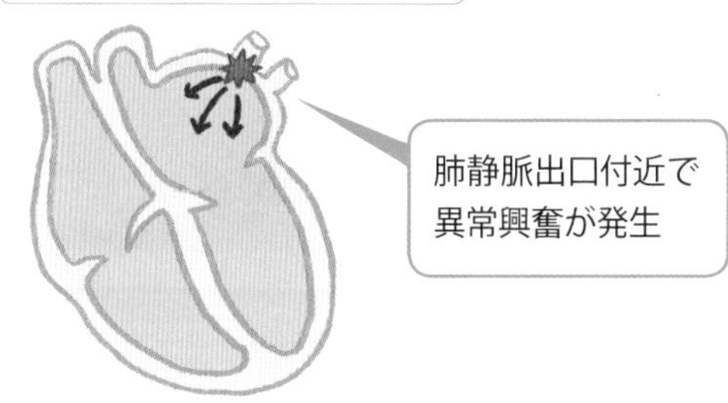

心房由来の心房細動

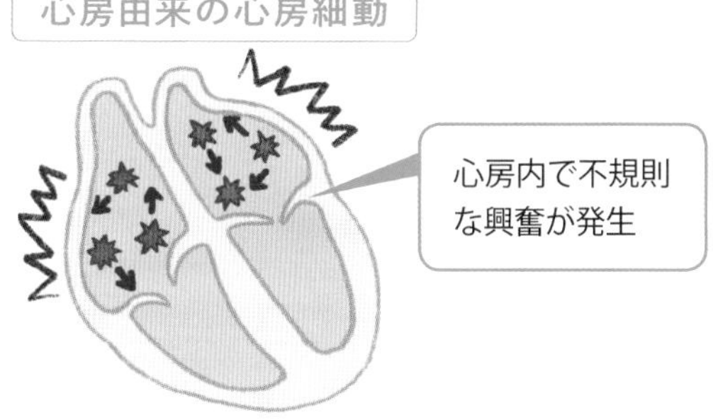

心房細動（Afib）➡Q16、25、41

図2　心房細動の12誘導心電図

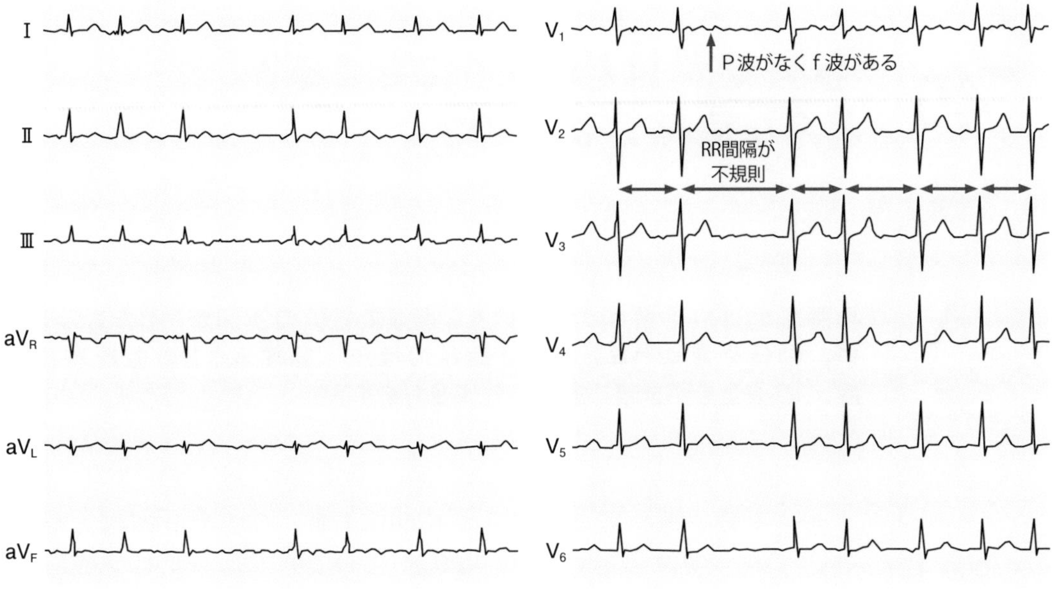

P波がなく、f波を認めます。RR間隔は不規則です。

1．原因

心房細動の発生および持続のメカニズムは、現在でも100%解明されたわけではありません。発生原因（trigger）と維持する基質（substrate）の２つの因子が関与しており、triggerの約90%は、左心房につながる肺静脈内の心筋から発生するといわれています[1)]。

年齢、高血圧、糖尿病、肥満、睡眠呼吸障害、高尿酸血症、喫煙、アルコール消費、心不全、甲状腺機能亢進症、心臓弁膜症などが心房細動の危険因子として報告されています[2)]。

2．注意点

動悸、息切れや胸の違和感などの自覚症状のほか、心房内での血流停滞により心臓内に血栓を生じやすくなり、脳梗塞などの血栓塞栓症を引き起こす可能性があります。

また、心臓が有効なポンプのはたらきができず、心不全を引き起こす可能性があります。さらに、適切な抗凝固療法を行っていても、認知機能低下や血管性認知症に関係するとの報告もあります[2)]。

〈引用・参考文献〉

1）Haïssaguerre M, Jaïs P, Shah DC, et al. Spontaneous initiation of atrial fibrillation by ectopic beats originating in the pulmonary veins. *N Engl J Med* 1998; 339: 659–666.

2）日本循環器学会，日本不整脈心電学会：2020改訂版 不整脈薬物治療ガイドライン. 2020. https://www.j-circ.or.jp/cms/wp-content/uploads/2020/01/JCS2020_Ono.pdf（2021.05.10アクセス）

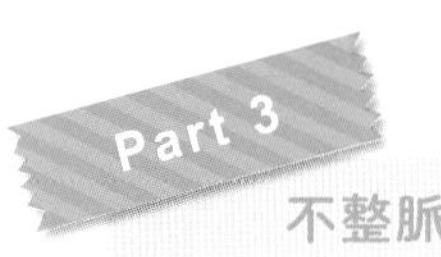

Q41 心房細動って自然に治ることもあるの？洞調律に戻ったときの注意点は？

A **心房細動は、自然に停止して洞調律に戻ることもあります。そのときに数秒間の心拍停止が見られ、失神発作を起こすことがあるため注意が必要です。**

看護師
山岸智美

心房細動（Afib）の観察ポイント

心房細動は、自然に停止して洞調律に戻ることがあります**（図）**。そのときに失神発作を起こすことがあるため、注意が必要です。

また、心房細動では、脳梗塞や血圧の変動が見られることもあります。

1. 失神発作

電気刺激を発生する役目の洞結節の機能が低下している場合、発作性心房細動（PAfib）が止まる際に、数秒間の心拍停止が見られるときがあります。そのときに失神発作を起こすことがあります。

2. 脳梗塞

心房細動は心房が細かく震えて、有効な収縮ができなくなっている状態です。心房内に血液のよどみができ、特に左心耳内に血栓ができやすくなります。

血栓は、頻脈よりも徐脈のときにできやすいといわれています。洞調律に戻った際、血栓が血流にのって心臓から飛び出し、脳へ向かう血管を詰まらせると脳梗塞を発症します。

洞調律に戻るときと、その後も意識レベルの変化に注意していきましょう。

3. 血圧の変動

心房細動時には心房の収縮ができなくなることから、拡張期の心室が十分に血液で満たされず、心拍出量が20％ほど低下します。そのため脈圧が低くなり、脈拍が触れにくく感じます。血圧も低下していることが多く、洞調律に戻ると血圧の上昇が見られることがあります。

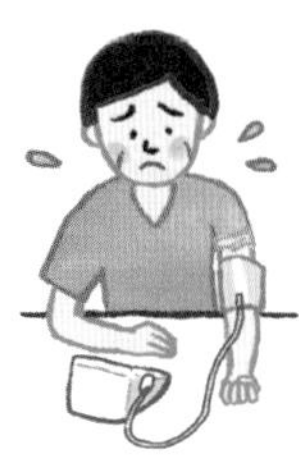

心房細動では、自動血圧計だとうまく測れないことがあります。

図　心房細動の自然停止

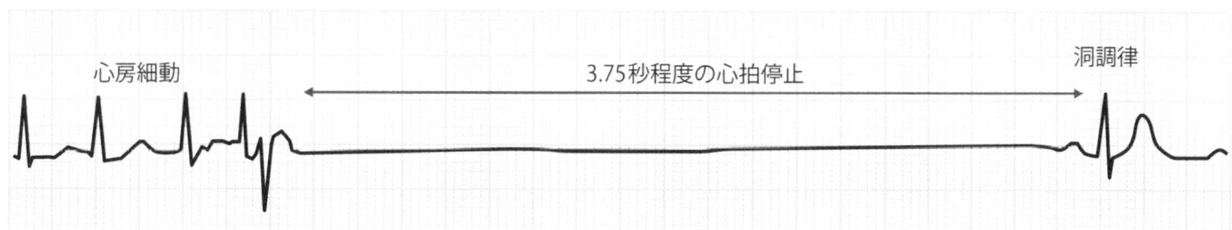

心房細動（Afib）➡Q16、25、40

Q42 心房粗動ってどうして起こるの？ commonとかuncommonって何？

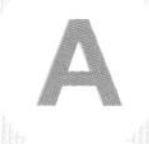

A 医師 佐々木健人

心房粗動は、心房内に大きな電気回路があり、電気信号が旋回している状態です。common AFLは、三尖弁の周囲を反時計方向に電気信号が旋回するもので、心房粗動の中では最も頻度が高いタイプです。

心房粗動（AFL）とは

心房粗動は、心房内に比較的大きな電気回路をもち、電気信号が回路内をぐるぐる回っているような状態です（**図1**）。心房は240〜440回/分の拍数で規則正しく興奮します。心電図ではP波は存在せず、粗動波（鋸歯状波、F波）が出現します。

心室の興奮は房室結節を通過できた回数で決まりますが、一定の割合で心室へ伝導されることが多く、伝導比が一定の場合はRR間隔は規則的になります。

図1　心房粗動のイメージ

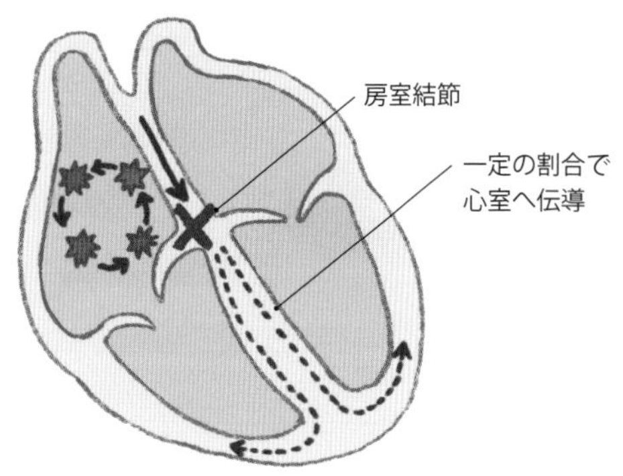

心房内に大きな電気回路があり、電気信号が旋回しています。

1．心房粗動の発生機序

心房粗動の発生・維持に関しては、複数の解剖学的、電気生理学的な要素が必要です。

common AFL（通常型心房粗動）については、三尖弁輪、上下大静脈、冠静脈洞、Eustachian稜などの構造物が電気的なバリアの役割を果たすこと、三尖弁、冠静脈洞、下大静脈に囲まれた下大静脈－三尖弁輪間解剖学的峡部の伝導速度が他の部位に比べ遅いことなどが関係しているといわれています[1)]。

2．common AFLとuncommon AFL

common AFLは、右心房と右心室の境目にある三尖弁の周囲を反時計方向に電気信号が旋回するもので（**図2**）、AFLの中では最も頻度が高いタイプです。12誘導心電図ではⅡ、Ⅲ、aV_F誘導で陰性の鋸歯状波（F波）を、V_1誘導で陽性粗動波を、V_6で陰性粗動波を示します（**図3**）。

uncommon AFLは、以前は三尖弁の周囲を時計方向に電気信号が旋回するものと分類されていましたが、近年のカテーテルアブレーションの進歩から、興奮が三尖弁輪周囲を旋回するもの以外をuncommon AFLと分類する場合も多くなってきました。

図2　common AFLの電気回路

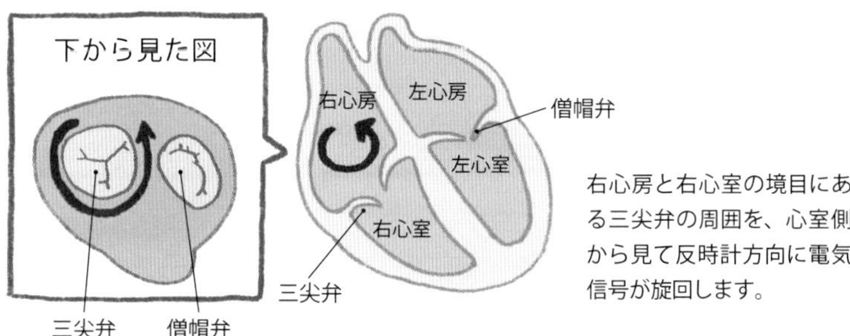

右心房と右心室の境目にある三尖弁の周囲を、心室側から見て反時計方向に電気信号が旋回します。

図3　common AFLの12誘導心電図

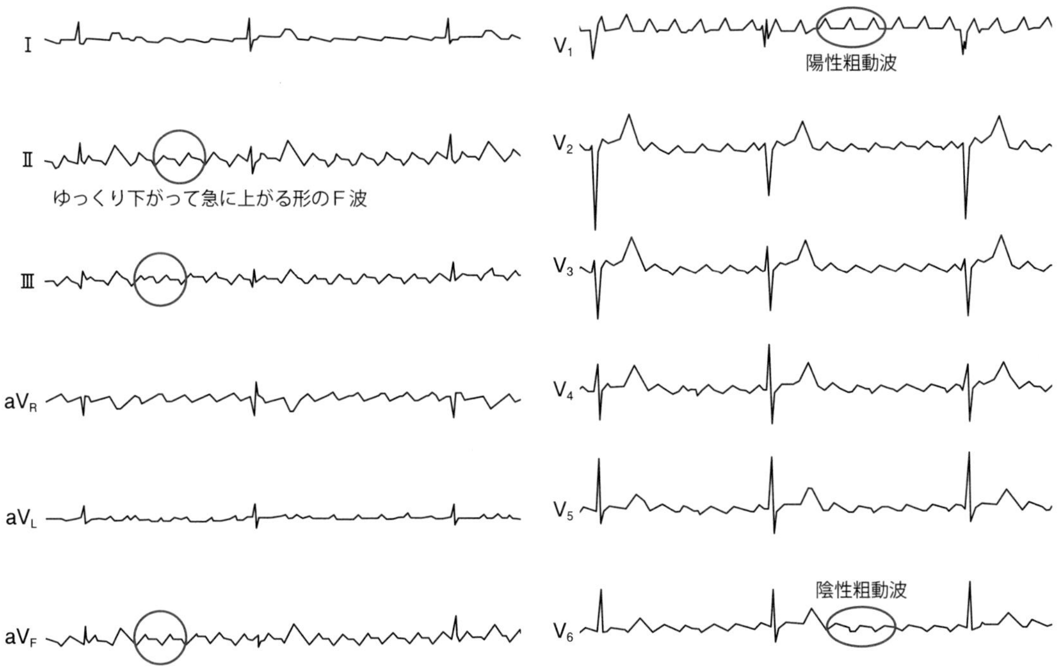

II、III、aV_F 誘導でノコギリの歯のようなＦ波を、V_1誘導で陽性粗動波を、V_6で陰性粗動波を示します。

〈引用・参考文献〉

1）Tai CT, Chen SA, Chiang CE, et al. Characterization of low right atrial isthmus as the slow conduction zone and pharmacological target in typical atrial flutter. *Circulation* 1997; 96: 2601-2611.

2）Olgin JE, Kalman JM, Fitzpatrick AP, et al. Role of right atrial endocardial structures as barriers to conduction during human type I atrial flutter. Activation and entrainment mapping guided by intracardiac echocardiography. *Circulation* 1995; 92: 1839-1848.

3）Wells JL Jr., MacLean WA, James TN, et al. Characterization of atrial flutter. Studies in man after open heart surgery using fixed atrial electrodes. *Circulation* 1979; 60: 665-673.

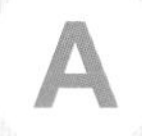

Q43 心房粗動って150回/分、100回/分、75回/分の心拍数が多いと聞いたのに、モニター画面で85回/分と表示されるのはなぜ？

A 心房粗動では、粗動波（鋸歯状波、F波）の心室への伝導比が2：1、3：1、4：1と変化すると、RR間隔も不規則となり、心拍数も変化します。

看護師
山岸智美

心房粗動（AFL）の伝導比

心房粗動では、心房の異常な興奮は規則正しく、心室にも一定の比率で伝わります(図1)。

F波が2つに対してQRS波が1つ伝わることを「2：1」、F波4つに対してQRS波が1つ伝わることを「4：1」の伝導比といいます。伝導比が変化するとRR間隔も不規則となり、心拍数も変化します(図2)。

図1　心房粗動の発生機序

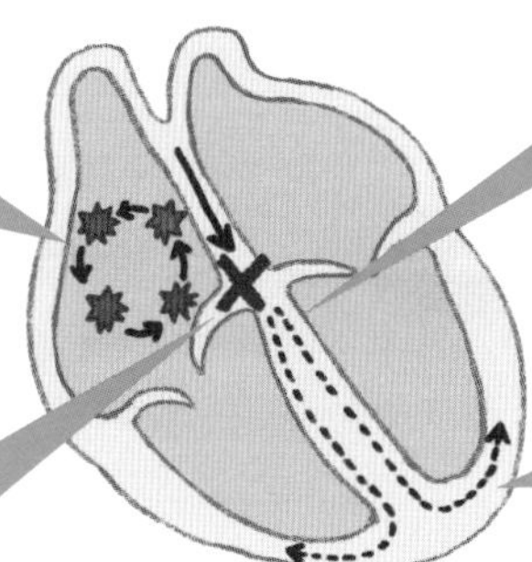
① 300回/分の規則的な心房の興奮
→ノコギリの歯のようなF波
②高い頻度の興奮が来ても房室結節がブロックする
③決まった頻度で興奮が伝わる
→2：1、3：1、4：1
④心室は規則正しく収縮する
2：1伝導→約150回/分
3：1伝導→約100回/分
4：1伝導→約75回/分　など

図2　心房粗動の心電図

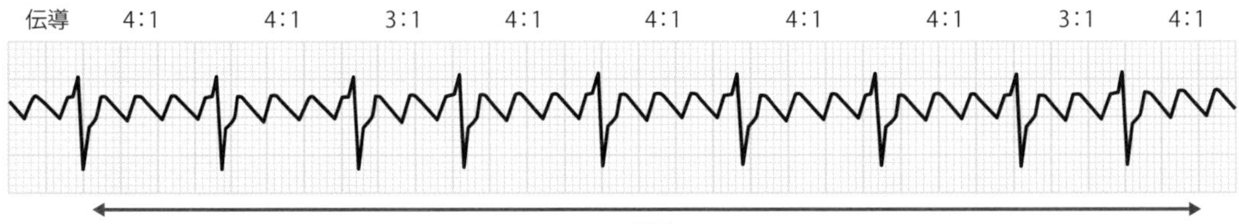
伝導　4:1　4:1　3:1　4:1　4:1　4:1　4:1　3:1　4:1
6秒間

伝導性が変化する心房粗動です。
3：1伝導と4：1伝導を繰り返すため、心拍数は100回/分でも75回/分でもなく、85回/分となっています。

心房粗動（AFL）➡Q25、42

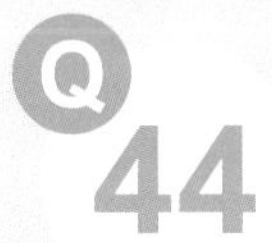

44 心房頻拍の心電図の特徴って？洞調律との違いは？

A 医師 三樹祐子

心房頻拍は、洞調律のP波とは異なる波形のP波を呈する頻拍です。心房頻拍のP波も洞調律と同じようにQRS波の前に出現します。

心房頻拍（AT）とは

心房頻拍は、洞結節以外の心房の電気的興奮により、100～200回/分前後の心房収縮が発生している状態です。

「洞結節以外の心房の電気的興奮」により心房が収縮しているため、P波（心房波）の形が洞調律時と異なります（**図**）。P波の形態によりその発生部位の推測ができます[1)]。

房室結節の減衰伝導特性

心房と心室の電気的興奮を橋渡しする房室結節は、心房からの電気的興奮が速くなるほど（心房の心拍数が上昇すればするほど）、房室結節の通過速度を遅くする性質をもっています。この特性を房室結節の減衰伝導特性といいます。限界を超えると、房室結節はとうとう心房の電気興奮を通さなくなります。これをブロックといいます。

心房頻拍時の心房興奮は、100～200回/分前後と速いため、房室結節の減衰伝導特性によりPQ時間は洞調律と比較して長くなったり、心房興奮の房室結節ブロックにより心室波が脱落したりします。

Part 3 不整脈

図　心房頻拍の12誘導心電図

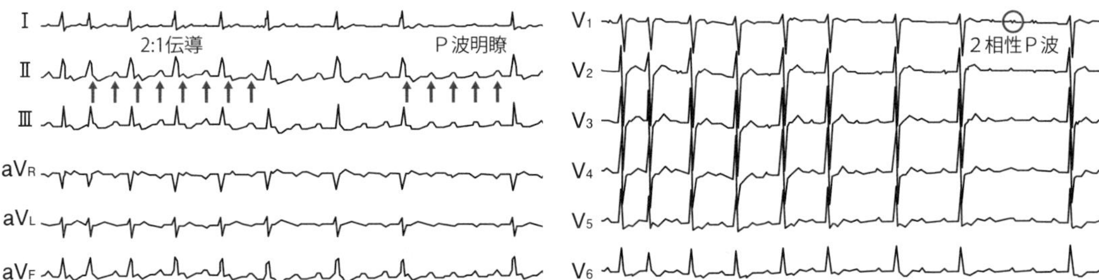

P波はII、III、aV_Fで陽性、aV_Rで陰性であり洞調律に類似していますが、V_1では2相性P波を認め洞性P波とは波形が異なり、心房頻拍であることがわかります。

〈引用文献〉

1）Kistler PM, Roberts-Thomson KC, Haqqani HM, et al. P-wave morphology in focal atrial tachycardia: development of an algorithm to predict the anatomic site of origin. *J Am Coll Cardiol* 2006; 48: 1010-1017.

心房頻拍（AT）➡Q21

Q45 AVRTとAVNRTって何？ どうやって見分けるの？

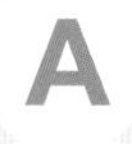

A 医師 三樹祐子

AVRTは房室リエントリー性頻拍、AVNRTは房室結節リエントリー性頻拍です。電気生理学検査により見分けることができます。

発作性上室頻拍（PSVT）とは

発作性上室頻拍は、その名のとおり、突然に（発作性）心室の上部（上室：心房、房室結節）が原因で始まり停止する頻拍発作の総称です。

房室リエントリー性頻拍（AVRT）と**房室結節リエントリー性頻拍（AVNRT）**はその代表であり、両者でPSVTの大部分を占めます。

1．房室リエントリー性頻拍（AVRT）（図１）

通常、心房と心室間の電気的興奮の橋渡しは房室結節のみですが、房室結節以外の部位に電気の伝導路が存在する場合があります。これを副伝導路といいます。副伝導路に心房から心室への伝導があると（順行伝導）、心電図にデルタ波が出現し、これを**WPW症候群**といいます。

副伝導路が心室から心房への電気伝導（逆行伝導）の場合は、心電図にデルタ波は形成されず、安静時心電図では副伝導路をもつかどうかわかりません。

AVRTでは、頻拍の回路形成に副伝導路が関与しています。房室結節を順行性に、副伝導路を逆行性にリエントリーする回路を、**正方向性房室リエントリー性頻拍（orthodromic AVRT）**といいます。QRS波形は洞調律のときと同じです。

まれに副伝導路を順行性に、房室結節を逆行性にまわる**逆方向性房室リエントリー性頻拍（antidromic AVRT）**が見られます。この場合、QRS波はデルタ波を有したwide QRSとなります。

図1　AVRTの心電図

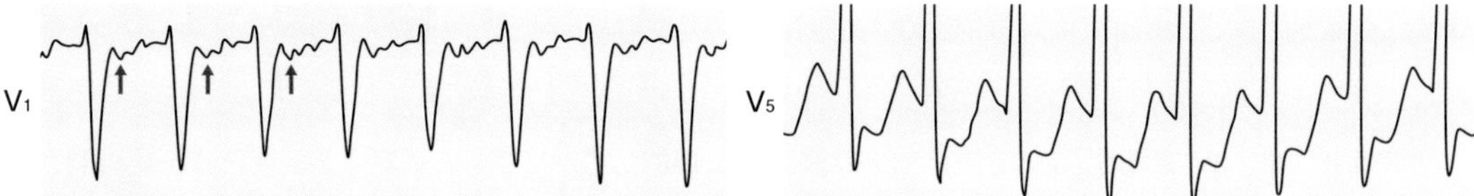

QRS幅は狭く、RR間隔は一定です。逆行性P波（↑）を認めます。

房室リエントリー性頻拍（AVRT）➡Q8　房室結節リエントリー性頻拍（AVNRT）➡Q8　WPW症候群➡Q29、49

2．房室結節リエントリー性頻拍（AVNRT）（図2）

AVNRTの頻拍リエントリー回路形成には、房室結節二重伝導路が関与します。遅伝導路を順行性に、速伝導路を逆行性に旋回する通常型（slow-fast型）が一般的です。その他にも、fast-slow型、slow-slow型があります。

図2　AVNRTの心電図

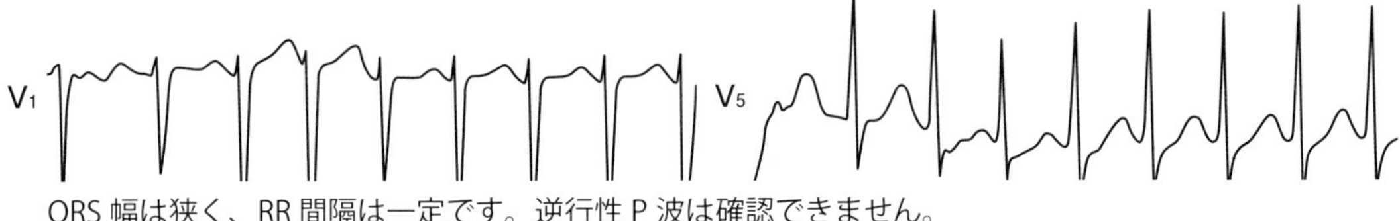

QRS幅は狭く、RR間隔は一定です。逆行性P波は確認できません。

3．AVRTとAVNRTの見分けかた（図3）

電気生理学検査を行うと容易に鑑別ができます。心電図では逆行性P波で推測が可能です。

AVRTの逆行性P波はQRS波の直後のST-T部分に出現することが多いです。

通常型（slow-fast型）のAVNRTの逆行性P波は心室波に埋没して見えない、もしくはQRS波の終末部に見えることがあります。

図3　AVRT、AVNRTの逆行性P波

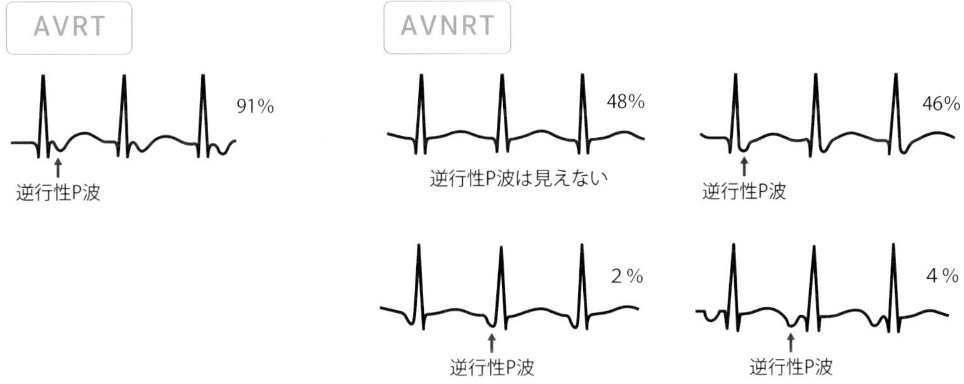

マークE.ジョセフソン著，杉本恒明，相沢義房，井上博監訳：ジョセフソン臨床心臓電気生理ー手技と解釈．西村書店，東京，1998：241.を参考に作成.

Part 3 不整脈

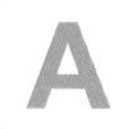

発作性上室頻拍(PSVT)と心室頻拍(VT)の見分けかたは?

A

QRS幅で見分けます。幅の狭いQRS頻拍を見たら発作性上室頻拍(図1)、幅の広いQRS頻拍を見たら心室頻拍(図2)と考えましょう。

医師
三樹祐子

頻拍発作を見たら、次のように考えるとわかりやすいです。

❶QRS幅の狭い頻拍(narrow QRS tachycardia＝洞調律と同じQRS波形)か、QRS幅の広い頻拍(wide QRS tachycardia)か
❷RR間隔は一定か

血行動態が安定しているか、不安定か必ず確認してください。

QRS幅の狭い頻拍(narrow QRS tachycardia)

QRS幅が狭くRR間隔が整の場合は、**房室リエントリー性頻拍(AVRT)**、**房室結節リエントリー性頻拍(AVNRT)**、**心房頻拍(AT)**、**心房粗動(AFL)**、**洞性頻脈**などがあります。房室リエントリー性頻拍と房室結節リエントリー性頻拍はnarrow QRS tachycardiaの中でも頻度が高い発作です。

narrow QRS tachycardiaでRR間隔が不規則なのは、**心房細動(Afib)**です。

QRS幅の広い頻拍(wide QRS tachycardia)

心室頻拍以外に、**逆方向性房室リエントリー性頻拍(antidromic AVRT)**(図3)や、**変行伝導(aberration)を伴う上室頻拍**が鑑別に挙げられます。これらを12誘導心電図で正確に診断することは難しいことがあるため、血行動態が不安定な場合は、心室頻拍として対応するとよいでしょう。

血行動態が安定している場合は、ATPの急速静注が鑑別に有用です。心室頻拍はATPの影響を受けずに頻拍が持続します。その他、**房室解離**➡Q47の所見が認められた場合は心室頻拍です。

 発作性上室頻拍(PSVT)➡Q21 心室頻拍(VT)➡Q32、47、48

図1　発作性上室頻拍の心電図

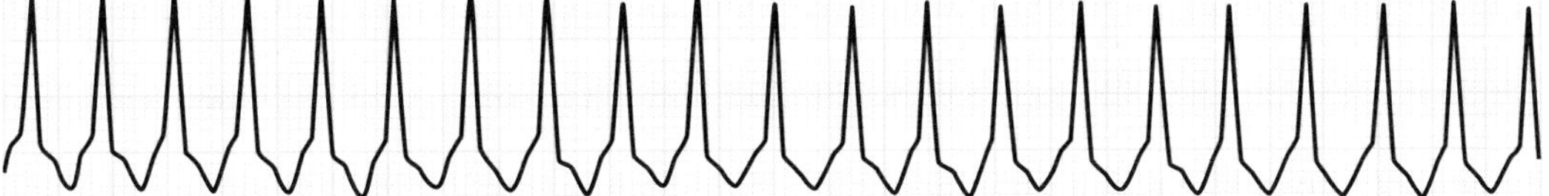

通常の発作性上室頻拍では、QRS 幅は狭くなります。

図2　心室頻拍の心電図

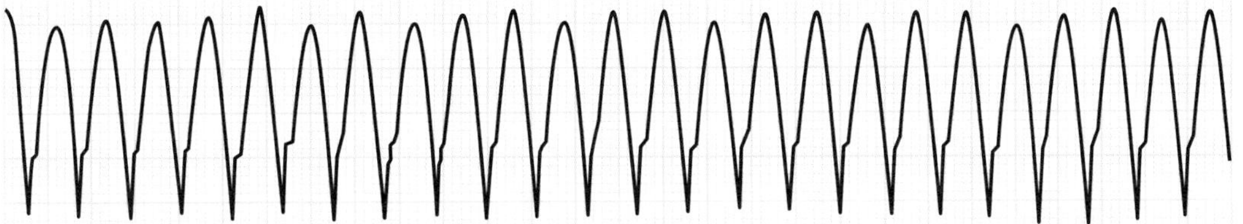

心室頻拍では QRS 幅は広くなります。

図3　WPW症候群（洞調律）の心電図

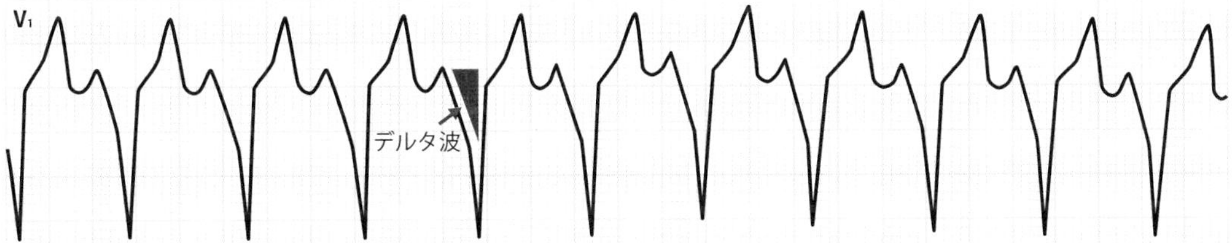

WPW 症候群では、洞調律でも QRS 幅は広くなります。

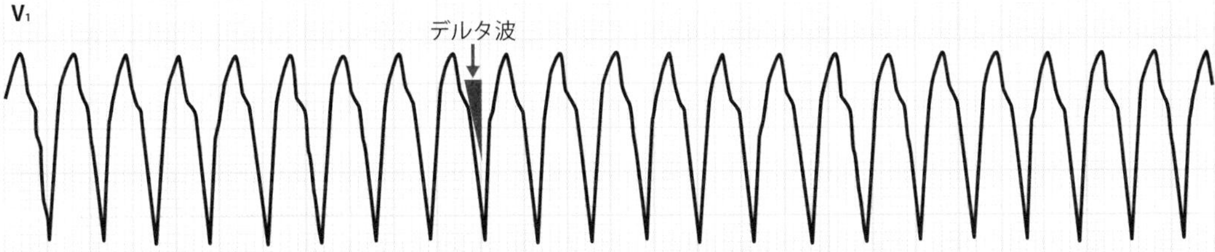

同じ患者さんの発作性上室頻拍（逆方向性房室リエントリー性頻拍）の心電図。

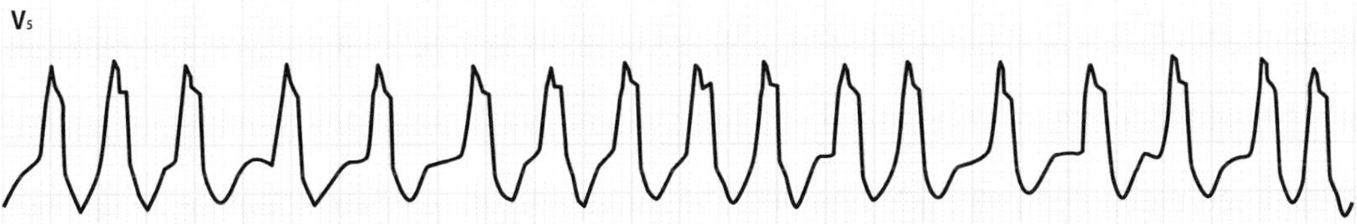

同じ患者さんの発作性心房細動（PAfib、偽性心室頻拍：pseudo-VT）の心電図。WPW 症候群で副伝導路を心房から心室へ伝導される場合には、発作性上室頻拍でも QRS 幅は広いままになります。

Q47 心室頻拍の心電図の特徴って? 右脚ブロックと左脚ブロックの見分けかたは?

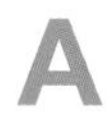

A 医師 武 寛

心室頻拍は、QRS波が幅広くなり、心拍数も上昇します。左脚ブロックと右脚ブロックは、12誘導心電図のV₁誘導の波形で見分けます。

心室頻拍(VT)の特徴

心室頻拍の心電図は、洞調律時と比較すると、QRS波が幅広くなり(wide QRS)、心拍数も上昇しています(**図1**)。

心室頻拍は緊急事態であり、モニター心電図で発見されることが多いです。まれに、血行動態が破綻しないこともあり、その際は12誘導心電図をとることが可能です。

また、心室頻拍の心拍数が少ない場合、心房と心室の興奮が別々に生じる房室解離という所見が見られることもあります(**図2**)。

図1　心室頻拍の心電図

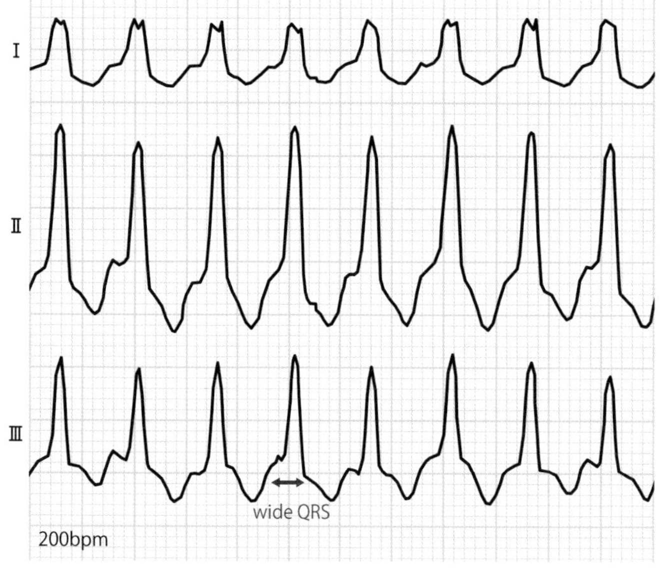

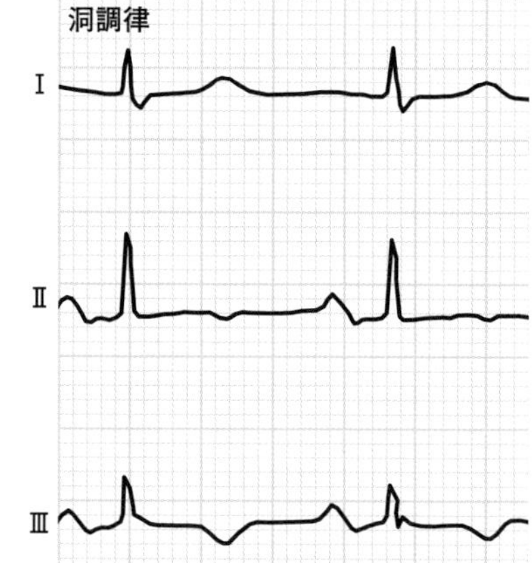

QRS波が幅広くなり、心拍数も上昇しています。

図2　房室解離の心電図

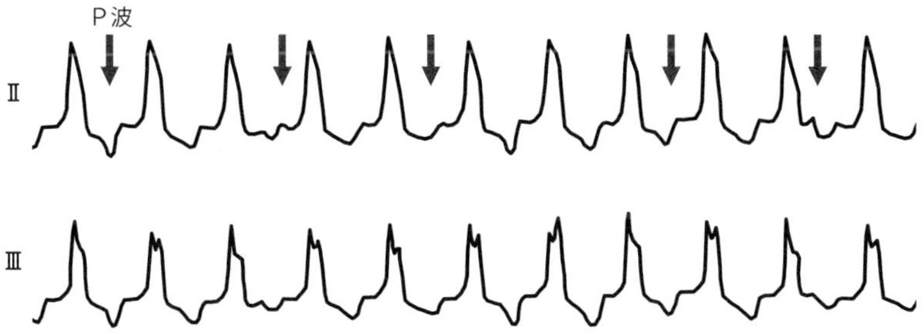

心室頻拍により幅が広いQRS波の間に、P波を認めます。T波に重なるので判読が難しいですが、P波は通常Ⅱ誘導では陽性となるので、前後のT波の波形と比較して探していきます。

右脚ブロック(RBBB)と左脚ブロック(LBBB)の見分けかた

12誘導心電図のV_1誘導の波形で見分けます。左心室起源の心室頻拍であれば、左心室が先に興奮し、刺激伝導系を左脚→右脚の順に伝導するため、V_1誘導は陽性波(図のR')を示す右脚ブロック波形となります(**図3**)。

一方、右室起源の心室頻拍であれば、右脚→左脚の順に興奮し、左脚の興奮が遅れるため、V_6誘導でQ波を認めず、R波は幅広く、ノッチを認めます(**図4**)。

図3　右脚ブロックの心電図

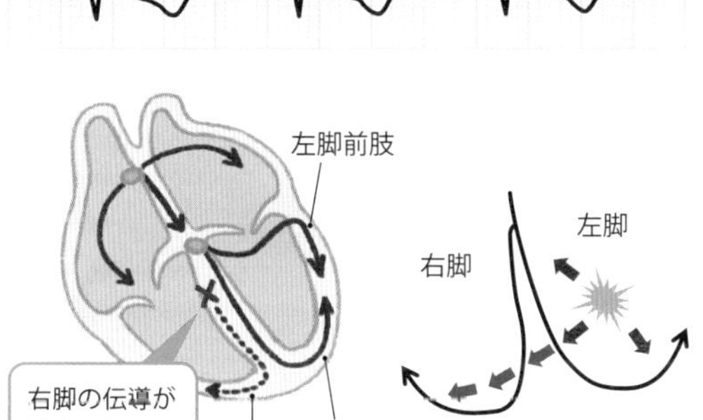

図4　左脚ブロックの心電図

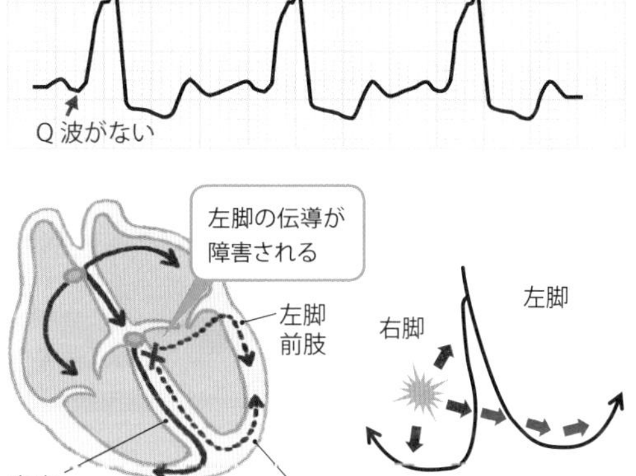

〈参考文献〉

1）日本循環器学会，日本不整脈心電学会：2020年改訂版 不整脈薬物治療ガイドライン．2020. https://www.j-circ.or.jp/cms/wp-content/uploads/2020/01/JCS2020_Ono.pdf(2021.05.10アクセス)

2）日本循環器学会，日本不整脈心電学会：2018年改訂版 不整脈非薬物治療ガイドライン．2019. https://www.j-circ.or.jp/cms/wp-content/uploads/2020/01/JCS2020_Ono.pdf(2021.05.10アクセス)

右脚ブロック(RBBB)➡Q32、58　左脚ブロック(LBBB)➡Q32、57

Q48 心室頻拍はどういうときに起こるの？対処方法は？

A 医師 武 寛

心室頻拍は、器質的心疾患による心機能低下や、電解質異常に伴うQT延長に伴って起こる場合が多いです。血行動態が不安定な場合は電気的除細動を行います。

心室頻拍（VT）の原因

心室頻拍を起こす器質的心疾患は、心筋梗塞後、拡張型心筋症、肥大型心筋症、不整脈原（源）性右室心筋症（ARVC：arrhythmogenic right ventricular cardiomyopathy）、心臓サルコイドーシス、先天性心疾患、心臓手術後などがあります。

心筋が障害されると、不整脈を生じる回路が形成され、**心室期外収縮（PVC）**からリエントリーが生じ、心室頻拍が起きます（**図**）。

器質的心疾患を伴わない**特発性心室頻拍**は、右心室や左心室の流出路に起源があり、激発活動（繰り返し興奮が起こること）や異常自動能で起きるものと、左心室内の刺激伝導系内でのリエントリーによって生じるものがあります。**心機能が保たれているので、動悸症状のみで、血行動態が破綻しないこともあります。**

■ 図　心室頻拍の心電図

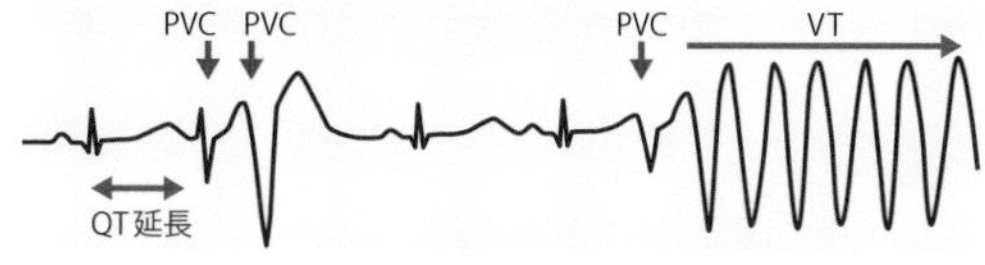

QTが延長し、3つ目の心室期外収縮がR on Tとなって心室頻拍が誘発されています。

心室頻拍の対処方法

血行動態が不安定な場合は、緊急で電気的除細動を行います。停止後は再発予防にアミオダロンなどのⅢ群抗不整脈薬を使用します。

血行動態が安定している場合は、薬理学的除細動を行うこともありますが、停止しない場合や、薬物投与後に血行動態が破綻する場合もあり、**電気的除細動がいつでもできる準備が必要となります。**

〈参考文献〉
1）日本循環器学会，日本不整脈心電学会：2020年改訂版 不整脈薬物治療ガイドライン．2020. https://www.j-circ.or.jp/cms/wp-content/uploads/2020/01/JCS2020_Ono.pdf（2021.05.10アクセス）
2）日本循環器学会，日本不整脈心電学会：2018年改訂版 不整脈非薬物治療ガイドライン．2019. https://www.j-circ.or.jp/cms/wp-content/uploads/2020/01/JCS2020_Ono.pdf（2021.05.10アクセス）

心室頻拍（VT）➡Q32

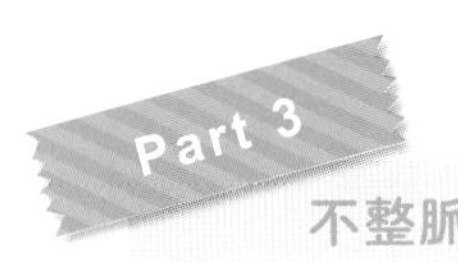

Q49 偽性心室頻拍って何？対処方法は？

A 医師 武 寛

偽性心室頻拍とは、顕性WPW症候群があり心房細動が起きて頻脈になった場合、心室頻拍を起こしているように見える状態のことです。

偽性心室頻拍（pseudo-VT）とは

顕性WPW症候群があり、**心房細動（Afib）**が起きて頻脈になった場合、幅の広い（wide）QRSの頻拍となり、一見心室頻拍を起こしているように見えます。これを偽性心室頻拍（pseudo-VT）といいます**（図1）**。

心房細動のため、RR間隔が不規則となり、デルタ（Δ）波を介して心室が興奮するため、wide QRSとなります。

以前の心電図がない場合は、偽性心室頻拍停止後に、はじめてデルタ波を指摘され、診断がつくこともあります。

偽性心室頻拍の対処方法

血行動態が安定している場合は、副伝導路の不応期を延長させて心房細動を停止させるため、Ia、Ic群の抗不整脈薬の静脈注射を行います。

血行動態が不安定な場合や心室頻拍と鑑別がつかない場合は、電気的除細動を行います。再発予防としてはアブレーションが第1選択です。

図1　偽性心室頻拍の心電図

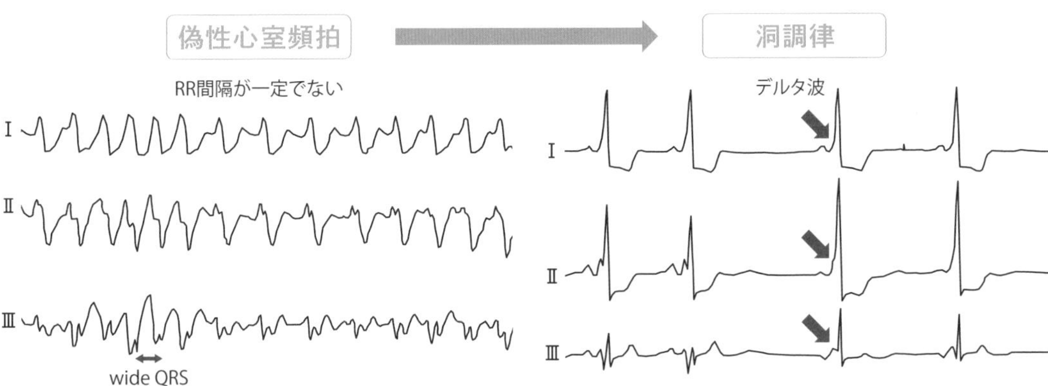

幅の広いQRS波（wide QRS）が出現した頻脈であり、一見心室頻拍のように見えます。

偽性心室頻拍（pseudo-VT）➡Q29

1．顕性WPW症候群

先天的に生じているWPW症候群で、デルタ波を認めます。

通常、洞結節から生じた刺激は房室結節を経由して、ゆっくり心室に到達するため、P波とQRS波の間に等電位線を認めます。

しかし、WPW症候群では、副伝導路を経由して房室結節経由より先に心室が興奮するため、デルタ波を生じます(**図2**)。

2．潜在性WPW症候群

副伝導路が**順行性**(心房から心室への伝導)をもつ場合は、デルタ波を認めますが、**逆行性**(心室から心房への伝導)しかない場合は、デルタ波を認めず、潜在性WPW症候群といわれます。**この場合、偽性心室頻拍は起こしません**。

左側に副伝導路がある場合は、房室結節経由の伝導が優位でデルタ波がはっきりしない場合があります。しかしながら、心拍数が上昇すると、房室結節経由の伝導が遅れ、デルタ波が顕在化する場合もあります。

また、ときどきデルタ波を認めるものを、**間欠性WPW症候群**といいます。

図2　WPW症候群で生じるデルタ波

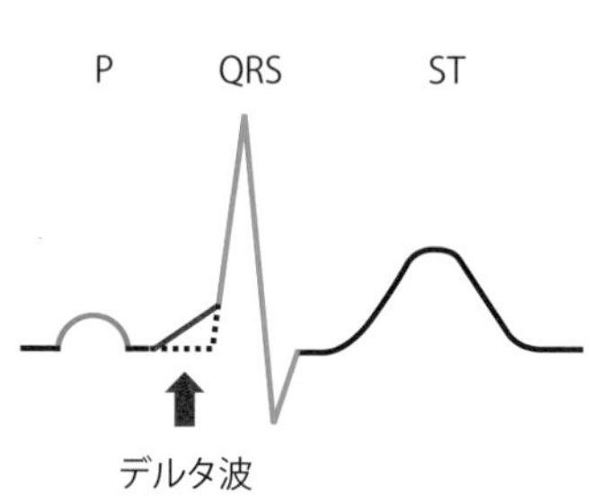

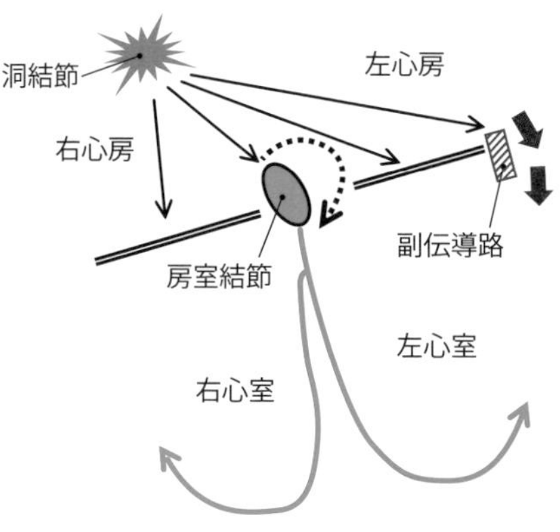

副伝導路を経由した刺激が房室結節を経由した刺激より先に心室に到達するため、デルタ波を生じます。

〈参考文献〉

1）日本循環器学会，日本不整脈心電学会：2020年改訂版 不整脈薬物治療ガイドライン．2020.
https://www.j-circ.or.jp/cms/wp-content/uploads/2020/01/JCS2020_Ono.pdf（2021.05.10アクセス）

2）日本循環器学会，日本不整脈心電学会：2018 年改訂版 不整脈非薬物治療ガイドライン．2019.
https://www.j-circ.or.jp/cms/wp-content/uploads/2020/01/JCS2020_Ono.pdf（2021.05.10アクセス）

Q50 心室粗動、心室細動の心電図の特徴は?どんな危険があるの?

A　心室粗動、心室細動は心停止の状態であるため、心電図波形はP波、QRS波、T波の区別ができません。致死的な心室性頻脈です。

看護師
白井純子

心室粗動(VFL)、心室細動(Vf)とは

心室粗動(**図1**)、心室細動(**図2**)の心電図波形は、P波、QRS波、T波の区別ができません。つまり、心臓からの血液拍出量はゼロで、心停止の状態です。数秒で意識を失い、循環停止・呼吸停止により低酸素脳症の状態に陥る危険性があります。ただちに対応しなければ、数分間で死亡してしまう致死的な心室性頻脈です。

心臓突然死の多くは心室細動といわれており、AED(automated external defibrillator、自動体外式除細動器)や除細動器による電気的除細動が最も有効な救命の方法です。

図1　心室粗動の心電図

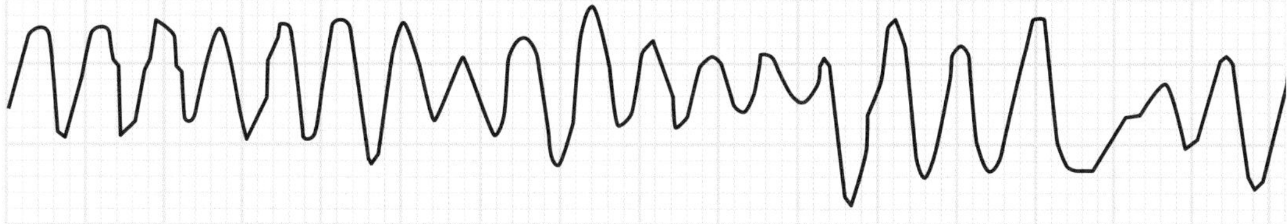

特徴

- 150〜300回/分の規則正しい大きな振幅のサインカーブを呈する
- 心室頻拍との判別が困難
- 臨床ではほとんど見られない

図2　心室細動の心電図

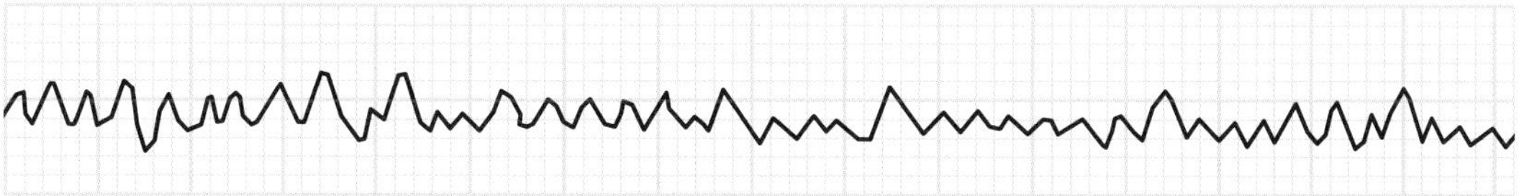

特徴

- 心室が無秩序に収縮している(細かく震えている)状態で、300回/分以上の不規則な基線の揺れが連続している
- 主な原因疾患:急性心筋梗塞や心筋症、ブルガダ症候群、QT延長症候群など
- 心室頻拍などの心室性不整脈、R on T型心室期外収縮から心室細動に移行する場合がある

心室細動(Vf)➡Q60、73　R on T➡Q37

ただちに心肺蘇生法（CPR）が必要

心停止では、ただちにCPR(cardio pulmonary resuscitation)が実施されなければ、１分経過するとともに、生還の可能性が７～10%低下するといわれています**（図３）**。

心肺停止後、脳自体には酸素を蓄える能力がなく、呼吸が止まってから４～６分で低酸素脳症の状態に陥ってしまいます。そのため、心停止後３分以内には除細動を実施する必要があります。

除細動が成功する確率は、時間経過とともに低下し、適切に治療されない場合には心静止（asystole）になります。

バイスタンダー（その場に居合わせた人）がCPRをした場合には、除細動の成功率低下は緩やかになり、１分ごとに３～４％です[1)]。BLSの手順に基づいた、AEDによる除細動がきわめて重要となります。

平成30年（2018年）中に一般市民が目撃した心原性心肺機能停止傷病者のうち、一般市民がCPRを実施した１か月後の生存率は17.5%であり、１か月後の社会復帰率は12.5%です。そのうち除細動を実施した１か月後の生存率は55.9%、１か月後社会復帰率は48.2%となっています[2)]。

早期にCPRを実施することで、除細動までの時間が長くなっても、CPRを実施しない場合に比較して１か月後の生存率が約２倍になります。

図3　心室細動による突然の心停止からの生還と卒倒から除細動までの時間との関係

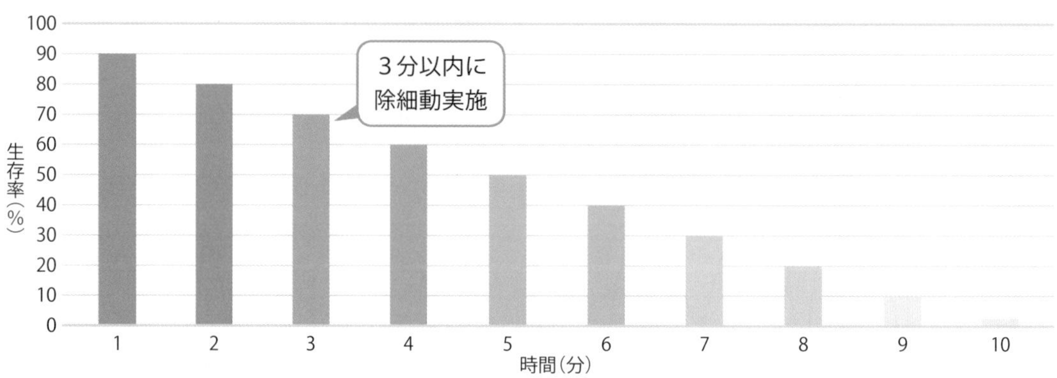

Larsen MP, Eisenberg MS, Cummins RO, et al. Predicting survival from out-of-hospital cardiac arrest; a graphic model. *Ann Emerg Med*. 1993; 22:1652-1658.

〈引用・参考文献〉

１）American Heart Association：ACLSプロバイダーマニュアル AHAガイドライン2015準拠．シナジー，東京，2017：96.

２）総務省消防庁：令和元年度版 救急・救助の現況．一般市民による心肺蘇生実施の有無別生存率．2019. https://www.fdma.go.jp/pressrelease/houdou/items/04604300341cd830d8988c15671cf26934e87832.pdf（2021.05.10.アクセス）

上室期外収縮はよく発生するもの？原因は？

A

看護師
高橋裕美

上室期外収縮は、心房に負担がかかりやすい疾患のほか、ストレスや疲れ、睡眠不足、飲酒、喫煙、カフェイン、加齢や薬剤などが原因となることもあり、健常人でも起こることがあります。

上室期外収縮（PAC）の原因

上室期外収縮（**図**）は、心臓弁膜症、虚血性心疾患、肺気腫などの呼吸器疾患といった、心房に負担がかかりやすい疾患や、甲状腺機能亢進症によって起こることがあります。この場合、原因疾患の治療が必要です。

また、加齢や気管支拡張薬、カテコラミンなどの薬剤によって起こることがあるほか、健康な状態でも生じることがあります。

上室期外収縮では、一般的にバイタルサインは安定していることがほとんどですが、症状が伴っているかどうか観察しましょう。

また、単発であるのか、連発しているのかを観察するため、モニター心電図を観察しましょう。

単発であれば基本的に経過観察となります。連発であっても同様の経過観察となりますが、心房細動（Afib）に移行する可能性に注意しましょう。

図　上室期外収縮の心電図

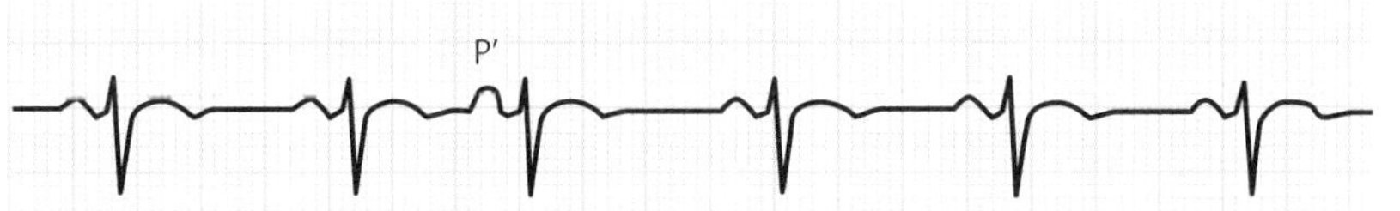

正常とは異なる形のP波（P'）に続くQRS波は、正常時と同じ波形となります。

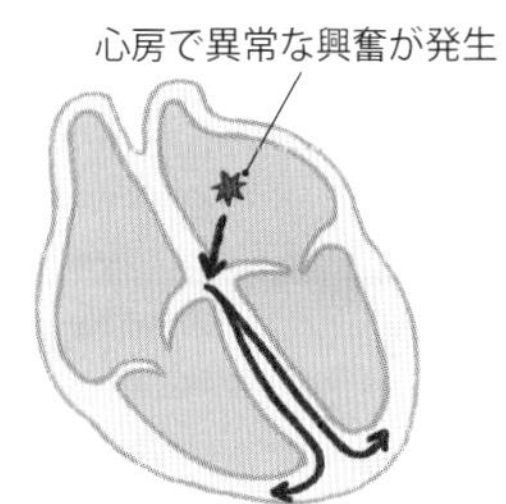

心室筋は不応期から脱しているため、心房で発生した興奮は通常通り心筋に伝わります。

〈参考文献〉
山下武志編：わかる！読める！ケアにつながる！モニター＆12誘導心電図．HEART nursing秋季増刊．2019：205.

上室期外収縮（PAC）➡Q11、18　心房細動（Afib）➡Q16、25、40、41

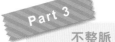

Q52 blocked PAC、変行伝導（aberration）って何？

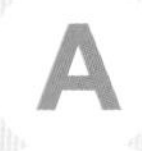

A 看護師 高橋裕美

PACとは、心房からの興奮が房室結節の不応期終了時に遭遇したため、伝導速度が速くなってしまう現象です。blocked PACは、完全に不応期にあたるため、伝導できない状態です。

blocked PACと変行伝導を伴うPAC

PAC（上室期外収縮）とは、通常の洞結節での刺激よりも早いタイミングで心房内に異所性の刺激が出てしまい、その刺激が房室結節以下へと伝導していくものです。この心房不整脈の中にはQRS波形が普段と異なる場合があり、変行伝導（aberration、aberrant conduction）と呼ばれます（図1）。

変行伝導は、心房からの興奮が房室結節の不応期（心筋は一度興奮すると、その後ある一定時間はどんな刺激が起きても反応しないという期間）の終了時に遭遇する現象です。興奮が心室に伝わりにくいため、QRS幅が広がることがあります。

もう少し早く刺激が出現すると、心室は完全に不応期であるために伝導できず、P'波のみが記録されます。この完全にQRS波が脱落する状態を、blocked PAC（非伝導性上室期外収縮）といいます（図2）。

図1　変行伝導を伴うPAC

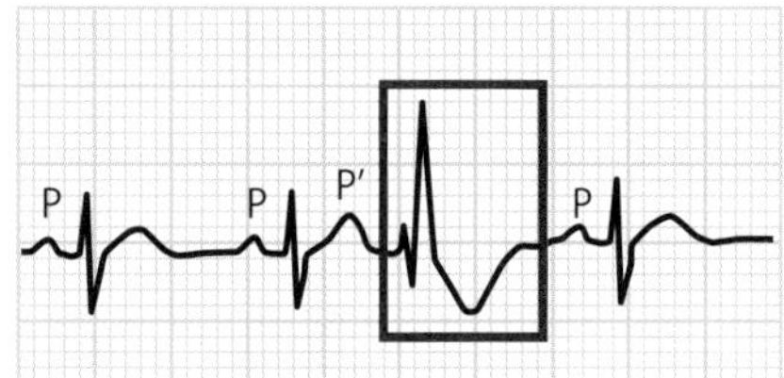

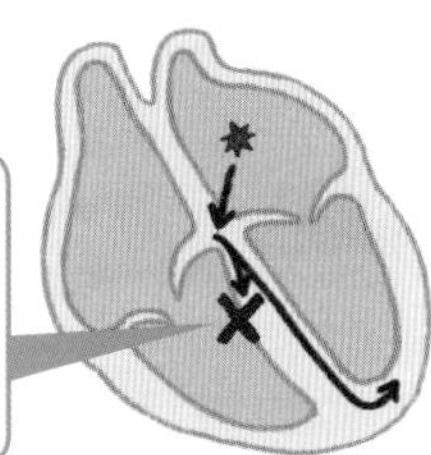

右脚がまだ不応期にあるため、QRS波は右脚ブロックとなる

図2　blocked PAC

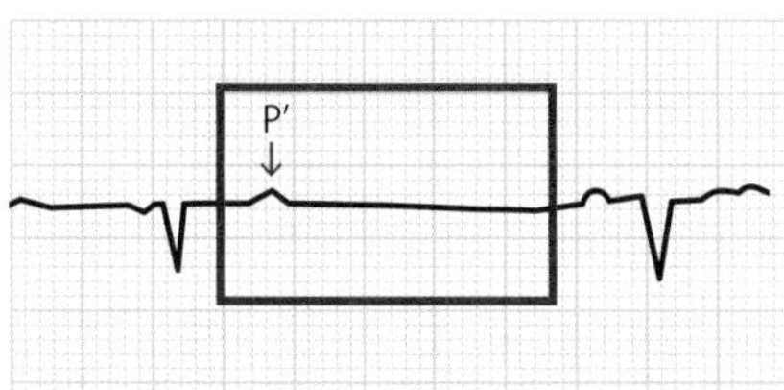

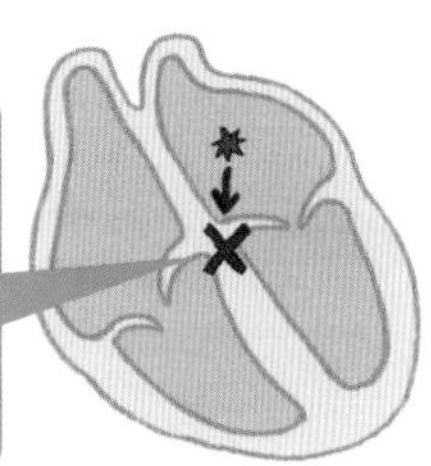

完全に不応期であるためその興奮は心室へ伝わらず、P'に続くQRS波は出現しない

〈参考文献〉
山下武志編：わかる！読める！ ケアにつながる！モニター＆12誘導心電図．HEART nursing秋季増刊．2019：205.

上室期外収縮（PAC）➡Q11、18　blocked PAC➡Q23、26　変行伝導➡Q11、17

Q53 心室期外収縮、補充収縮、副収縮って何?

A 心室期外収縮は心室からの期外収縮で、原因もさまざまです。補充収縮は心臓の自動能で、副収縮は心室の固有調律です。それぞれ危険はありません。

看護師
首藤良輔

心室期外収縮(PVC)とは

1．心電図の特徴

心室期外収縮とは、心電図波形では先行するP波がなく、幅広なQRS波と陰性T波が見られ、基本調律のRR間隔よりも短縮されて出現するものをいいます(**図1**)。

ST部分とT波は、QRS波とは逆方向を向いています。

通常、心室から心房へ電気は伝導されないため、洞結節は心室期外収縮を認識しません。そのため、心室期外収縮直後のタイミングで洞調律が出ますが、心室は不応期(刺激に反応しない期間)であるため伝導しません。P波も心室期外収縮の巨大なQRS-T波に隠れて見えなくなります。

さらに、その後も洞調律は続き、正常に伝導されるので、P-QRS-T波が出現します。そのため、心室期外収縮をはさんだPP(あるいはRR)間隔は、通常のPP(あるいはRR)間隔の2倍になります。この点がPACの変行伝導とは異なる点です。

心室期外収縮がもう少し早く出現すると、不応期が早く終了することもあります。その場合は通常のPPの間に心室期外収縮がはさまります。これを**間入性心室期外収縮**といいます。

また、決まった部位から出る心室期外収縮では、直前の洞調律のQRS波と心室期外収縮のQRS波との間隔(coupling time)は一定です。coupling timeが異なる、あるいはQRS波形が異なっている場合、心室期外収縮は複数箇所から出現していることを示しています(**表**)。

図1　心室期外収縮の心電図

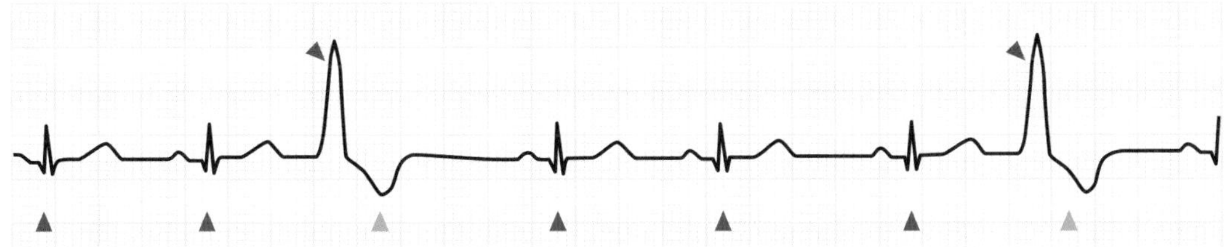

洞調律(▲)の間に、やや早期に出現するQRS波(▲)が心室期外収縮。
本来あるはずの洞調律(▲)は心室期外収縮に重なって見えなくなっています。

心室期外収縮(PVC)➡Q11、38

2．主な原因

心室期外収縮は健常者にも生じますが、心疾患（虚血や心筋炎、心筋症、心肥大）の合併や、生活習慣（喫煙、カフェインやアルコールの摂取、睡眠不足）、電解質異常（カリウム値）などが誘発原因とされています。基礎疾患や原因薬物などの確認が必要です。

表　心室期外収縮の種類と分類

多源性	複数箇所に認め、同一誘導でありながらQRS波形の形が異なるもの
単源性	発生が１か所の場合
散発性	心室期外収縮の頻度が５～６個/分以下のもの
多発性	心室期外収縮の頻度が６個/分以上のもの
２段脈（bigeminy）	洞調律とPVCが交互に出現するもの
３段脈（trigeminy）	２拍の洞調律に対して1拍のPVCが出現するもの
心室頻拍（VT）	３連発以上

補充収縮とは

補充収縮とは、洞結節からの興奮が減少したとき、それを補うために他の刺激伝導系が興奮することで、生体防御機能の１つです。ほとんどが房室接合部*性で、心室性が時として認められます。

心電図の特徴は、P波がないか、QRS波の直前ないし直後に陰性P波（逆行性P波）があること、長い休止期があることです**（図２）**。**洞機能不全症候群（SSS）**や**房室ブロック（AVB）**で多く見られます。

１拍の場合を補充収縮、連続する場合を補充調律といいます。

心室性の場合、QRS波形は心室期外収縮と同一です。異なる点は、心室期外収縮は予定されたリズムより早く出現する一方、補充収縮は遅く出現する点です。

＊房室接合部：房室結節から右脚・左脚に分かれるまでの部分。

図2　補充収縮の心電図

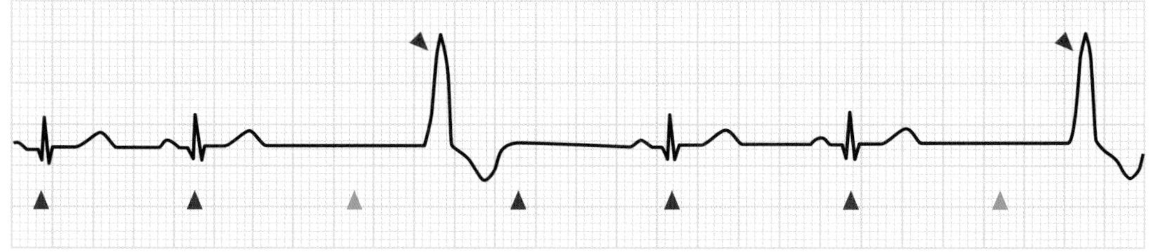

予定のタイミング（▲）にP波が出ないため、補う目的でQRS波（▲）が出現しています。▲は洞調律です。

副収縮とは

副収縮は、2つの自動中枢が同時かつ独立に刺激を生成し、心臓全体または一部の収縮を引き起こす不整脈です。基本調律の伝導障害に起因しないものです。

通常、副収縮は治療を必要としないとされています。

心電図の特徴は以下の通りです(**図3**)。

- 洞調律と心室期外収縮の間隔(coupling time)が一定ではない
- 心室期外収縮の間隔が最も短い周期の自然数倍になっている
- 自動能により興奮し、洞調律とは無関係に独立したリズムで出現する

図3 副収縮の心電図

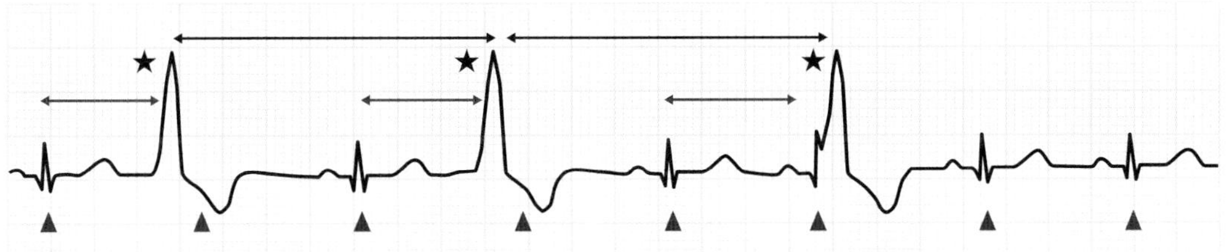

洞調律(▲)のリズムから独立したリズムで幅広いQRS波(★)が出現しています。
幅広いQRS波の間隔は一定で、洞調律とのcoupling time(←→)は一定ではありません。
3拍目は洞調律のQRS波と副収縮のQRS波が融合したものです。

◎心電図のチェックポイント

【心室期外収縮】
- 先行するＰ波がなく、幅広なQRS波と陰性のＴ波が見られる

【補充収縮】
- Ｐ波がない、または陰性Ｐ波があり、幅広いQRS波で徐脈となる

【副収縮】
- 心室期外収縮の間隔が自然数倍で出現する

〈参考文献〉

1）竹内由紀子，河原利子，益満薫，他：ホルター心電図による副収縮の解析．心電図 2002；22：22.

2）池田隆徳監修：循環器ナース必見！ニガテ意識がクリアに！オールインワン不整脈治療．HEART nursing秋季増刊，2016.

Q54 心室期外収縮は発生する場所によって波形が変わるの?

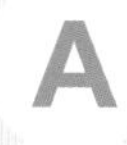

右室流出路起源であれば通常のQRS波と同軸(下方軸)となり、左室心尖起源であれば、正常のQRS波と反対軸(上方軸)となります。

医師
武 寛

心室期外収縮(PVC)は、右室流出路起源であれば、心基部から興奮が生じ心尖部側に伝導するため、通常のQRS波と同軸(心臓の上から下に向かうので、下方軸)となります**(図1)**。

一方、左室心尖起源の場合は、心尖部から興奮が生じ心基部側に伝導するため、正常のQRS波と反対軸(心臓の下から上に興奮するので上方軸)となります**(図2)**。

心室期外収縮の起源は、右心室や左心室の鑑別もあり、通常は12誘導心電図で診断します。しかし、モニター心電図のⅡ誘導でも、心尖部起源か流出路起源かは診断可能です。

図1　右室流出路起源

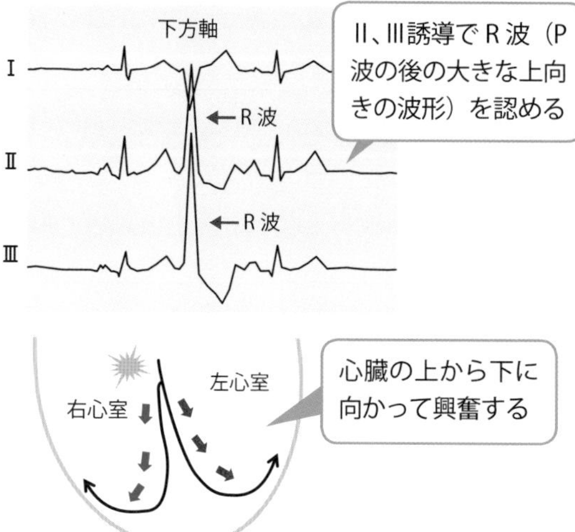

図2　左室心尖部起源

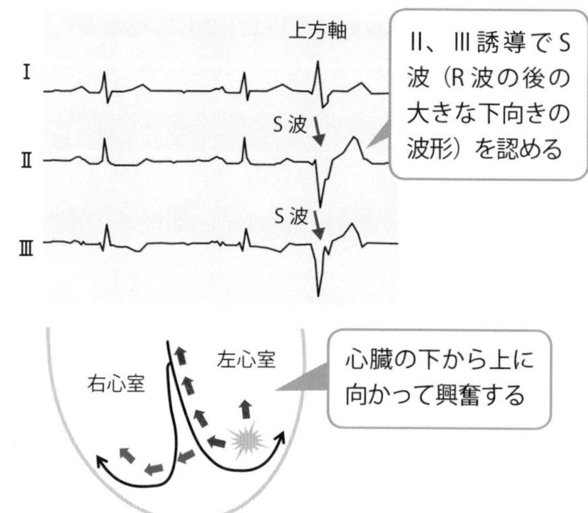

〈参考文献〉

1)日本循環器学会, 日本不整脈心電学会:2020年改訂版 不整脈薬物治療ガイドライン. 2020. https://www.j-circ.or.jp/cms/wp-content/uploads/2020/01/JCS2020_Ono.pdf(2021.05.10アクセス)

2)日本循環器学会, 日本不整脈心電学会:2018年改訂版不整脈非薬物治療ガイドライン. 2019. https://www.j-circ.or.jp/cms/wp-content/uploads/2020/01/JCS2020_Ono.pdf(2021.05.10アクセス)

Q55 洞房ブロックの心電図ってどんなもの?

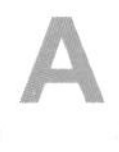

看護師
加藤賢治

洞房ブロックの心電図では、P波とそれに伴うQRS波の脱落が一定の間隔で起こるのが特徴です。

洞停止と洞房ブロックの違い

洞機能不全症候群(SSS)のⅡ型に分類されるのが、洞停止(sinus arrest)と洞房ブロック(SA block)です。

そのうち、洞結節における伝導障害のため、洞結節から出た刺激が心房に伝わらないのが、洞房ブロックです。洞結節自体に異常がなければ、洞結節からの刺激は規則的に発生しています。その一部が心房に伝わらない(心房の興奮＝P波にならない)ため、P波とその後のQRS波が一定の間隔で脱落します(**図**)。

短時間の洞停止と見分けるのが難しいですが、洞停止は洞結節からの刺激自体が出ないため、次の刺激が出るまでの間隔、すなわちPP間隔が不規則になります。

洞房ブロックでは、通常のPP間隔の２倍から自然数倍になるので、P波の間隔を確認してみるとよいでしょう。しかし、洞停止でもタイミングによっては偶然自然数倍になるため、１回の欠落だけで判断が難しい場合もあります。正確な鑑別には、長い期間での変化を確認する必要があります。

房室ブロック(AVB)と同様、ブロックされる頻度は人により異なります。１拍だけの脱落、定期的な脱落(２：１または３：１洞房ブロックなど)、２拍以上続けての脱落といった状況も発生します。

洞房ブロックは無症状の場合もありますが、他の徐脈性不整脈と同様、アダムス・ストークス症候群によるめまいや失神などの症状に注意する必要があります。

特に脱落する頻度が高い場合や、もともと徐脈の状態で起こる場合には症状も出やすくなり、徐脈が続くと心不全の原因にもなります。場合によってはペースメーカー植込みの適応にもなるため、臨床症状を注意深く観察しましょう。

図　洞房ブロックの心電図

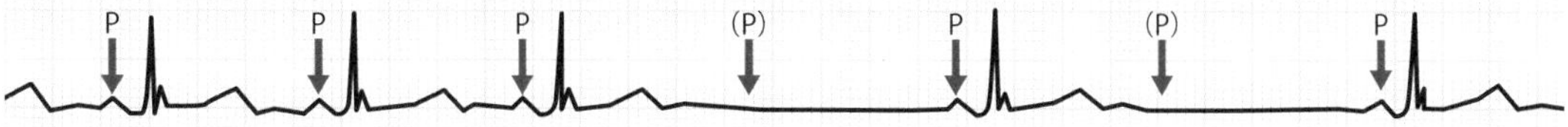

P波とその後のQRS波が一定の間隔で脱落します。延長したPP間隔は通常の2倍から自然数倍になります。

洞停止、洞房ブロック(SA block)➡Q23　房室ブロック(AVB)➡Q28、56

Q56 房室ブロックの心電図ってどんなもの？

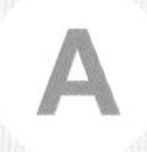

房室ブロックとは、心房から心室への刺激（房室伝導）が障害されて心拍数が少なくなる不整脈です。

看護師
鎌須賀洋子

房室ブロック（AVB）の種類

房室伝導が障害される程度によって、**I度房室ブロック**、**II度房室ブロック**、**III度房室ブロック（完全房室ブロック）**に分類されます。

II度房室ブロックは2種類あり、刺激伝導と脱落のパターンによって**ウェンケバッハ（Wenckebach）型**（軽症）と**モビッツ（Mobitz）II型**（重症）に分類されます。

I度房室ブロックの心電図

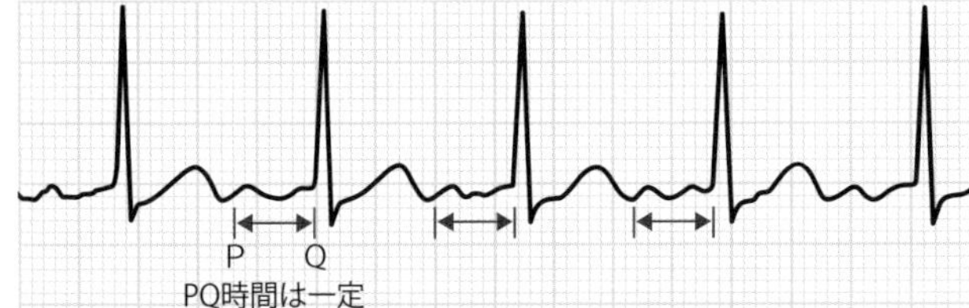

特徴
- PQ時間が延長（＞0.20秒、5mmより延長）
  ※通常の25mm/秒の紙送り速度の場合
- P波とQRS-T波は1：1に現れ、QRS-T波の脱落はない
- 各心拍でP波とQRS波の形は同じ

II度房室ブロック ウェンケバッハ型の心電図

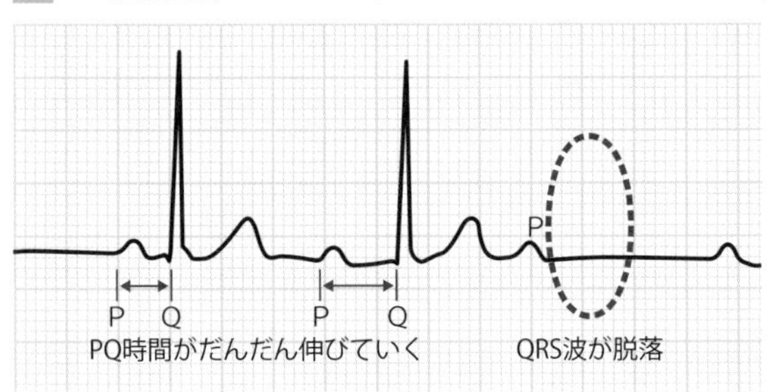

特徴
- PP間隔は常に規則正しく一定
- PQ時間が心拍ごとに延長する
- P波に続くQRS波が突然現れなくなる
- 次の心拍でPQ時間は再び短くなる

房室ブロック（AVB）➡Q28

Ⅱ度房室ブロック モビッツⅡ型の心電図

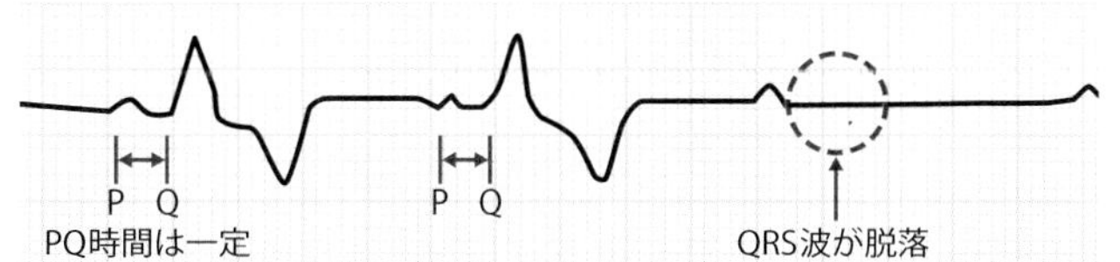

特徴

- PP間隔は常に規則正しく一定
- PQ時間も各心拍で一定
- P波に続くQRS波が突然現れなくなる

Ⅲ度房室ブロック（完全房室ブロック）の心電図

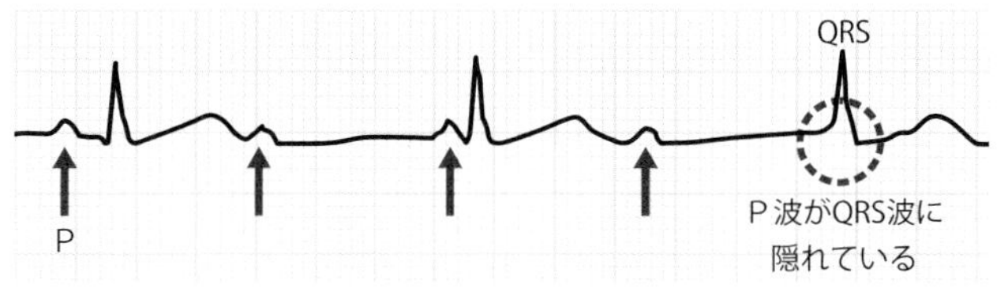

特徴

- PP間隔やRR間隔は規則正しく一定
- 心房と心室は互いに無関係に興奮しているため、PQ時間は不規則でバラバラ
- QRS-T波の出現頻度がP波より少なくなり、徐脈になる
- 補充調律の発生部位によりQRS波形や心拍数が異なる

Column

波形を示すアルファベットの大文字・小文字・ダッシュの意味は?

心電図の波形としてP、Q、R、S、Tの文字がよく出てきます。

P波は洞結節由来の心電図波形を示しています。心房のほかの部分からの波形は「P′」、あるいは「a」と記載されます。

Q波は、P波の後の最初の下向きの波形ですが、その波が大さい場合は「Q」と記載されます。「大きい」とは、幅が0.04秒（通常の記録速度で1mm）以上、深さがR波の1/4以上の場合です。そこまで大きくない場合には「q」と記載します。

R波はP波の後の最初の上向きの波形です。小さな場合、「r」と記載されますが、どの程度小さいと「r」になるかの定義はありません。R波にピークが2つある場合（2峰性といいます）、2番目の波を「R′」と記述します。

S波は、R波に続いて出現する下向きの波で、小さい場合には「s」で示します。R波がなくP波に引き続き陰性波しかない場合には「QS」と記載します。

（安達　仁）

Q57 左脚ブロックの心電図の特徴と原因は？危険なもの？

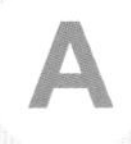

医師
後藤貢士

A 左脚ブロックの心電図はQRS波が幅広く、V_1、V_2ではrS型、T波は陽性で増高しています。V_5、V_6ではR型、T波は陰性または2相性です。病態の発生や急激な進行によって出現することが多いので、注意が必要です。

左脚ブロック(LBBB)とは

刺激伝導系はヒス束を出て、右脚と左脚に分枝しています。この左脚の興奮伝導が障害されると、右脚経由の興奮が左心室に回り込んできます。これを左脚ブロックといいます(図)。

左脚ブロックの心電図の特徴は、QRS波が幅広く、V_1、V_2ではrS型 ➡Q56コラム、T波は陽性で増高しています。V_5、V_6ではR型、T波は陰性または２相性です。

原因や危険性

急性心筋梗塞などの虚血性心疾患、心筋炎、高血圧性心疾患など心筋障害が強く広範囲な場合が多いですが、器質的疾患がない症例もあります。

病態の発生や急激な進行に伴って突然出現することが多いので、注意が必要です。

■ 図　左脚ブロックの特徴

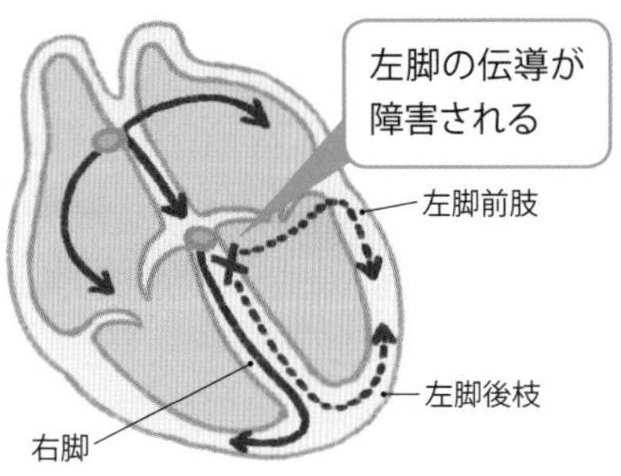

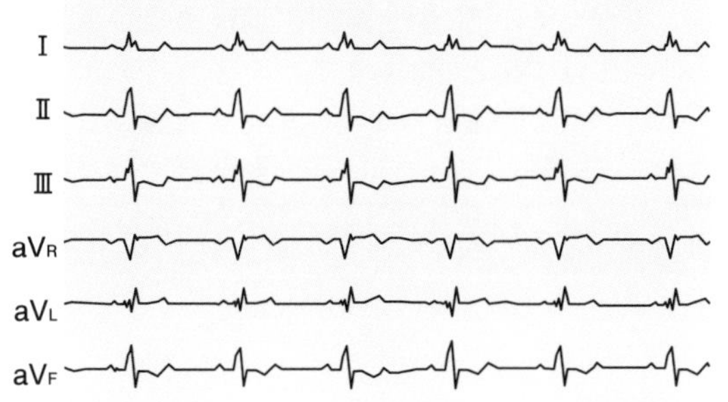

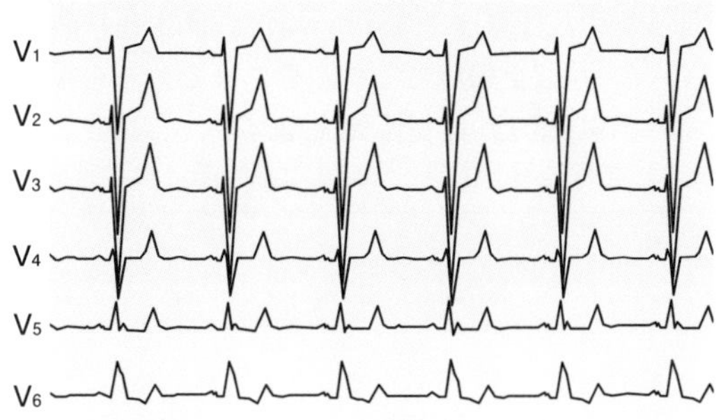

QRS 波が幅広く、V_6ではｑ波がなく、Ｒ波と陰性Ｔ波が見られます。

Q58 右脚ブロックの心電図の特徴と原因は? 子どもによくみられるけれど、危険なもの?

A 右脚ブロックの心電図はQRS波が幅広く、V_1のQRS波ではrsR'型、T波は陰性です。I、aV_L、V_5、V_6のS波は幅広く、T波は陽性です。器質的心疾患がない場合は治療を必要としません。

医師
後藤貢士

右脚ブロック(RBBB)とは

刺激伝導系はヒス束を出て、右脚と左脚に分枝しています。この右脚の興奮伝導が障害されると、左脚経由の興奮が右心室に回り込んできます。これを右脚ブロックといいます(図)。

右脚ブロックの心電図の特徴は、QRS波が幅広く、V_1のQRS波ではrsR'型 ➡Q56コラム、T波は陰性です。I、aV_L、V_5、V_6のS波は幅広く、T波は陽性です。QRS幅が0.10～0.12秒の場合を不完全右脚ブロック、0.12秒以上の場合を完全右脚ブロックといいます。

図　右脚ブロックの特徴

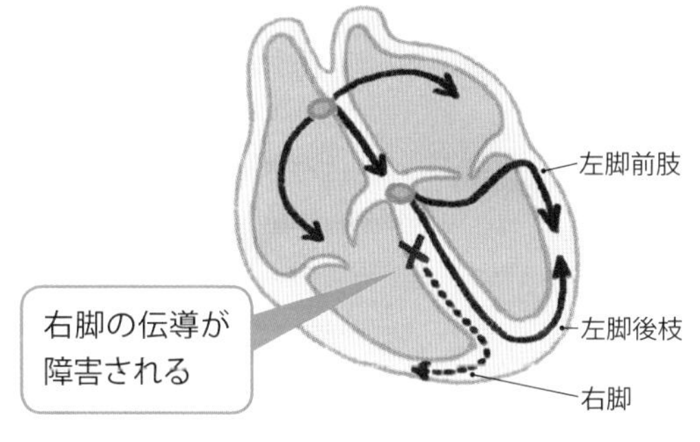

原因や危険性

基礎疾患が明らかではない場合が多いです。虚血性心疾患、心筋症のほか、弁膜症や先天性心疾患で右心系に負荷の加わる病態で見られます。

学校検診で見つかることが多いですが、器質的心疾患がない場合は経過観察となります。

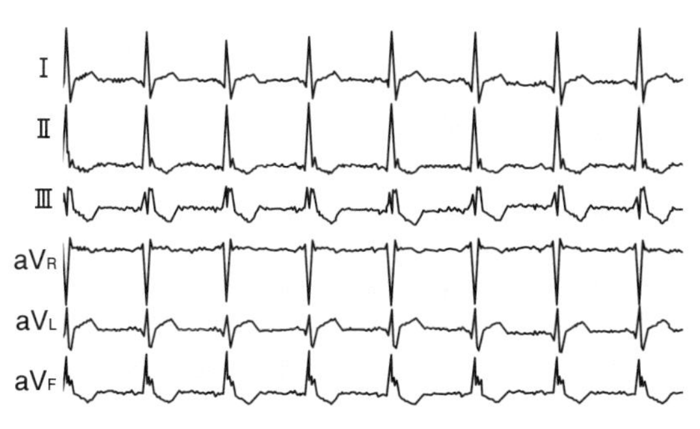

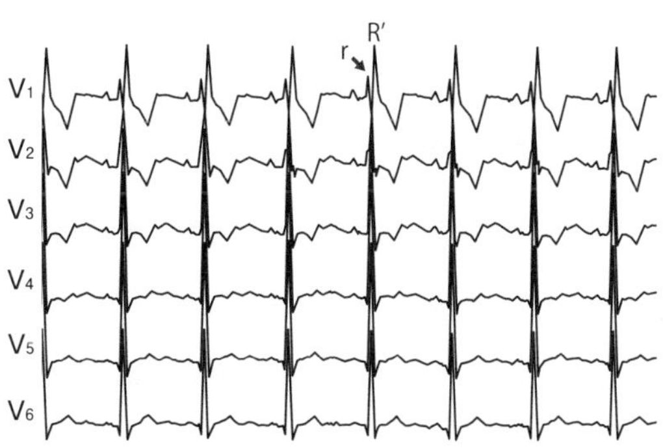

QRS波が幅広く、V_1ではrsR'、陰性T波が見られます。

右脚ブロック(RBBB) ➡Q32、47

Q59 二束ブロックって何？

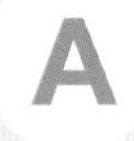

A 医師 後藤貢士

二束ブロックとは、完全右脚ブロックと左脚前枝ブロックが合併している場合（図1）と、完全右脚ブロックと左脚後枝ブロックが合併している場合（図2）をいいます。

二束ブロックとは

心室内の刺激伝導路は右脚、左脚前枝、左脚後枝の三枝より構成されています。

このうち二枝の伝導が障害されている場合を二束ブロック（二枝ブロック）といいます。なかでも、完全右脚ブロック（CRBBB）と左脚前枝ブロックを合併したものが最も多く見られます。

図1　完全右脚ブロックと左脚前枝ブロック

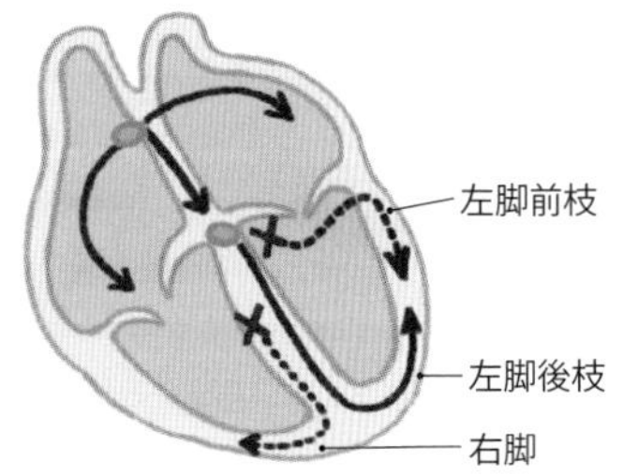

右脚ブロックの所見に加えて、著明な左軸偏位 ➡Q6 を合併しています。

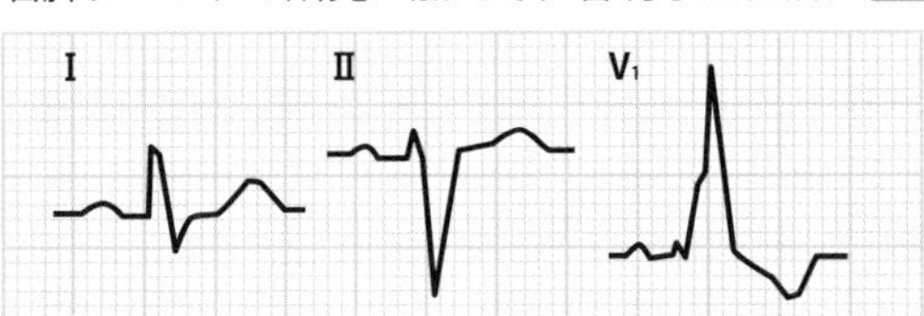

左軸偏位：
QRS電気軸が-30°以下で、I、aV_LがqR型、II、III、aV_FがrS型

図2　完全右脚ブロックと左脚後枝ブロック

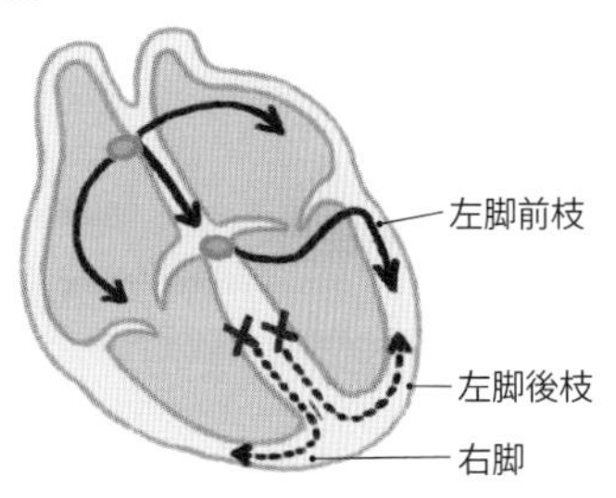

右脚ブロックの所見に加えて、右軸偏位 ➡Q6 を合併しています。

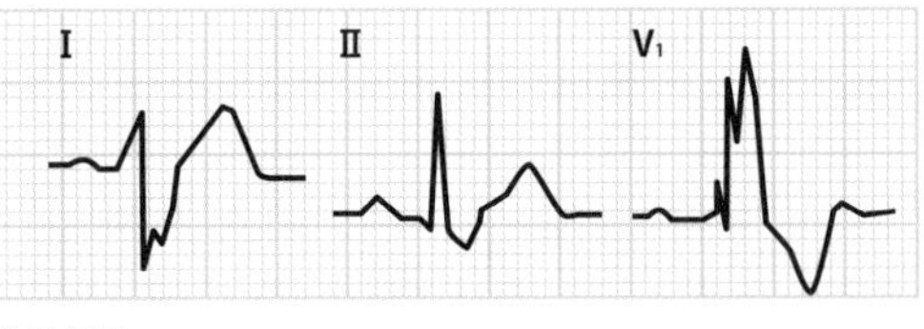

右軸偏位：
QRS電気軸が+110°以上で、I、aV_LがrS型、II、III、aV_FがqR型

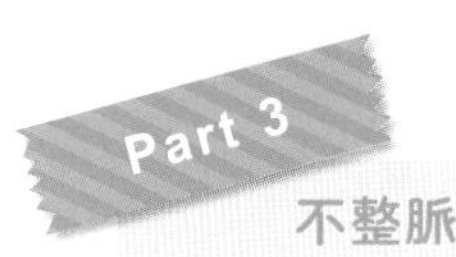

Q60 心停止の心電図ってどんなもの? 対処は?

A 心停止には、心室細動、無脈性心室頻拍、無脈性電気活動、心静止の4種類があります。すべて心肺蘇生が必要であり、心室細動と無脈性心室頻拍は除細動が適応となります。

看護師
白井純子

心室細動(Vf)とは

心室細動は心筋細胞が無秩序に収縮している(細かく震えている)状態で、心電図波形が300回/分以上の不規則な基線の揺れが連続しています(図1)。除細動が適応となります。

モニター心電図ではリードが断線していたり、電極がはがれていたり、感度が低下していて心室細動に見えることがあります➡Q22。まずはすぐに患者さんのところに行って、リードや電極が装着されているかを数秒以内で確認しましょう。

図1 心室細動の心電図

不規則な基線の揺れが連続しています。

無脈性心室頻拍(pulseless VT)とは

心室頻拍(VT)は、心室内のリエントリーや自動能亢進により発生します。P波を伴わない幅の広いQRS波が連続して認められます(図2)。

そのうち、心臓のポンプ機能が失われて脈拍の触れない心室頻拍を、無脈性心室頻拍といいます。除細動が適応となります。

図2 心室頻拍の心電図

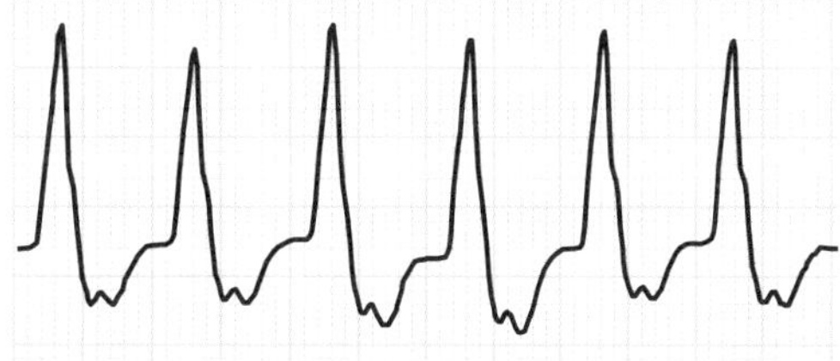

P 波を伴わない幅の広い QRS 波が連続しています。

心室細動(Vf)➡Q50、73　心室頻拍(VT)➡Q20、47

無脈性電気活動(PEA)とは

心臓の電気的活動はあるものの、ポンプ機能が破綻していて有効な心拍出がない状態です。心電図上は秩序のあるリズムも混在しますが、脈拍は触知できません。

このように何かしらの波形があり、脈拍を触知できない場合(心室細動と心室頻拍は除く)には無脈性電気活動と判断し、ただちに胸骨圧迫を開始します。

心静止(asystole)とは

心電図上に明確な電気活動が見られない状態です。平坦な線であり(フラットラインともいう、**図3**)電極外れや感度の設定が低いなどの理由で、平坦な波形に見える場合もあるため、モニターが正しく装着できているか確認が必要です。

また、心室細動のような細かい波形とも区別が必要です。

図3　心静止の心電図

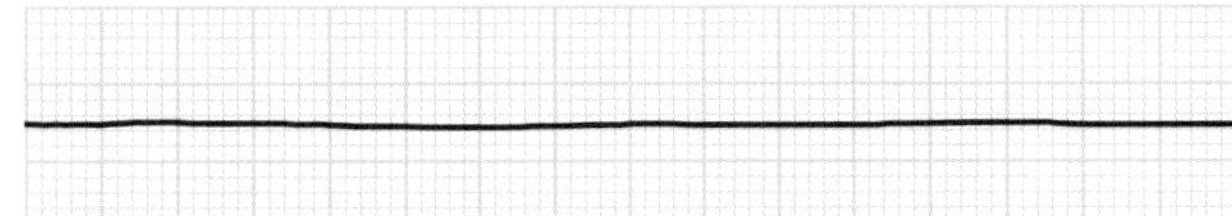

電気的活動が見られない平坦な線です。

心停止と判断したらただちに心肺蘇生法(CPR)が必要

無脈性電気活動のように、脈拍の有無や患者さんの状況を確認しない限り、心停止かどうか判断できないこともあります。心電図の波形がどのような波形を示しても、また心電図が装着できないような緊急時でも、患者さんが声掛けに反応せず、呼吸がない・脈が触知できない状況下では、心停止と判断してただちに胸骨圧迫を開始し、質の高い心肺蘇生を行う必要があります(**図4**)。

心肺蘇生により自己心拍が再開(ROSC：return of spontaneous circulation)しても、心停止の原因が是正されなければ、再度心停止に陥る可能性があります。

心停止の原因を特定するには、**表**に示した6H6Tを活用します。原因を特定し治療をすることが、自己心拍再開につながります。

表　心停止の治療可能な原因(6H6T)

H		T	
Hypovolemia	循環血液量不足	Tablets	薬物過量(毒物)
Hypoxia	低酸素血症	Tamponade, cardiac	心タンポナーデ
Hydrogen ion	アシドーシス	Tension pneumothorax	緊張性気胸
Hypo/Hyperkalemia	低/高カリウム血症	Thrombosis, coronary	心筋梗塞
Hypoglycemia	低血糖	Thrombosis, pulmonary	肺塞栓
Hypothermia	低体温	Trauma	外傷

図4　成人の心停止アルゴリズムの概略

1 反応なし

↓

2 緊急通報とAED要請、周囲の安全を確認

↓

3 呼吸確認

↓ なし

4 心肺蘇生開始、酸素投与、モニター装着
❶胸骨圧迫（5～6 cmの深さ、100～120回/分のリズム）
❷気道確保
❸人工呼吸（軽く胸が上がる程度、1呼吸1秒、胸骨圧迫30回ごとに2回）

↓

5 AED到着後解析
❶心室細動・無脈性心室頻拍なら
電気ショック
➡血管確保し、回復するまでCPRと電気ショックを繰り返す

❷心静止・無脈性電気活動なら
血管確保しできるだけ早期にアドレナリン投与
➡反応なければCPR（2分間）とアドレナリン投与（3～5分ごと）を繰り返す

American Heart Association. 2020 American Heart Association Guidelines for Cardiopulmonary Resuscitation and Emergency Cardiovascular Care. *Circulation* 2020; 142 (Suppl 2): S337-357.

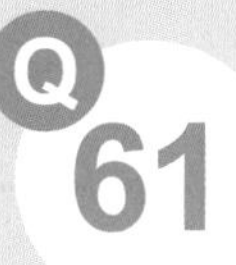

Q61 心房ペーシングと心室ペーシングの心電図ってどういうもの?

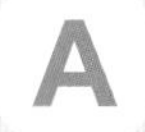

A 臨床工学技士 中嶋 勉

心房ペーシングはペーシングスパイクの直後にP波が、心室ペーシングはペーシングスパイクの直後に幅の広いQRS波(wide QRS)が描出されます(図1)。

ペースメーカーの波形

ペースメーカーの電極の留置位置をオーソドックスな右心耳(心房)(**図2**)、右室心尖部(心室)(**図3**)としたときの波形を考えてみます。

右心耳ペーシングでは洞調律のP波に類似し、右室心尖部ペーシングでは左脚ブロック型で左軸偏位したQRS波となります。

図1 心房ペーシングと心室ペーシングの心電図

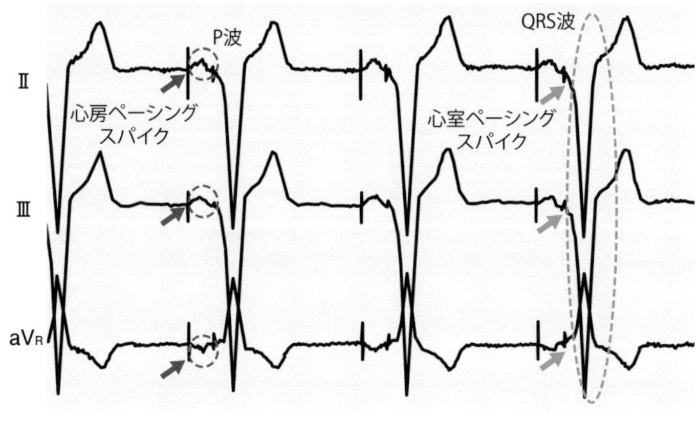

心房ペーシングスパイクの後にP波が、心室ペーシングスパイクの後にQRS波が見られます。

図2 右心耳ペーシングのイメージ

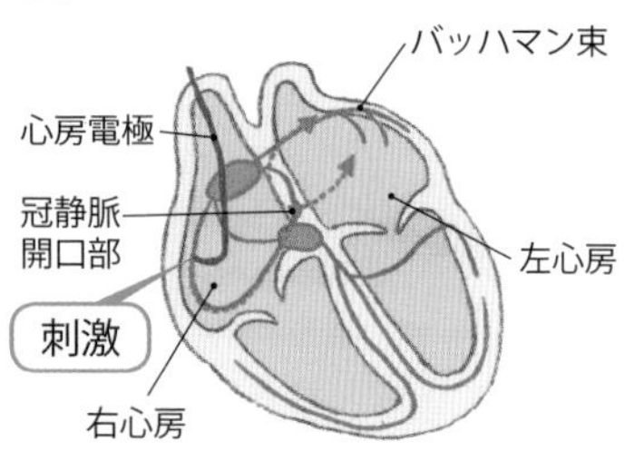

図3 右室心尖部ペーシングのイメージ

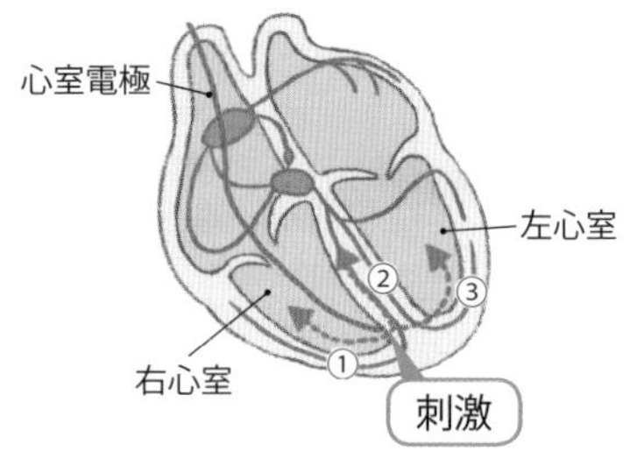

1．P波（図4）

P波は洞調律に近似した波形です。右心耳からの刺激は右心房を興奮させたのち、バッハマン束と冠静脈開口部の２つの経路を経由して左心房を興奮させます。この興奮様式は洞調律の心房の興奮様式と同様であるため、心房ページングによって形成されるＰ波は洞調律のP波に似ています。

2．QRS波（図５）

洞調律では刺激伝導系を使って興奮が伝導するので、右心室と左心室は同時に興奮し、心室が興奮する時間は0.08～0.10秒と短く、狭いQRS波（narrow QRS）となります。

一方、ページングでは刺激伝導系は使わず、右心室の心尖部→中隔→左心室へと興奮が伝わります。そのため、心室全体が興奮するまでの時間が長くなり、幅が広いQRS波（wide QRS）となります。

次にQRS波の向き（極性）について見てみましょう。右室心尖部からの刺激は心臓の低い位置から興奮が始まります。興奮の流れは心室の下から上に向かうので、下壁誘導（Ⅱ、Ⅲ、aV_F）で下向きとなります。左右の興奮は右心室から始まり左心室へと伝わります。

言い換えると、左心室の興奮が右心室よりも遅れるので、胸部誘導では右脚ブロック型になります。

図4　右心耳ページングと洞調律のP波

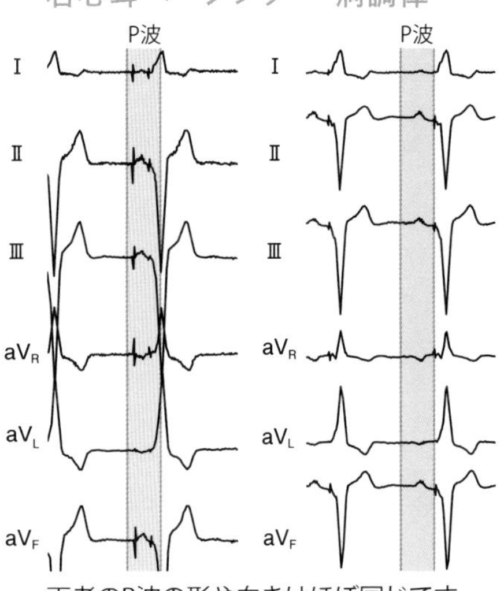

両者のP波の形や向きはほぼ同じです。

図5　右室心尖部ページングのQRS波形

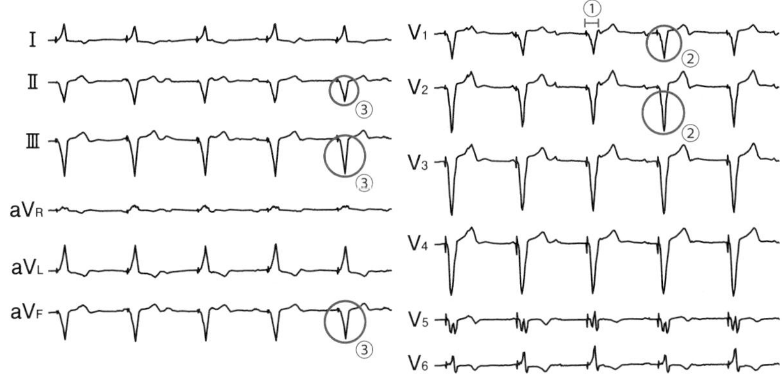

① QRS幅は0.12秒以上
② V_1、V_2の右側誘導でS波は幅広く深い
③ II、III，aVFでQRS波は下向き

〈参考文献〉

1）Kharbanda RK, Özdemir EH, Taverne YJHJ, et al. Current concepts of anatomy, electrophysiology, and therapeutic implications of the interatrial septum. *JACC Clin Electrophysiol* 2019; 5: 647-656.

2）小沢友紀雄：心電図トレーニング．中外医学社，東京，1997.

Q62 スパイクが見えないけれど、モニターの設定を変えれば見えるの？

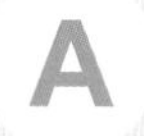

A 方法は2つあります。誘導を変えるか、心電図モニターの「ペーシングモード」をONにしましょう。

臨床工学技士
中嶋　勉

ペーシングスパイク（スパイク波）

ペーシングによって形成されるP波、QRS波の前にはペーシングスパイクを認めます。スパイク波の見え方は、刺激の大きさ（ペーシング出力）や電極の位置（誘導）によっても変わりますが、ペーシング極性（ユニポーラ［単極］：**図1-a** とバイポーラ［双極］：**図1-b**）が最も影響します。ユニポーラは心腔内の電極をマイナス極、ペースメーカー本体をプラス極として使います。心腔内の電極とペースメーカー本体の間で広範囲に電気を流すため、心電図モニターが検知する電気は大きく、その結果、大きなスパイク波として表示されます（**図2-a**）。

一方、バイポーラはマイナス極、プラス極ともに心腔内にあり、両極間は10～20mmです。電気を流す範囲は狭いため、心電図モニターが検知する電気は小さく、スパイク波は小さく表示されます（**図2-b**）。

スパイクを見やすくする方法には、心電図モニターの誘導を変える方法と、ペーシングモードをONにする方法があります。

図1-a　ユニポーラ（単極）

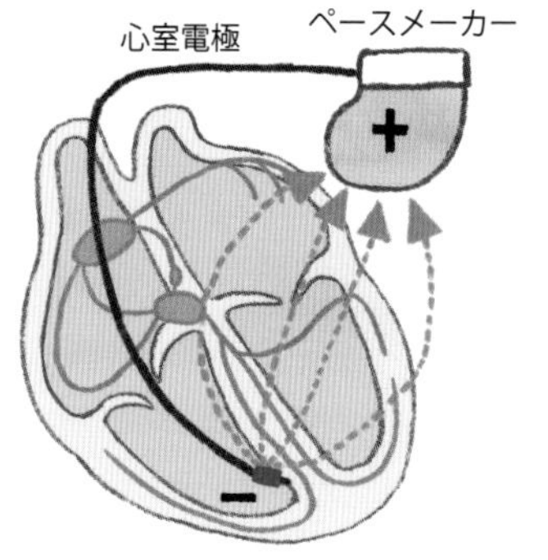

心腔内の電極をマイナス極、胸壁に植え込まれたペースメーカー本体をプラス極として、広範囲に電気が流れます。

図1-b　バイポーラ（双極）

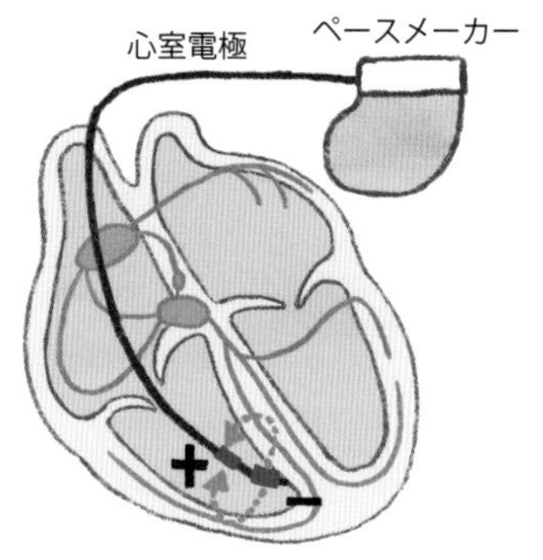

マイナス極、プラス極ともに心腔内にあります。
電極間は 10 ～ 20mm と狭い範囲で電気が流れます。

図2-a　ユニポーラペーシングの心電図　　図2-b　バイポーラペーシングの心電図

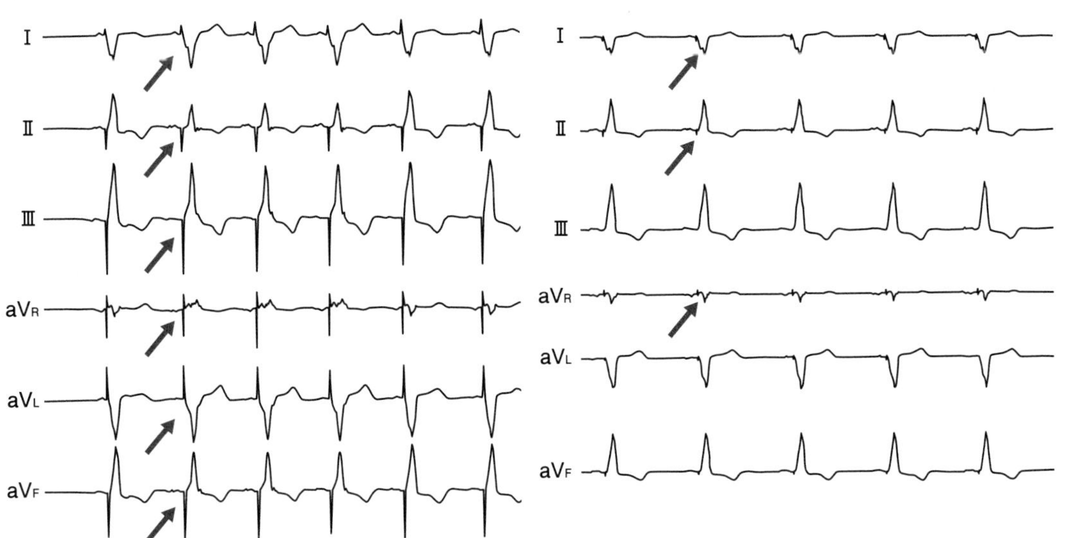

ユニポーラではQRS波の前に大きなペーシングスパイクがありますが、バイポーラではⅠ、Ⅱ、aV_Rに小さく確認できるのみです。

1．誘導を変える方法

図3は心室ペーシングの波形です。QRS波の前にペーシングスパイクがありますが、誘導によって見えかたはまちまちです。

心電図モニターでモニタリングする際はペーシングスパイクが見やすく、QRS波が大きく表示される誘導を選択しましょう。この心電図ではⅡ、V_3、V_4が適しています。

図3　ペーシングスパイクの見えかた

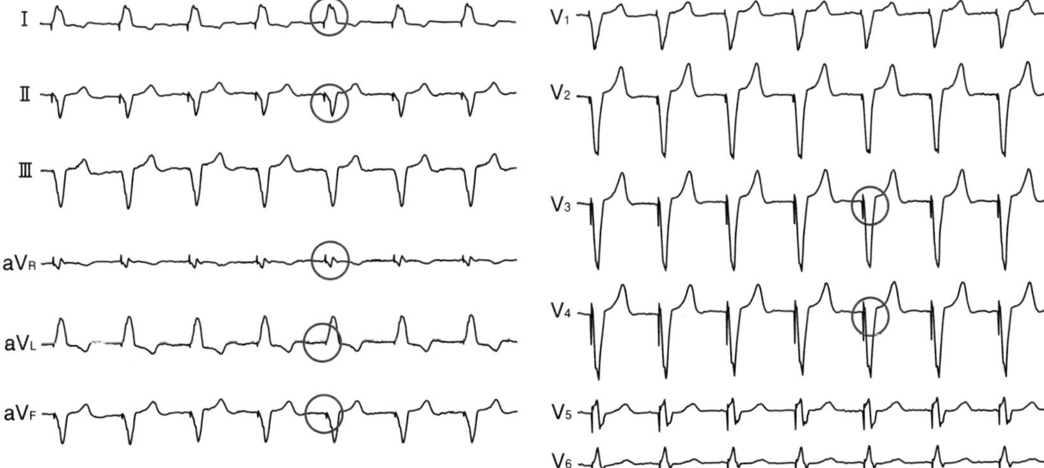

ペーシングスパイクの見えかたは誘導によってさまざまです。

Part 3 不整脈

◎四肢誘導で胸部誘導に類似した波形を表示する方法

四肢誘導のプラス極を胸部誘導の位置に貼ります(例えば、II誘導でV_3に似た波形を表示させる場合、緑の電極をV_3の位置に貼ります)。
この方法は、ペースメーカーモニタリングに限らず、低電位の四肢誘導でQRS波が小さいときのモニタリングとしても有用です。

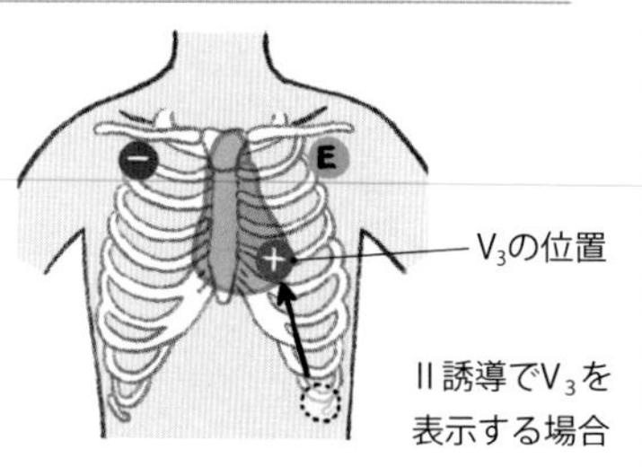

2．ペーシングモードをONにする方法

心電図モニターのペーシングモード(ペースメーカーモード)をONにすることで、ペーシングスパイクがある部分にマーカーを付け足して表示されます。これによってペーシングスパイクの認識が容易になります(**図4**)。

また、ペーシングモードにはもう1つ役割があります。ダブルカウント➡Q14を防ぐため、ペーシングスパイクを1心拍としてカウントしないようにしています(**図5**)。

そのため、ペースメーカーの患者さんをモニタリングするときは、ペーシングモードをONにします。

図4　ペーシングモード

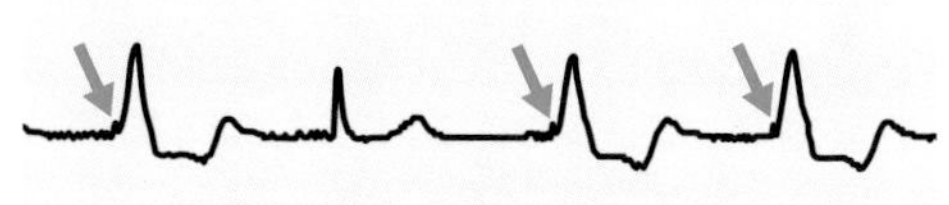

スパイク波が小さく見えにくい状態です。

ペーシングモードON

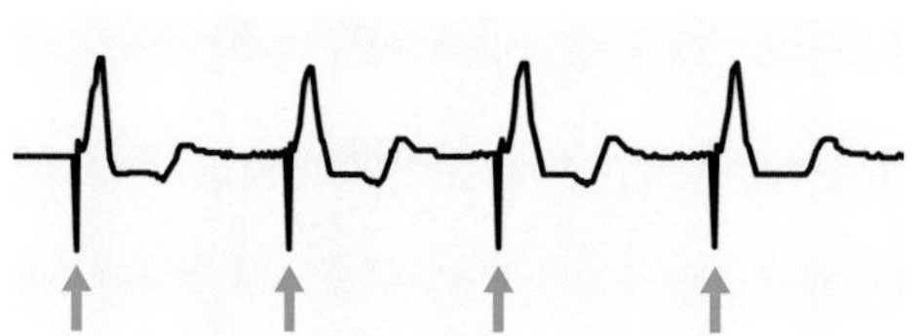

ペーシングスパイクが見やすくなりました。

図5　ダブルカウントの防止

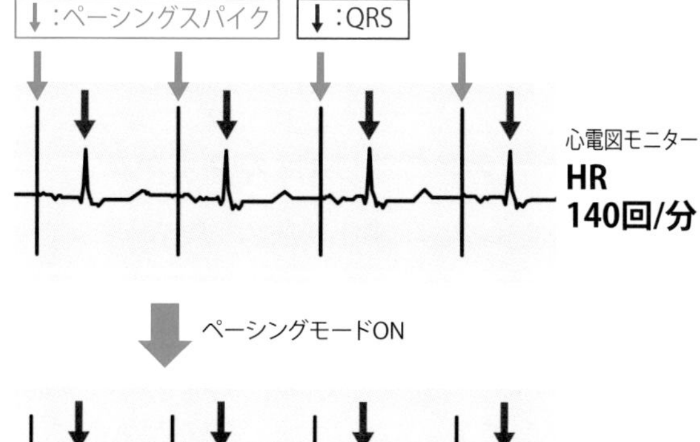

ペーシングモードON

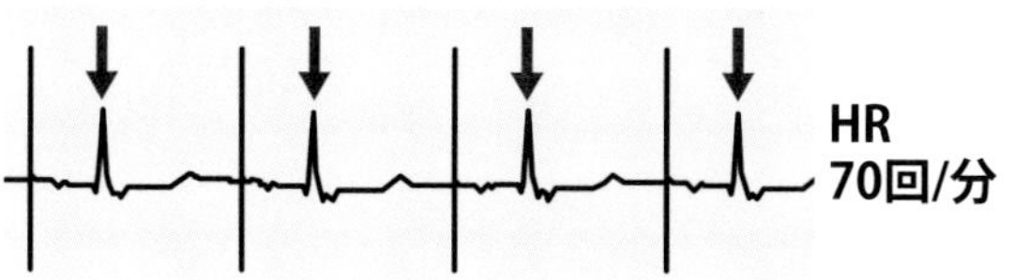

ペーシングモードをONにすることで、スパイク波をカウントすることなく、QRS波のみをカウントすることができます。

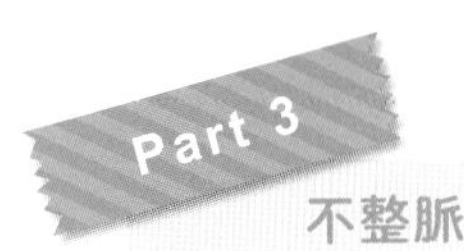

Q63 ペースメーカーを植え込んでいる患者さんの心電図は、何に注意して観察する?

A ペーシングスパイクに続くP波、QRS波があることと、心拍数がペーシングレートと同じ、または多いこと、そして、設定したモードで動作していることを観察しましょう。

臨床工学技士
中嶋　勉

設定通りに動作しているかを確認する

ペーシングによって心筋が反応しているか確認します。まず、ペーシングスパイクに続いて、心房であればP波、心室であれば幅広いQRS波があるか確認します。

次に、心拍数が設定されている基本レート(Basic Rate/Lower Rate)と同じ、もしくは多いことを確認します。基本レートよりも心拍数が少ない場合は、何かしらの問題が生じています。

そして、設定されているモード(動作様式)で動いているかを確認することも必要です。モードは特殊な環境でない限り、デマンド型が使われます。

デマンド型は、自己心拍のレートが設定されている基本レートよりも遅いときだけペーシングされ、速いときであればペーシングされません。基本的なモード(VVI)の心電図を図1に示します。

図1　VVIの心電図

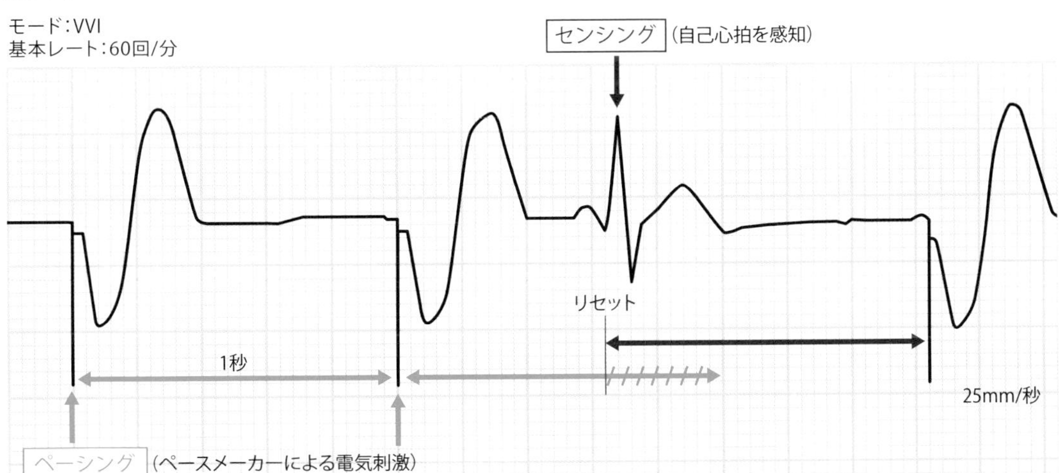

基本レートが60回/分なので1秒のタイマーが常に動いており、タイマーはペーシング、もしくはセンシングでリセットされて新たに1秒を数えはじめます。

ペースメーカーのモードを理解する

ペースメーカーを植え込まれた患者さんの心電図を観察するには、モードの理解も必要です。ペースメーカーの基本動作は、ICHD (inter-society commission for heart disease resources)コードの５文字で表されますが、３文字目まで覚えましょう(**図2**)。

ペースメーカーには、心房、心室のどちらか一方のみ制御する場合(シングルチャンバー)(**図3**)と、心房、心室の両方を制御する場合(デュアルチャンバー)(**図4**)があります。デュアルチャンバーの場合は洞調律のPQ時間を模擬したΛV dclayが設定に加わります。

最近は、心室ペーシングを抑制するため自動的にモードやAV delayが設定される機能や、心房細動を抑制する機能などが追加されています。このようにペースメーカーは多機能となり、見られる心電図は多種多様になっています。詳細は専門書などで確認してください。

図2　ICHDコード

1文字目	2文字目	3文字目
ペーシング(刺激)部位	センシング(感知)部位	反応様式
O：なし A：心房 V：心室 D：両方(心房・心室)	O：なし A：心房 V：心室 D：両方(心房・心室)	O：なし T：同期(感知と同時に刺激) I：抑制(基本レート以上の感知があれば刺激しない) D：両方(T：心房に同期して心室刺激　I：心室刺激抑制)

基本的なモードは３文字目までで表される

図3　シングルチャンバーの代表的なモードと心電図

AAI

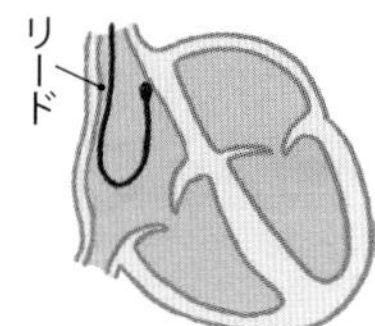

- 洞機能不全症候群(SSS)で使用されます。
- 生理的なペーシングとなります。

心房センシング(As)

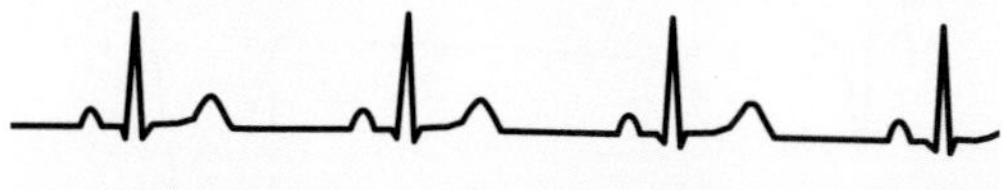

心房ペーシング(Ap)

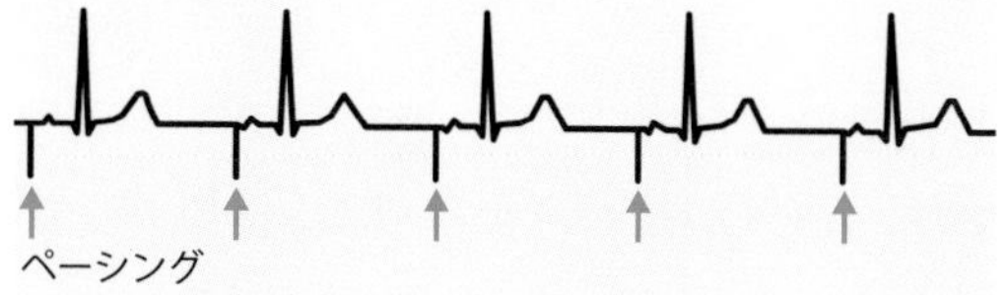

VVI

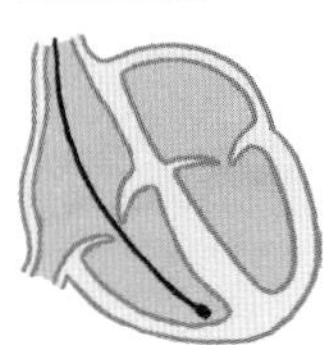

- 最も基本的なペーシングで一時的ペーシングにも使われます。
- 洞機能不全症候群、房室ブロックどちらにも適応は可能です。生理的ペーシングとなります。
- 慢性的な心房細動、心房粗動に房室ブロックを合併した場合によい適応となります。

心室センシング(Vs)

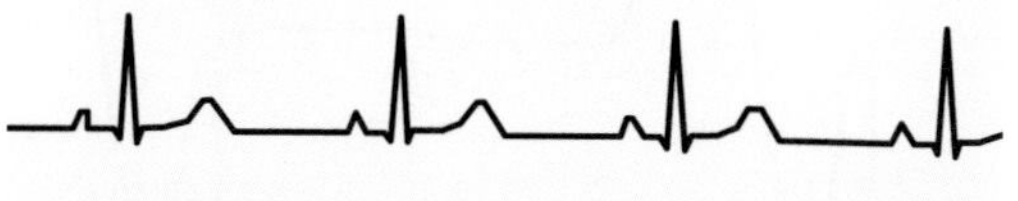

心室ペーシング(Vp)

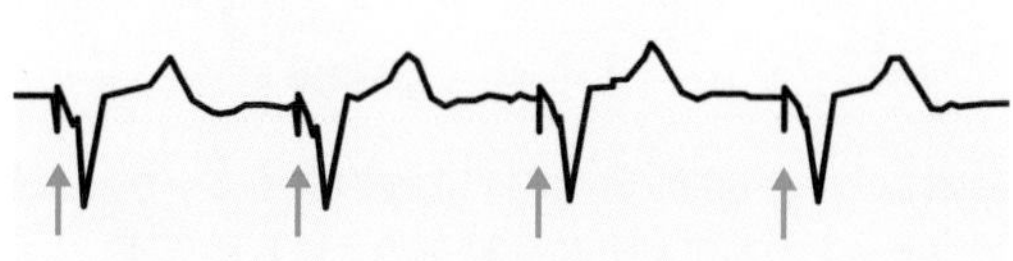

図4　デュアルチャンバーの代表的なモードと心電図

DDI

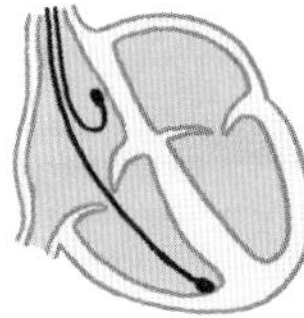

- 洞機能不全症候群、房室ブロック、特に徐脈頻脈症候群に房室ブロックを合併している症例で有用です。
- 自己のP波に同期して心室をペーシングしません。心房が自己脈（As）のときは非生理的ページングとなります。

AsVs

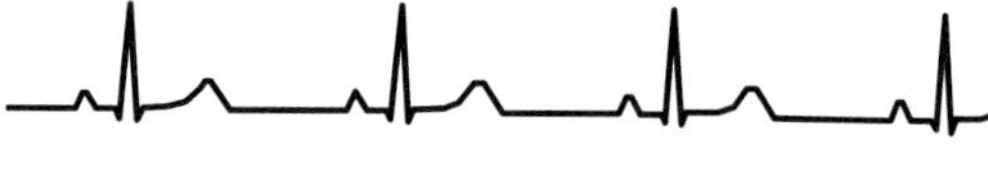

ApVs

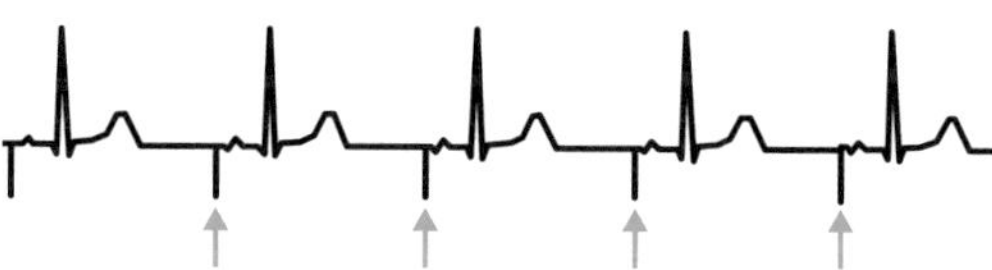

ApVp

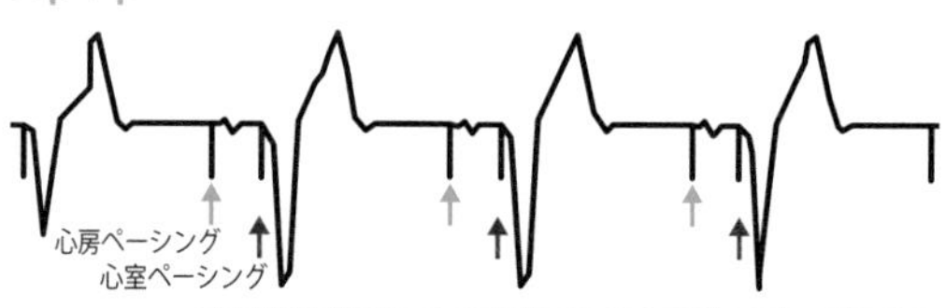

AsVp

P 波に同期して心室をページングしない

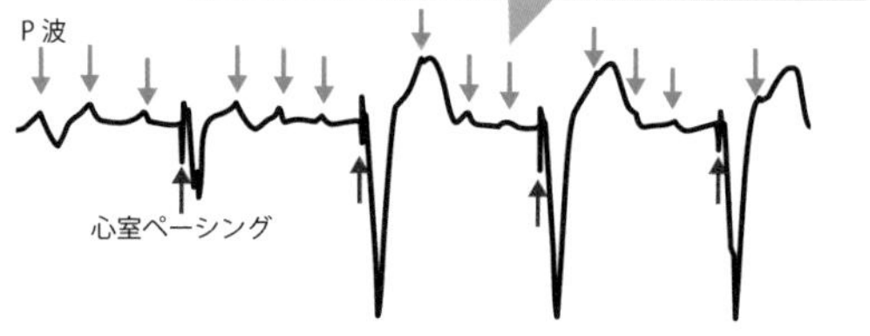

DDD

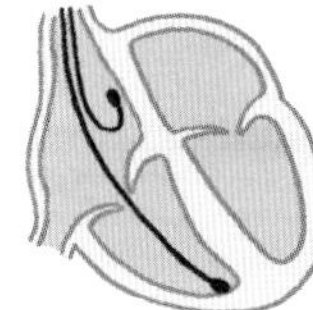

- 洞機能不全症候群、房室ブロック双方に適応可能です。
- 生理的ページングとなります。
- 上室頻拍を合併した場合、心房波（P波、F波、f波）に同期して心室が早いレートでページングされます。これを防止する目的でモードスイッチという機能を使用します。上室頻拍を検知すると、自動的にページングモードをDDDからDDIに変更します。

AsVs

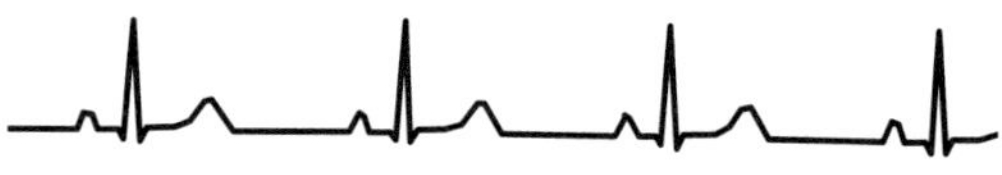

ApVs

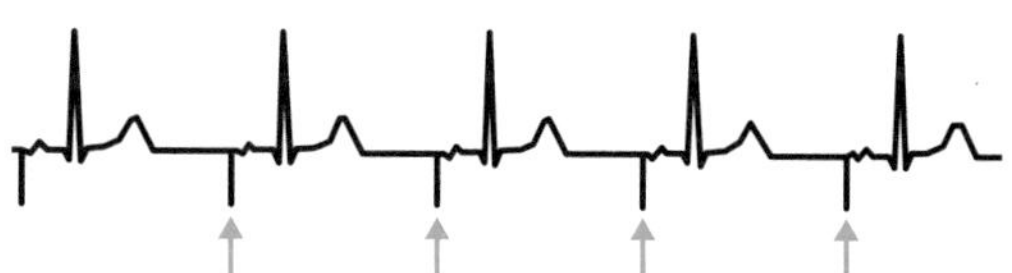

AsVp

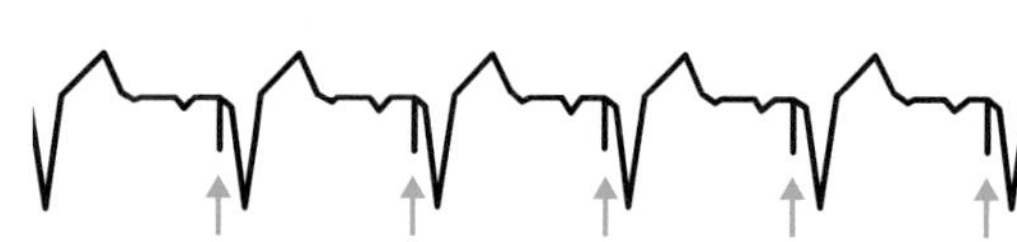

ApVp

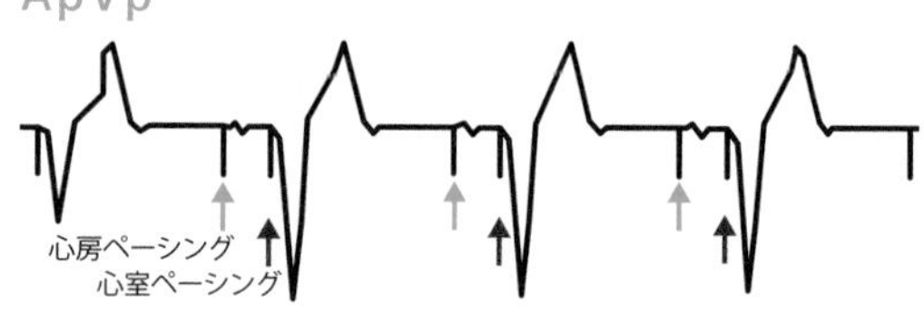

〈参考文献〉

ケネスA. エレンボーゲン, カロリー・カスザラ著, 高野照夫, 加藤貴雄監訳：ページメーカー・ICD・CRT実践ハンドブック. 医学書院, 東京, 2018.

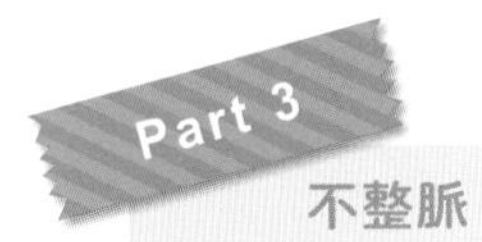

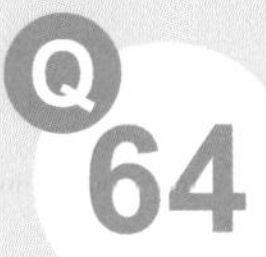

ペーシング不全、センシング不全ってどんな波形？

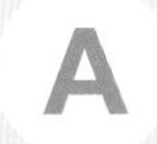

臨床工学技士
中嶋　勉

ペーシング不全は、ペーシングスパイクに続くP波、QRS波がありません。センシング不全は必要のないところにペーシングスパイクが見られます。また、本来ペーシングされるべきときにペーシングされないオーバーセンシングも危険なトラブルです。

ペーシングシステムの動作不全の種類

ペーシングシステムの動作不全の代表的なものとして、ペーシング不全、センシング不全(アンダーセンシング)、オーバーセンシングの３種類があり、心電図で異常を発見することができます。

1．ペーシング不全（図１）

ペースメーカーの刺激に心筋が反応していない状態です。

心電図では、ペーシングスパイクの直後に形成されるはずのP波やQRS波が見られません。

図1　ペーシング不全の心電図

心房のペーシング不全

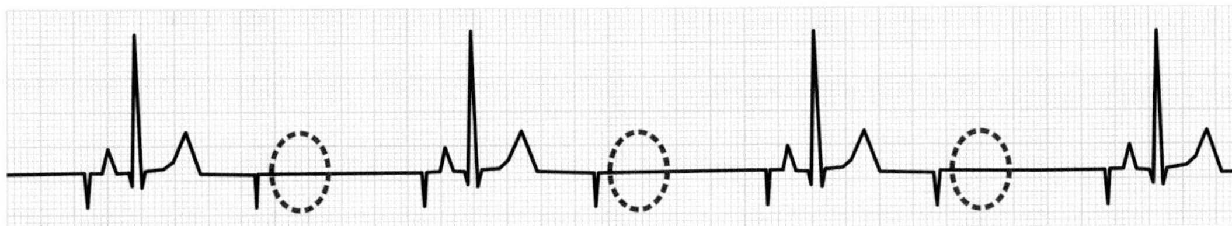

心房のペーシングスパイクに続くＰ波が脱落しています。

心室のペーシング不全

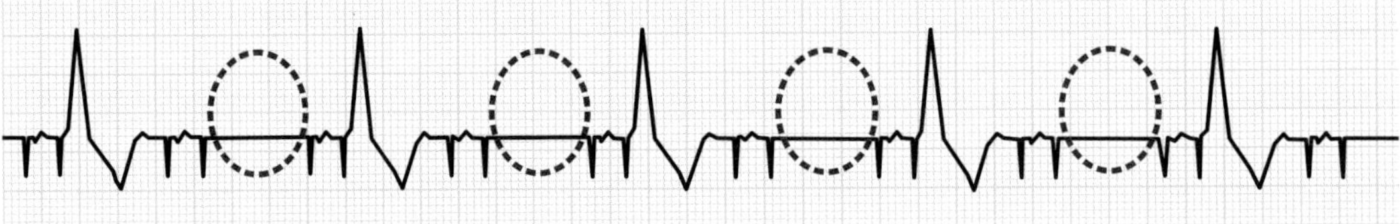

心室のペーシングスパイクに続くQRS波が脱落しています。

2．センシング不全（アンダーセンシング）（図2）

自己のP波、QRS波を感知できていない状態です。

心電図では本来必要ではないタイミングにペーシングスパイクが見られます。

心室の受攻期にペーシングされるspike on Tは**心室細動（Vf）**の原因となることがあるため、特に注意します。

図2　センシング不全の心電図

心房のセンシング不全

設定：AAI 60回/分（1.0秒＝1000msecに１回のペーシング）

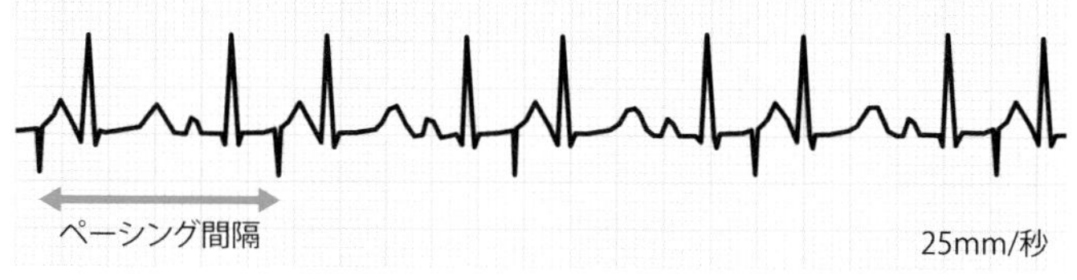

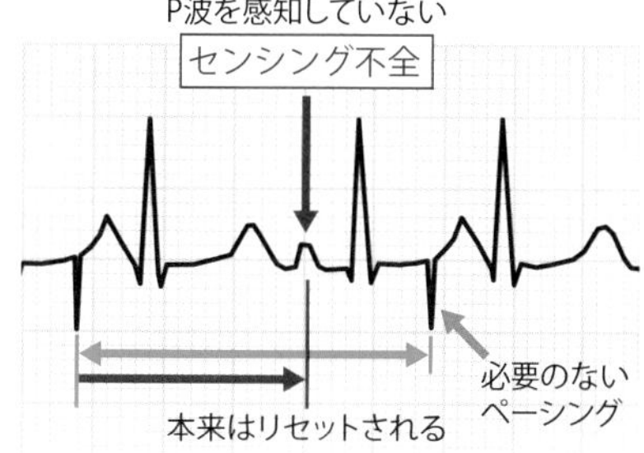

心室のセンシング不全

設定：VVI 50回/分（1.2秒＝1200msecに1回のペーシング）

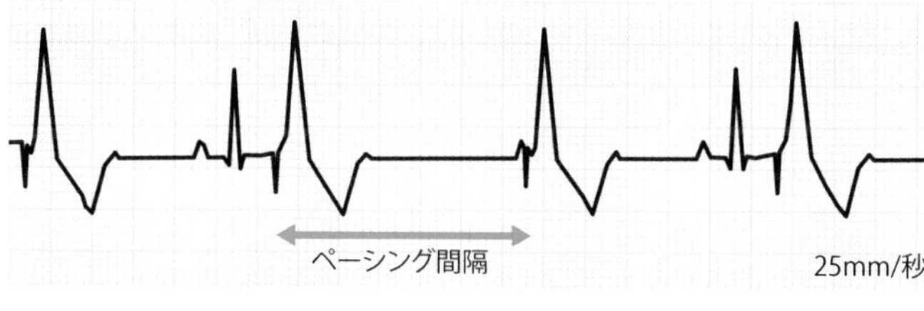

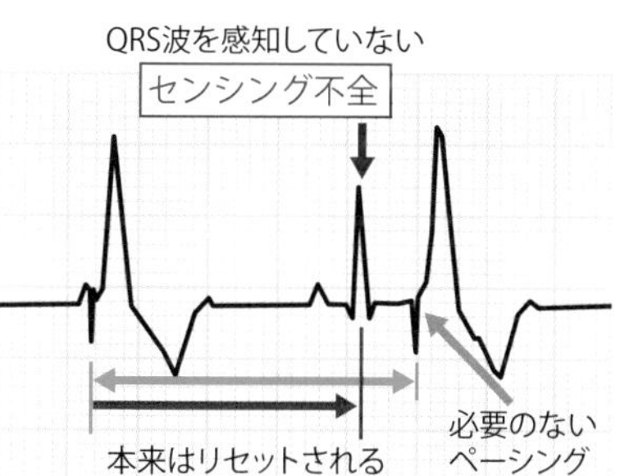

心室のセンシング不全によるspike on T

設定：VVI 50回/分
（1.2秒＝1200msecに1回のペーシング）

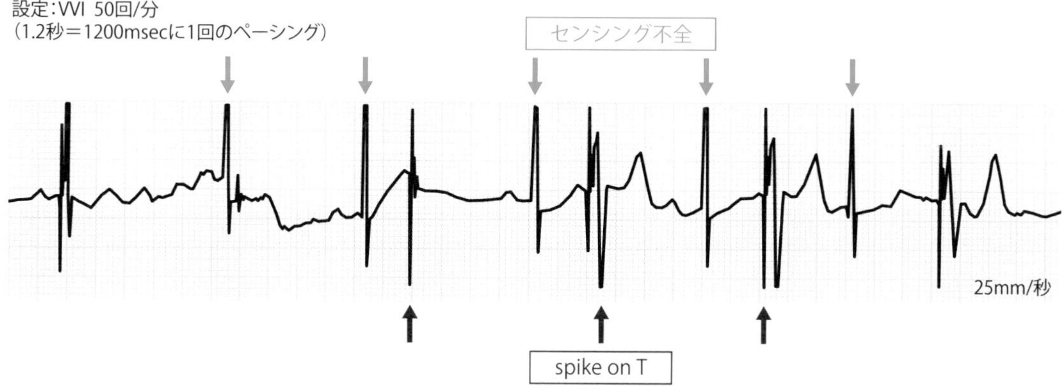

T波上で心室ペーシングされることをspike on Tといいます。

心室細動（Vf）➡Q50、60、73

3．オーバーセンシング（図3）

P波やQRS波以外の電位を検出してペーシングを抑制している状態です。

心室ではT波の電位が原因となることがあります。また、筋電位や電磁干渉もオーバーセンシングの原因となります。

オーバーセンシングでは自己脈がない場合、心停止となります。

図3　オーバーセンシングの心電図

心房のオーバーセンシング

設定：AAI 60回/分（1.0秒＝1000msecに１回のペーシング）

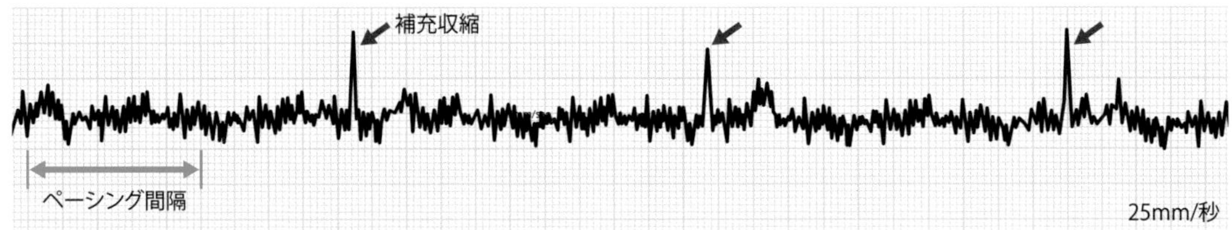

筋電位を自己のP波として検出したため、ペーシングが抑制されています。

心室のオーバーセンシング

設定：VVI 60回/分（1.0秒＝1000msecに１回のペーシング）

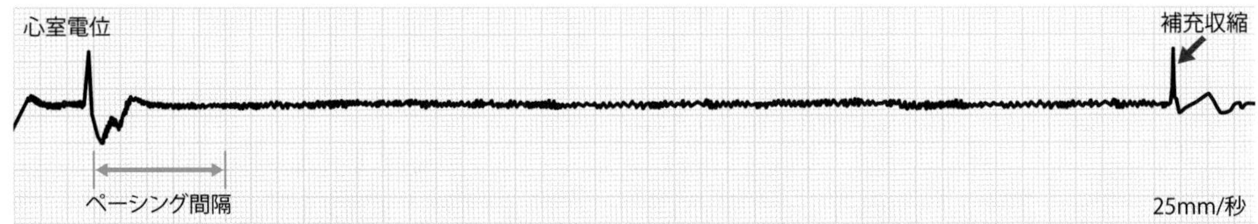

ペースメーカーに記録されていた心内心電図。
漏電による電気をQRS波として検出したため、ペーシングが抑制されています。

〈参考文献〉

1）ケネスA. エレンボーゲン, カロリー・カスザラ著，高野照夫，加藤貴雄監訳：ペースメーカー・ICD・CRT実践ハンドブック．医学書院，東京，2018.

2）堺美郎：ペースメーカー，ICDの基本と応用．副島秀久監修，荒木康幸編，IABP・PCPS・CHDF・ペースメーカ　アラーム＆トラブル対応，日総研出版，愛知，2015.

Part

4

12誘導心電図
に関するギモン

Q65 心臓の電気の伝わりかたは、心電図波形にどのように反映されているの?

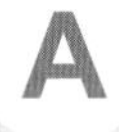

心臓の中で電気信号は刺激伝導系を伝わっていきます。心電図波形は、測定部位に向かってくる電位をプラス、逆に離れていくとマイナスとして反映します。

医師
村田　誠

電気信号の伝わりかた

心臓は筋肉の塊で、心筋1つひとつが個別に収縮したのでは、良好な血液の拍出はできません。心臓の中の電気信号の伝わりかたは決まっており、この伝導に沿って心筋が収縮していくことで、有効な心拍出量が得られます。心臓の中を電気が伝わる一連の流れを刺激伝導系といいます。

◎刺激伝導系

❶洞結節は右心房の右上奥にあり、ここから刺激が始まります。
❷心房内を3つに分かれ、刺激は右心房から左心房へ伝播し、一部は心室へ刺激を伝えるべく、房室結節に伝わります。
❸次にヒス束に伝わり心室内へ伝導します。
❹心室では右脚と左脚に分かれ、それぞれ心室中隔を上から下に通り、心尖部を回るように伝わっていきます。左脚は途中で、前脚と後脚に分かれます。
❺さらにプルキンエ線維に伝わり、刺激が心室全体に伝わります。

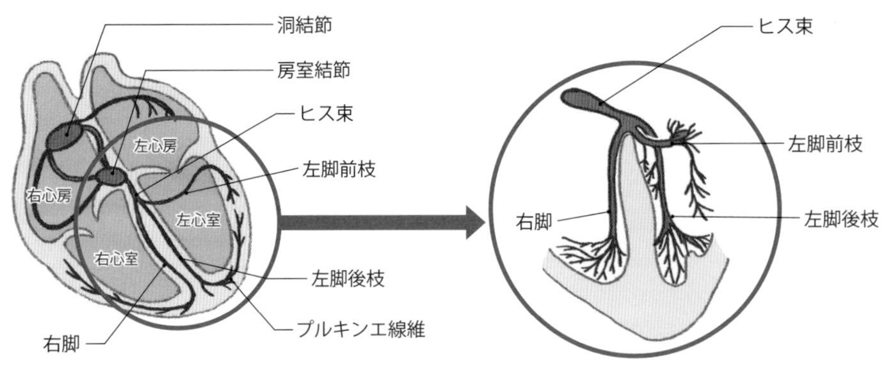

電位の方向と波形

12誘導心電図は、測定部位に向かってくる電位をプラス(陽性)、逆に離れていくとマイナス(陰性)ととらえます。

それぞれ水平面と垂直面を考えます(**図**)。心房は右心房が先に興奮し、左心房が次に興奮します。心房から心筋に伝わると、順番としてまず中隔が興奮します。中隔では左心室側にプルキンエ線維があるので、中隔は左心室から右心室側に刺激が伝わります(V_4〜V_6では離れていくので小さなq波となります)。

次に左心室が心内膜側から心外膜へ伝わるので、V_4〜V_6付近では大きなR波となります。

その後左心室基部が興奮します。V_4〜V_6付近から見ると遠ざかるのでS波となります。

図　心房・心室と心電図のとらえかた

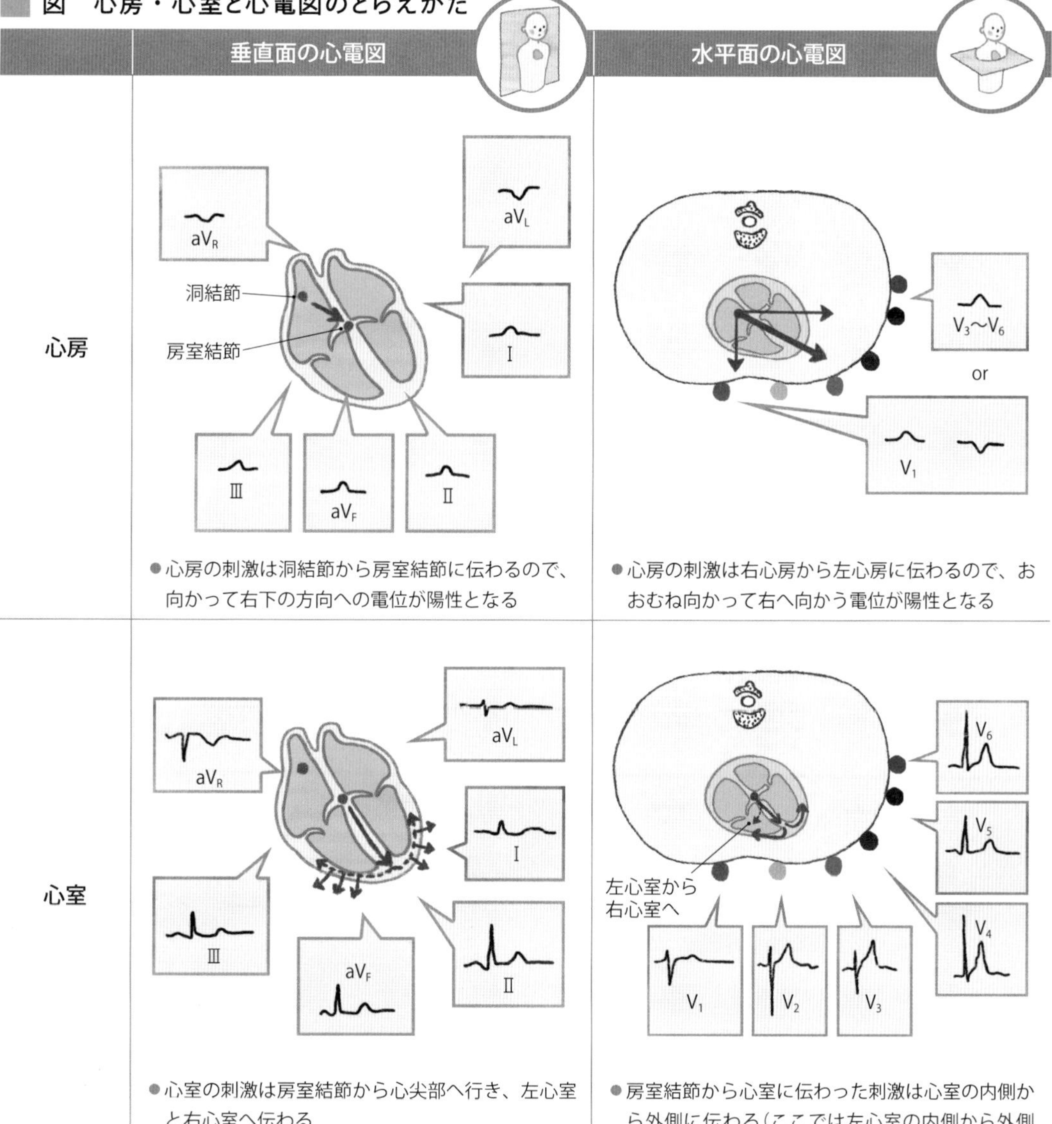

- 心房の刺激は洞結節から房室結節に伝わるので、向かって右下の方向への電位が陽性となる
- 心房の刺激は右心房から左心房に伝わるので、おおむね向かって右へ向かう電位が陽性となる
- 心室の刺激は房室結節から心尖部へ行き、左心室と右心室へ伝わる
- 房室結節から心室に伝わった刺激は心室の内側から外側に伝わる(ここでは左心室の内側から外側に向かう電位を考える)

Q66 感度は同じなのに、QRS波が大きい人と小さい人がいるのはなぜ? QRS波の大きさの違いは何?

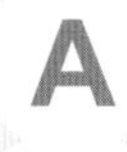

A QRS波の大きさは電位の高さを表します。波形の大きさは、体型や心臓以外の疾患によっても変化します。

看護師
加藤賢治

QRS波の大きさは電位の高さ

QRS波の大きさは心室が興奮する際の電位の高さを示します。QRS波が大きい場合を高電位、小さい場合を低電位といい、心室内の電気エネルギー量に影響されます。

高電位になる状況として多いのは、心室肥大です。心室肥大は右心室または左心室、あるいは両方の筋肉量が増え、心室壁が厚くなる状態です。筋肉量の増加により収縮時の電気エネルギーも増加するため、対応する誘導で高電位となります。

左室肥大は高血圧や弁膜症などが原因となり、左心室に対応したⅠ、aV_L、V_5、V_6の誘導でR波が高くなります。右室肥大はV_1でR波が高くなります。

逆に、虚血性心疾患などにより心筋の障害が起こると、心臓自体の動きが小さく、電気エネルギーが小さくなるため、低電位となります。

心疾患以外による電位への影響

QRS波の大きさは、心疾患以外による影響を受けている場合もあり、心臓と電極の間の電気抵抗が大きい(電気エネルギーを遮るものがある)と低電位となります。

心臓からの電気エネルギーを遮るものとしては、脂肪組織(肥満)、気体(肺気腫や気胸)、液体(胸水や心膜液(**図**)、前胸部の浮腫)などが挙げられます。やせ型で胸壁と心臓が近いと、遮るものが少ないため、高電位となります。

また、誘導によってもQRS波の形は変わるため、特に1つの波形で持続的に心電図をモニタリングする場合には、電極の貼る位置が変わると波形が大きく変わってしまいます。変化を確認したい場合には、電極の位置を同じにするか、12誘導心電図で比較するとよいでしょう。

図　心膜液の貯留(心エコー像)

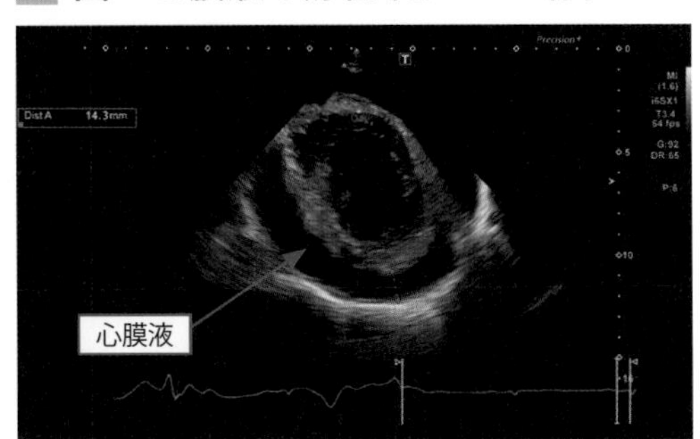

心膜液（液体）の貯留により心筋と電極の間が遮られ、電気エネルギーが伝わりにくくなります。

 高電位と低電位➡Q87コラム

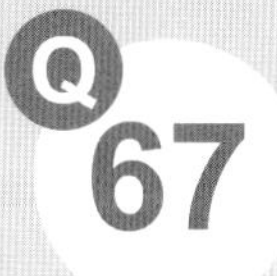 Q67 収縮期と拡張期は心電図のどの部分？ 脈が速くなると、PQ時間、QT時間、T波とP波の間隔は全部短くなるの？

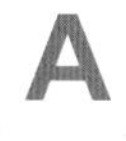

A **R波の頂点からT波の終わり付近までが収縮期で、T波の終わり付近から次のR波までが拡張期です。脈が速くなると拡張期が主に短縮します。**

臨床検査技師
小林康之

心周期とは

心臓が収縮と拡張を周期的に行っていることを心周期といい、心室が収縮しているときを収縮期、弛緩しているときを拡張期といいます。

収縮期は等容性収縮期（Ⅰ）と駆出期（Ⅱa~b）、拡張期は等容性拡張期（Ⅲ）と充満期（Ⅳa~c）に分けられます**（図1）**。

図1　収縮期と拡張期

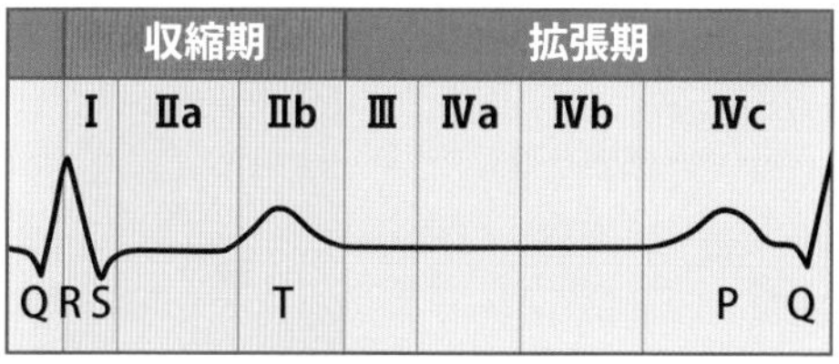

収縮期			拡張期			
Ⅰ	Ⅱa	Ⅱb	Ⅲ	Ⅳa	Ⅳb	Ⅳc
QRS		T				P Q

収縮期	Ⅰ：等容性収縮期	心室内圧が心房内圧を上回って房室弁が閉じ、動脈弁も閉じている（心室内の容積が一定）
	Ⅱa：急速駆出期	動脈弁が開き、勢いよく血液が駆出される
	Ⅱb：低減駆出期（緩徐駆出期）	まだ心室内の血液を駆出しているが、Ⅱaに比べると緩徐に駆出される
拡張期	Ⅲ：等容性拡張期	動脈弁が閉じ、房室弁も閉じている（等容性収縮期同様、心室内の容積が一定）
	Ⅳa：急速充満期	心室内圧が心房内圧を下回って房室弁が開き、勢いよく血液が流入してくる
	Ⅳb：低減充満期（緩徐充満期）	心室内への血液流入が緩徐になる
	Ⅳc：心房収縮期	心房が収縮して心房から心室へ血液が流れ、房室弁が開いている

左室流入血流波形（心エコー図）で確認

脈が速くなったときの状況を、左室流入血流波形で見てみましょう。E波は心室の拡張早期に左心房から左心室に流入する血流速度、A波は左心房収縮により左心室に流入する血流速度で、その最大流速比は左室拡張能の指標として利用されます。

通常は心室収縮時間よりも心室拡張時間が長くなりますが、運動などで心拍数が上昇すると収縮期よりも拡張期（Ⅳb）が短縮するため、E波とA波が近づきます。さらに心拍数が上昇すると、E波とA波が融合して区別できなくなります（図2）。

図2　心周期と左室流入血流波形

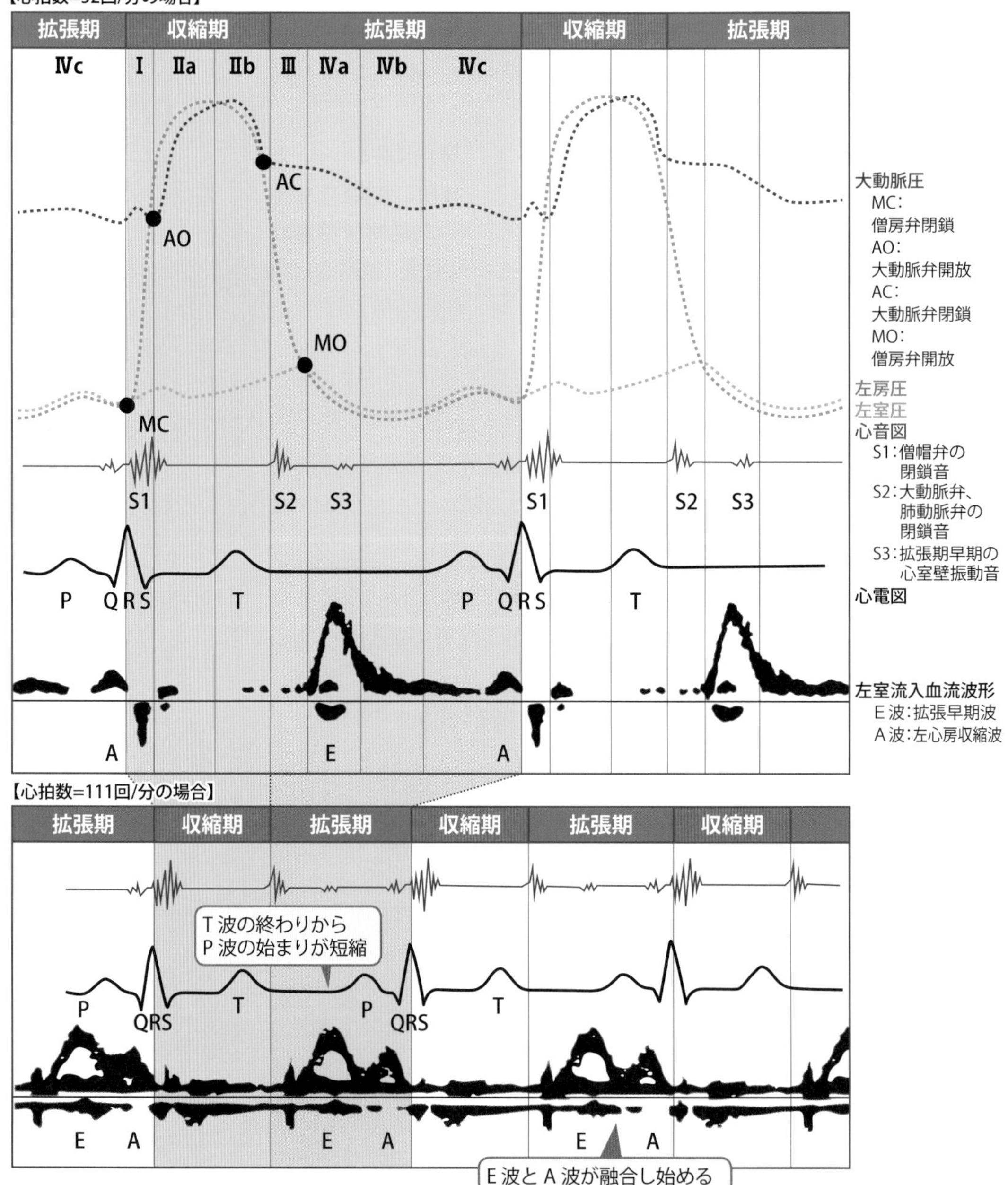

Q68 イプシロン波、J波って何？

A 医師 三樹祐子

イプシロン波は、V_1〜V_3誘導でQRS波終末とT波の間にノッチ（小さな尖った波形）を認めるものです。
J波は、QRS下行脚のスラー（鈍な下行脚）あるいはノッチを認めるものです。

イプシロン（ε）波とは

イプシロン波は、不整脈原（源）性右室心筋症（ARVC）に特異的な心電図所見とされ、ARVCの約30％に認められます。

V_1〜V_3誘導において、QRS波終末とT波の間にノッチ（小さな尖った波形）が見られます（図１）。その成因は脱分極*・伝導異常とされています。

不整脈原性右室心筋症では、右室心筋の変性により右心室が拡大し、右室起源の不整脈が生じます。進行性の心筋症であり、若年者の突然死の原因となるため、早期に発見し、治療することが重要です。

＊脱分極：細胞内に陽イオンが流入して、電位がプラスに傾くこと。心筋では、興奮が伝わること。

図1　イプシロン波

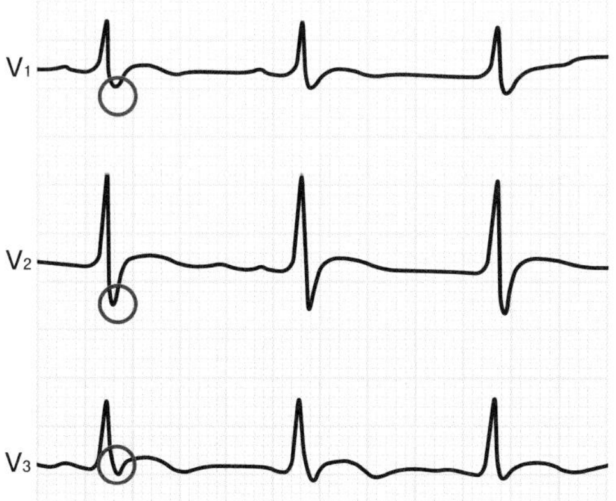

QRS 波終末と T 波の間にノッチ（小さな尖った波形）を認めます。

J波とは

J波（早期再分極*）は、健常人や若年アスリートによく見られる心電図として知られています。

J点（QRS波からSTに至る部分）の上昇として、QRS下行脚のスラー（鈍な下行脚）あるいはノッチを認めます（**図2**）。J波を認める症例で**心室細動（Vf）**をきたす例があることは古くから報告されていました[1)]。

心室細動を発症したものの心疾患が認められない場合には特発性心室細動と診断しますが、2008年にHaïssaguerreらによって特発性心室細動のうち、31％で下壁または側壁誘導に1mV以上のJ波を認める（健常群では5％）ことが報告され、早期再分極症候群（ERS：early repolarization syndrome）という疾患概念が提唱されました[2)]。

J波の成因については、脱分極相、再分極相のいずれの異常でも説明が可能であることが報告されています。

また、早期再分極症候群とブルガダ（Brugada）症候群➡Q36は臨床的類似点も多いため、これらを総じてJ波症候群と称することもあります。

＊再分極：細胞内から陽イオンが流出して、電位がマイナスに傾くこと。心筋では、興奮から回復すること。

図2　J波

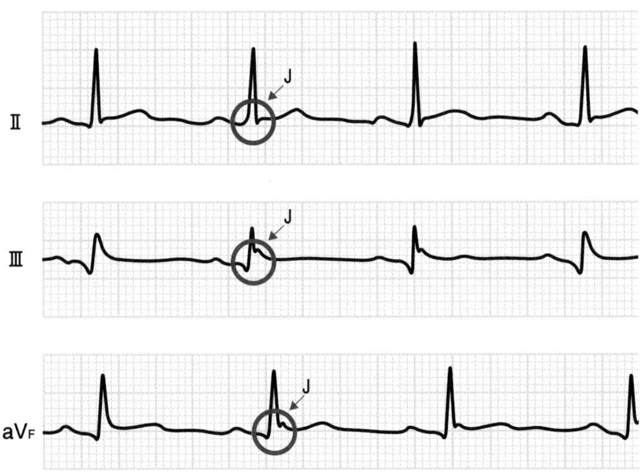

QRS 下降脚にスラー（鈍な下行脚）あるいはノッチを認めます。

〈引用・参考文献〉

1）日本循環器学会，日本心不全学会：心筋症診療ガイドライン（2018年改訂版）．2019. https://www.j-circ.or.jp/cms/wp-content/uploads/2020/02/JCS2018_tsutsui_kitaoka.pdf（2021.05.10アクセス）

2）Haïssaguerre M, Derval N, Sacher F, et al. Sudden cardiac arrest associated with early repolarization. *N Engl J Med* 2008; 358: 2016-2023.

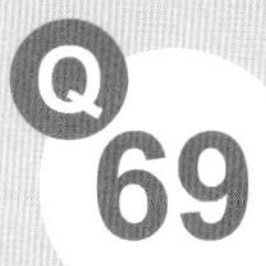

Q69 デルタ波って何?

A **WPW症候群で見られる心電図波形で、その形がギリシャ語のデルタ(Δ)に似ているのでデルタ波と呼ばれています。**

看護師
住谷京美

デルタ波はケント束がある「しるし」

心房の興奮は、一度房室結節に集められ心室に伝わります。しかし、先天的に副伝導路があり、房室結節よりも早く心室に伝えてしまう疾患があります。これを早期興奮症候群といい、その1つが副伝導路(ケント束)のあるWPW症候群 です。

ケント束は房室弁輪に付着しており、心房の興奮を直接心室に伝えます。その興奮は刺激伝導系のヒス束よりもゆっくり伝わるため、心電図ではP波のあとのQRS波がゆっくり立ち上がった波形になります(**図1、2**)。その形がギリシャ語のΔに似ているためデルタ波と呼ばれ、QRS波の幅が狭いタイプと広いタイプに分かれます。

ケント束は部位によって3タイプあり、12誘導心電図を用いると部位を推測することが可能です。

図1　房室副伝導路(ケント束)とデルタ波

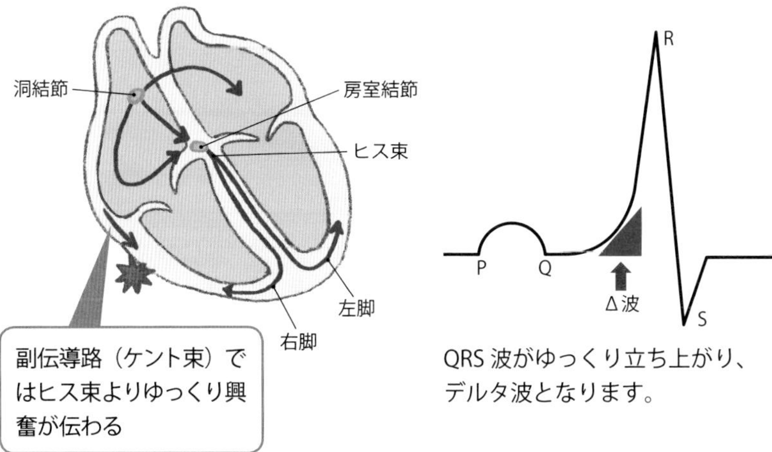

WPW症候群➡Q29、49

図2　デルタ波の認められる12誘導心電図

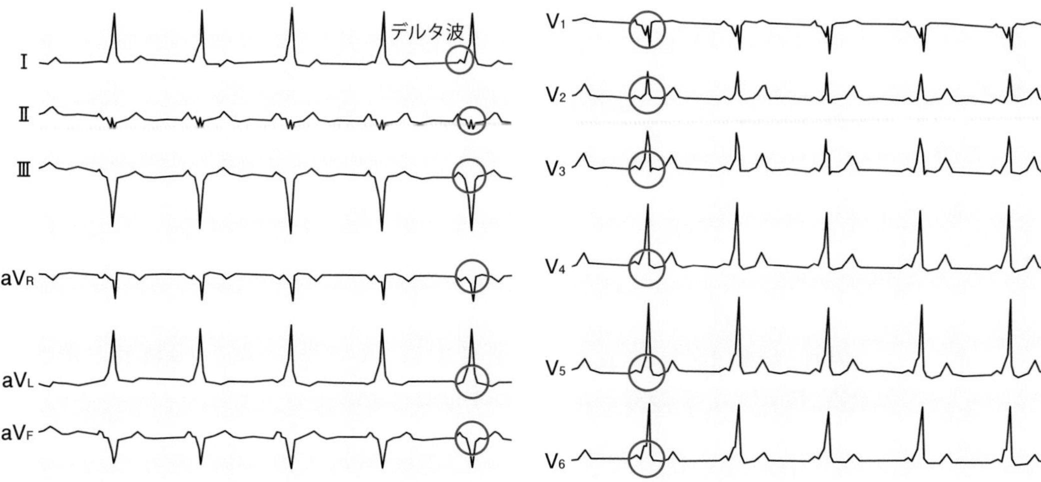

デルタ波があると危険！

房室結節と房室副伝導路との間で興奮がぐるぐると回り頻脈を起こすことがあります。これを**房室リエントリー性頻拍（AVRT）**といい、突然始まり突然終わるのが特徴です。デルタ波がないWPW症候群もあるため、電気生理学的検査で診断します。

もう１つは**発作性心房細動（PAfib）**です。心房細動は心房の興奮が350〜600回/分にもなります。デルタ波があり常にケント束から興奮が伝わっているWPW症候群との併発では、心房の興奮すべてが心室へ伝わり、RR間隔が不整の**偽性心室頻拍（pseudo-VT）**を起こし**心室細動（Vf）**へ移行することがあります。突然死の原因にもなり、積極的な治療が必要です。

WPW症候群は高周波アブレーションにより約95%が根治が可能です。

房室リエントリー性頻拍（AVRT）➡Q8、45　発作性心房細動（PAfib）➡Q21
偽性心室頻拍（pseudo-VT）➡Q29、49

Q70 四肢誘導と胸部誘導で電極を10個貼付するのに、どうして12誘導なの？

A

看護師
住谷京美

10個の電極で、Ⅰ、Ⅱ、Ⅲ、aV_R、aV_L、aV_F、V_1～V_6の計12種類の誘導波形を測定しています。Ⅰ、Ⅱ、Ⅲ誘導は双極肢誘導、aV_R、aV_L、aV_Fは単極肢誘導、V_1～V_6は単極胸部誘導により測定します。

双極肢誘導（Ⅰ誘導、Ⅱ誘導、Ⅲ誘導）

1903年世界ではじめて心電図をとったアイントーフェン（Einthoven）は、右肩と右手、左肩と左手、下腹部と下肢は同じ電位ということを発見しました。右手、左手、左足（右足はアース）の３点を結んだ三角形のことを、発見者の名をとってアイントーフェンの三角形といいます（図１）。

Ⅰ誘導（右手－左手の電位差）、Ⅱ誘導（右手－左足の電位差）、Ⅲ誘導（左手－左足の電位差）が測定でき、２つの電極間の電位差を見ているので、双極肢誘導（標準肢誘導）といいます。

単極肢誘導（aV_R、aV_L、aV_F）

ゴールドバーガー（Goldberger）は、三角形の頂点の１つを関電極に、残りの２点の結合電極を不関電極とし、各頂点から見た電位を増幅（augmented）させることで電位測定できるようにしました。これを単極肢誘導（ゴールドバーガーの増大単極肢誘導）といいます。

aV_R（右肩から見た電位）、aV_L（左肩から見た電位）、aV_F（下肢から見た電位）が測定できます。

すべてアイントーフェンの三角形を基に測定できています。そのため、V_1～V_6の単極胸部誘導のみ装着しても心電図は何も現れません。

図1　四肢誘導

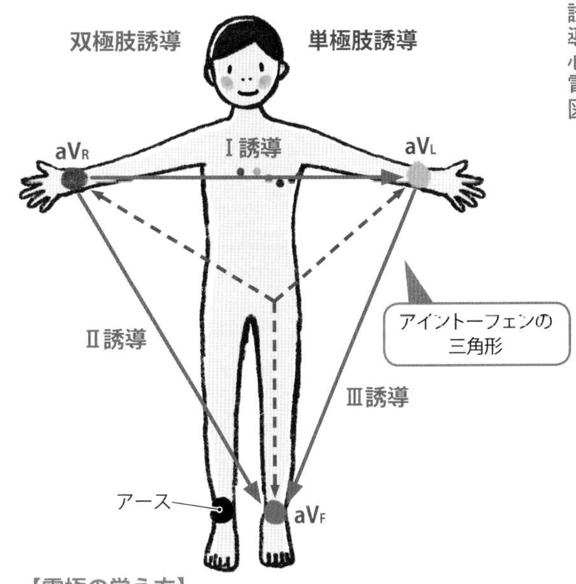

単極胸部誘導(V_1〜V_6)

ウィルソン(Willson)は、Ⅰ〜Ⅲ誘導の電位の合成はほぼゼロになることを発見しました(ウィルソンの結合電極)。その地点を不関電極として胸部にV_1〜V_6の関電極をつけることで、直下にある心臓部位の電位を測定しました。これを単極胸部誘導といいます(**図2**)。

図2　単極胸部誘導

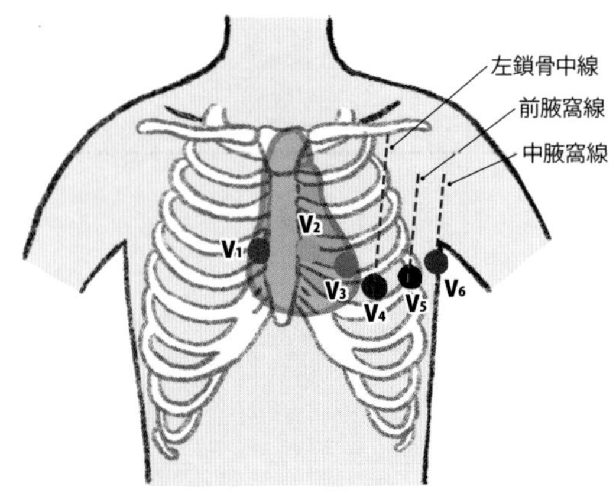

【電極の覚え方】
①**せ**(赤) **き**(黄) **ぐ**(緑) **ち**(茶) **く**(黒) **ん**(紫)
②**あ**(赤) **き**(黄) **緑**(緑) **茶**(茶) **く**(黒) **む**(紫)
③**あ**(赤) **き**(黄) **み**(緑) **ちゃん**(茶)**のブラ**(黒) **はむらさき**(紫)

Column

アメリカ人の看護師に、電極の赤と黄色を貼り間違えたと話したら、意味がわからないと言われた。電極の色って国際標準じゃないの?

電極の色は国際規格で定められていますが、コード1とコード2の2種類があります。コード1は日本やヨーロッパ、コード2はアメリカ、オーストラリア、ニュージーランドで使われているようです。

電極は貼る位置によって波形が変わってしまうため、決められた位置に正しく貼ることが大切です。自分の覚えやすいゴロ➡Q70で覚えましょう。　(吉田知香子)

▼心電図コードの国際規格

コード1		コード2	
識別記号	カラーコード	識別記号	カラーコード
R	赤	RA	白
L	黄色	LA	黒
F	緑	LL	赤
C	白	V	茶色
C1	白／赤	V1	茶色／赤
C2	白／黄色	V2	茶色／黄色
C3	白／緑	V3	茶色／緑
C4	白／茶色	V4	茶色／青
C5	白／黒	V5	茶色／橙色
C6	白／紫	V6	茶色／紫

〈参考文献〉

日本産業規格の簡易閲覧：JIST0601-2-25：2014 (IEC 60601-2-25：2011).

心臓が右にある人の電極の貼りかたは？ V_{3R}って何？

A

心臓が右にある右胸心のときは、四肢誘導、V_1、V_2は通常と同じ位置、V_3~V_6は右側に鏡で映したような位置に貼ります。V_{3R}はV_3の左右対称位置のことです。

看護師
萩原里枝子

右胸心とは

先天的に心臓の大部分が右側に位置する場合を、右胸心といいます。

なかでも、左心と右心および全内臓も逆位にあり、左右が鏡に映したような鏡像関係にある「鏡像型右胸心」が最も発生頻度が高いとされています。心臓自体の左右が逆になるため、電極の貼付する位置も変わります。

1．通常どおり電極を貼った場合

右胸心の患者さんに通常どおり電極を貼ると、Ⅰ誘導のＰ波が陰性となり、Ⅱ誘導とⅢ誘導、aV_RとaV_Lがそれぞれ入れ替わり、V_1からV_6へ向かうにつれてQRS波が小さくなります（図１）。四肢誘導の左右つけ間違い ➡Q72 に似ていますが、右胸心では胸部誘導にも変化があります。

図1　右胸心の患者さんに通常どおり電極を貼った心電図

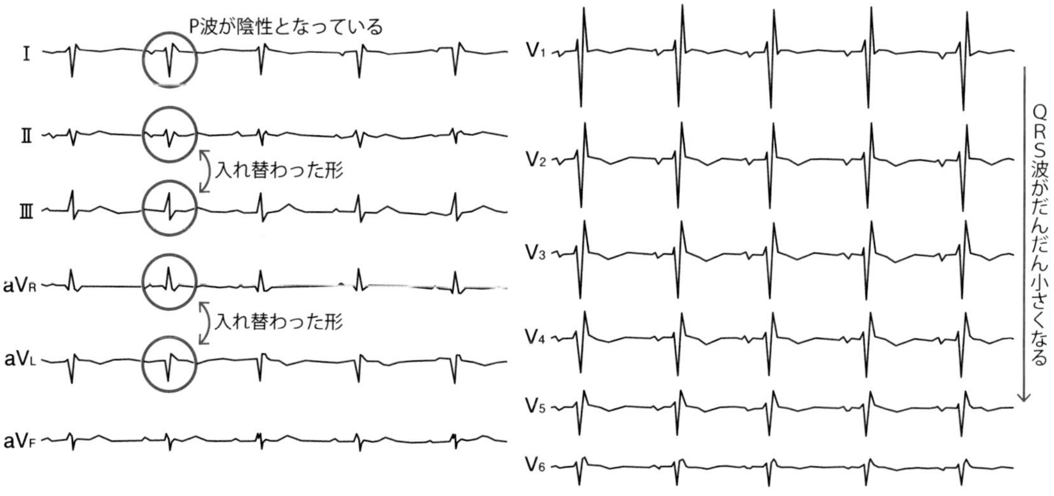

2．右胸心での心電図電極の貼りかた

当院では、四肢誘導 ➡Q70 は通常 12 誘導心電図と同じ位置、V_1、V_2 は通常心電図と同じ位置、V_3 ～ V_6 は右側に鏡で映したような位置に電極を貼ります（図 2）。心電計の V_{3R} ～ V_{6R} を設定して記録し、「右胸心」のコメントを記録します。

また、はじめて心電図検査を行うときは、通常の 12 誘導心電図を行ってから、右誘導心電図を行います。病院や医師によって方法が異なることがあるため、勤務先で確認してください。

また、心筋梗塞の右室梗塞を疑うときに、確認のために同様の方法で心電図を行うことがあります。

図2　右胸心での胸部誘導

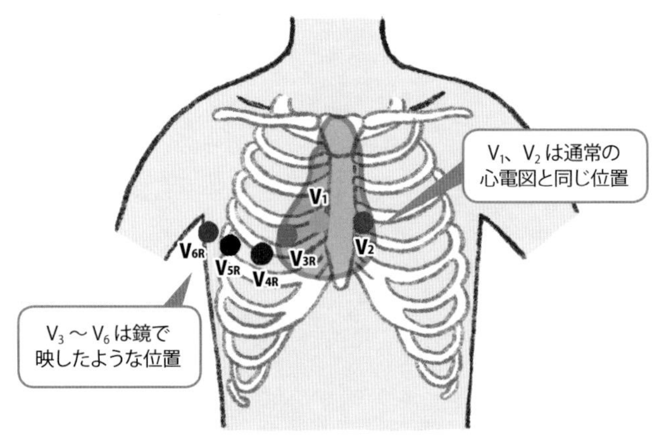

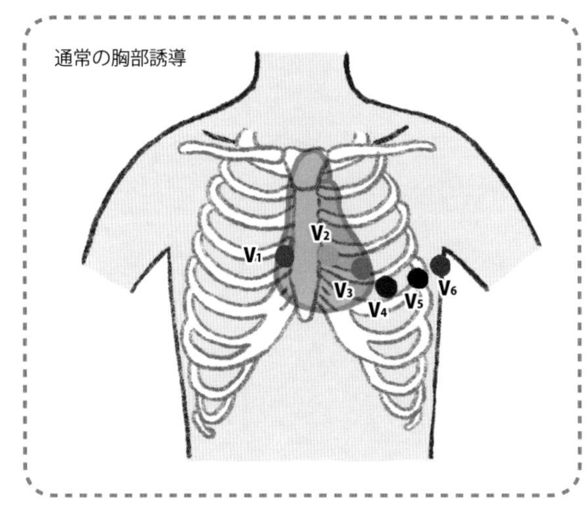

Q72 四肢誘導の左と右を間違えるとどうなるの？ つけ間違いに一発で気づく方法は？

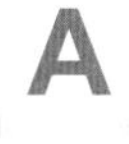

I誘導のP波が陽性であるか、また、aV_R誘導が陰性であるかを見れば一目瞭然です。

臨床検査技師
小林康之

左右を逆につけた場合の心電図変化

四肢誘導➡Q70の左右の手を逆につけると、心電図波形はⅠ誘導が反転し、Ⅱ誘導とⅢ誘導、aV_RとaV_Lが入れ替わります(図1)。

胸部誘導は変化はなく、左右の足を逆につけても変化しません。

通常は心臓内で右側から左側に電気信号が流れるため、正しい誘導では、Ⅰ誘導のP波は陽性(上向き)で、aV_R誘導が陰性(下向き)になります。

四肢誘導の左右の手を逆につけるとⅠ誘導のP波が陰性(下向き)に、aV_R誘導が陽性(上向き)になります。

図1　左右の電極をつけ間違えた場合の心電図

正しい誘導
左右の手を逆につけた場合
左右の足を逆につけた場合
反転
入れ替わり
I
Ⅱ
Ⅲ
aVR
aVL
aVF
変化なし

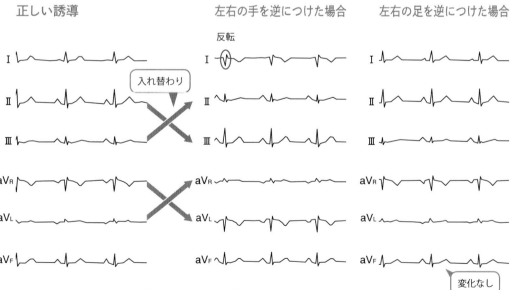

左右の手を逆につけるとⅠ誘導が反転し、Ⅱ誘導とⅢ誘導、aV_R と aV_L が入れ替わります。
左右の足を逆につけても変化はありません。

左右を逆にした場合に注意を要する心電図

左房調律や右胸心 ➡Q71 ではⅠ誘導のＰ波が陰性化します。そのため、左房調律で右軸偏位 ➡Q6 の患者さんや、右胸心の患者さんで四肢誘導の左右の手を逆にすると、一見正常の心電図と間違えることがあるので、注意が必要です（図２）。

図2　左房調律で右軸偏位の患者さんで、左右の手を逆につけた場合の心電図

左房調律 + 右軸偏位

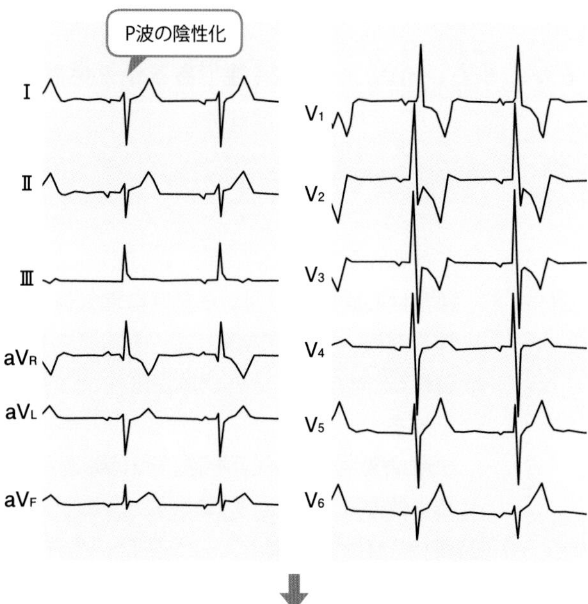

左右の手を逆につけた場合

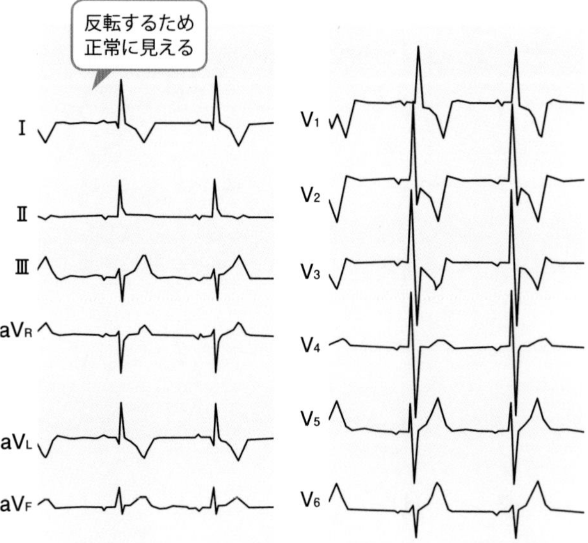

左右の手を逆につけると正常に見えるため、注意が必要です。

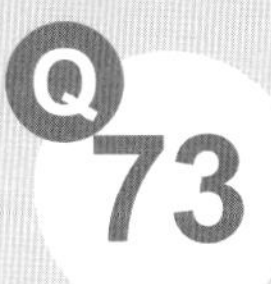

Q73 急患室で、心電図から欲しい情報って何?

A 看護師 為谷優美子

心拍数、リズムの所見、波形の所見です。どのような波形が出現しているのか、早急な処置を必要とする心電図なのかを見きわめます。

急患室で心電図を読むポイント

急患室では、心拍数、リズムの所見、波形の所見に注意して観察します。

1．心拍数

心拍数が100回/分以上、40回/分以下か、心拍数は徐々に変化したのか、急に変化したのか見ます。

2．リズムの所見

RR間隔は規則的か、不規則か見ます。

3．波形の所見

P波の有無、QRS幅、形の変化、ST変化、T波の増高などです。

モニター心電図では1つの誘導しか表示されないため、診断ができないことがあります。そのため、12誘導心電図を記録し、早急な処置ができるように準備をすることが必要です。

患者さんの症状から急性心筋梗塞、狭心症を疑ったときは12誘導心電図を記録し、虚血部位、発症経過の予測を行って、緊急性があるかを判断します。

緊急性が高い波形

緊急性が高い波形には、**心室細動（Vf）**、**心室頻拍（VT）**、**完全房室ブロック（CAVB）**があります。血圧低下、意識消失などの症状も合わせて観察します。

1．心室細動（Vf）（図1）

心室細動ではQRS波は幅広く、RR間隔も不規則で大小さまざまな細動波が見られます。心臓の機能は完全に消失した状態です。

すぐに除細動、胸骨圧迫、心肺蘇生が必要です。

心室細動（Vf）➡Q50、60

図1　心室細動の心電図

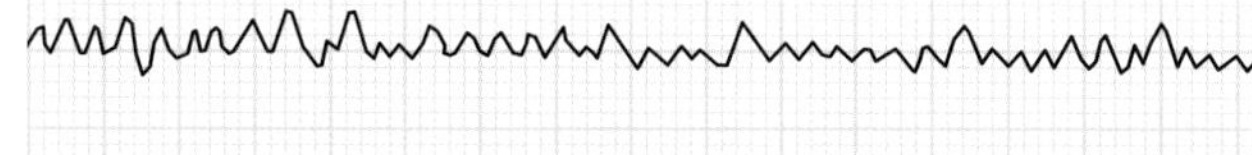

高さ、幅ともに一定しない細動波が見られます。
きわめて速いリズムで電気が流れている状態であり、心室は有効な収縮を行えていません。

2．心室頻拍(VT)(図2)

心室頻拍では、幅広のQRS波が規則的なリズムで出現します。心拍が速いほど血行動態の悪化をきたしやすく、心室細動へ移行する危険があるため、早急に停止させる必要があります。

血圧、意識レベルの確認もします。

図2　心室頻拍の心電図

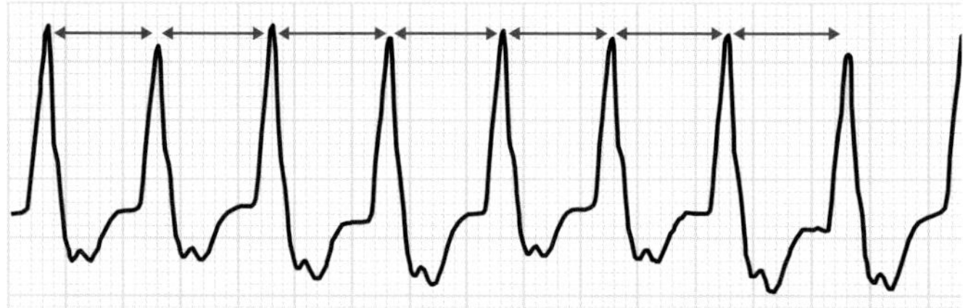

P波を先行しない幅の広いQRS波が連続しています。RR間隔（⟷）は一定です。

3．完全房室ブロック(CAVB)(図3)

完全房室ブロックでは徐脈、RR間隔が不規則、P波とQRS波は独立します。正常な電気刺激が心室にうまく伝わらず全身へ血液が送れない状態です。

意識レベル、血圧、自覚症状(めまい、ふらつきなど)を確認します。

図3　完全房室ブロックの心電図

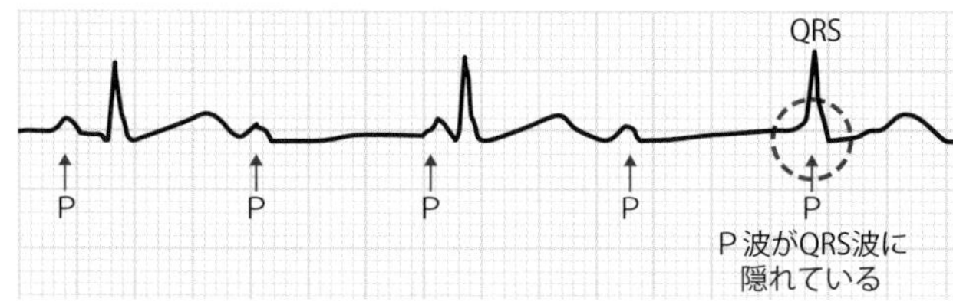

P波とQRS波はまったく独立しています。

妊婦の心電図では、胎児の心拍が入ったりしないの?

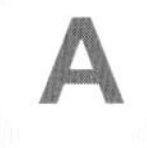

看護師
吉田知香子

正常妊婦200人中179人（89.5%）の心電図に胎児心拍が確認されたという報告があり、胎児の心拍が入る可能性はあります。

胎児の心電図

胎児の心電図の電位（5μVから20μV）は、母親の電位（約1000μV）と比較すると、200分の1から50分の1であり、微弱な電流しか出ていません。しかし、妊婦の心電図の中には、胎児の波形が計測されています（**図**）。

以前は、妊婦の心電図をとることで胎児の位置、つまり頭位（正常）か骨盤位（逆子）かの判定も行われていましたが、1970年以降、胎児超音波検査（エコー検査）が普及して、胎児の内臓などの形態異常や機能異常がないかを確認できるようになると、妊婦の心電図から読み解く方法は使われなくなりました。

胎児の電流は微弱だといっても、妊婦の心電図をとったときに、これは何だろうと思われる波形が計測される可能性はあります。看護師は心電図を見て診断はしませんが、女性で何か違う波形が見られると思ったときは、妊娠しているかどうかを確認しましょう。

図　胎児の心拍が入った心電図

頭位（正常）

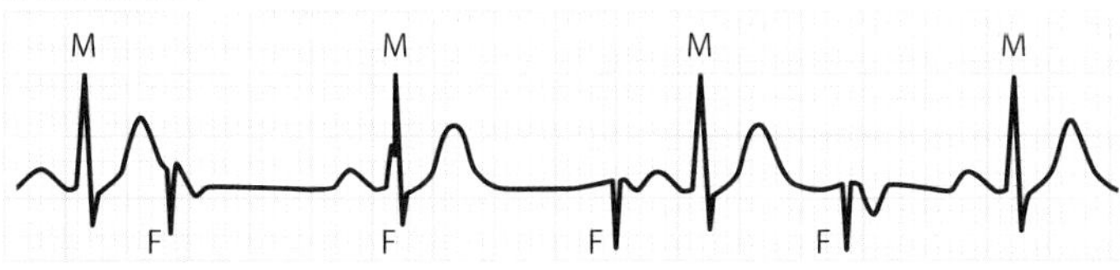

骨盤位（逆子）

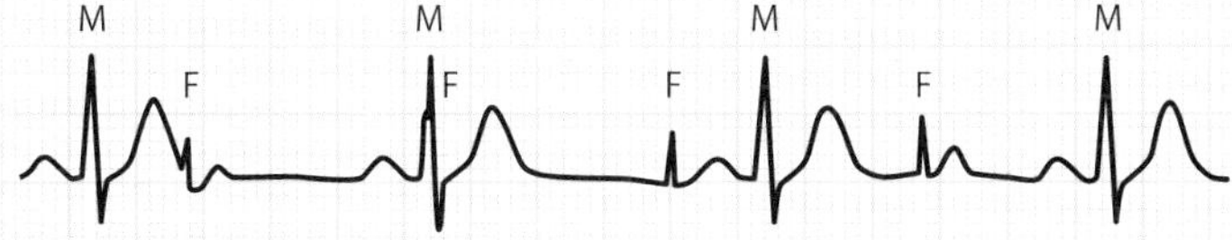

妊婦の心電図波形（M）の中に規則的に現れる波形（F）が胎児の波形です。頭位と骨盤位では胎児のQRS波が逆になっています。

〈参考文献〉

Buxton TM, Hsu I, Barter RH：Fetal electrocardiography. A study of 254 patients using a preamplifier and a standard electrocardiograph. *JAMA* 1963; 185: 441-444.

Column

母体腹壁誘導胎児心電図

2013年に、東北大学で母体腹壁誘導胎児心電図が開発されました。母体に電極を貼り、胎児の心臓が発する電位を計測する装置です。

胎児の心拍だけでなく、ベッドサイドでリアルタイムに胎児の状態を非侵襲的にモニタリングすることができます。

形態や機能異常のほか、胎児不整脈に対して簡便で正確な検査になると期待されています。（吉田知香子）

▼胎児心電図計測時の電極装着例

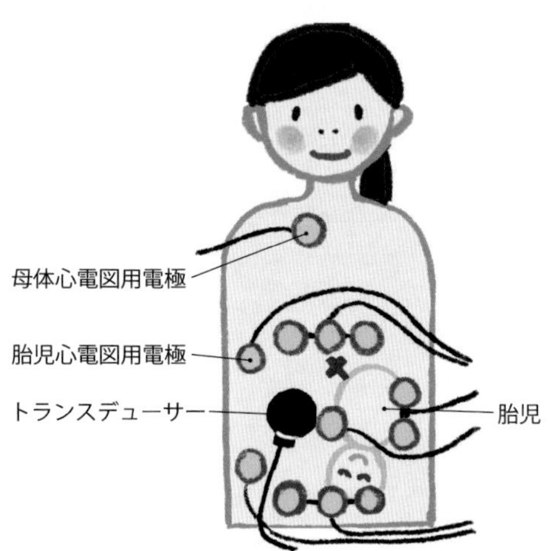

〈参考文献〉

佐藤尚明：母体腹壁誘導胎児心電図　次世代胎児モニタリングへの挑戦. 仙台赤十病院医学雑誌 2014；23(1)：7.

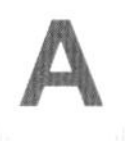

Q75 乳房の大きい人は肋間がわかりにくいけれど、電極はどこに貼ればいいの？

A 看護師 吉田知香子

乳房の大きさにかかわらず、定められた位置に電極を貼る必要があります。第4、第5肋間を触って確認し、装着しましょう。

肋間を確認して電極を装着する

やせている人は肋骨が見えるのでわかりやすいのですが、肉づきのよい人は胸骨角や肋間がわかりにくく、探すのに困難なことがあります。実際に触れると硬いところ（肋骨）とそうでないところ（肋間）があるので、しっかり確認をして第４肋間を探し、V_1、V_2の電極を装着します。次にV_4の電極を装着するため、第５肋間を探します。

乳房の大きさにかかわらず、上から垂直に線をおろしたとき、第４、第５肋間に電極が来るようにV_2、V_4の電極を装着します（図１）。

■ 図1　垂直に線をおろしたV_2、V_4の位置

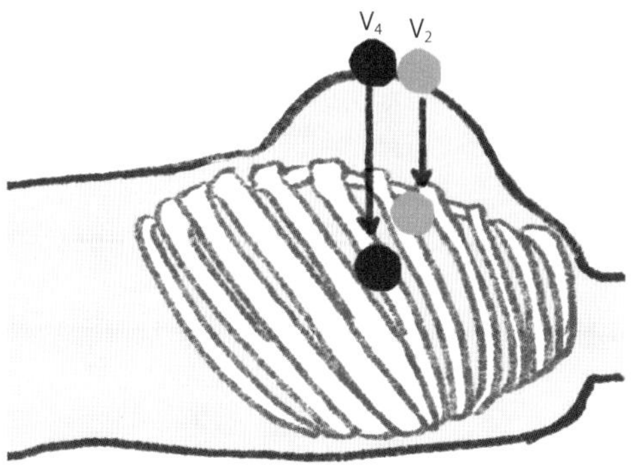

乳房の大小にかかわらず、上から垂直に線をおろしたとき、V_2・V_4にあたるところに電極を装着します。

電極の装着位置

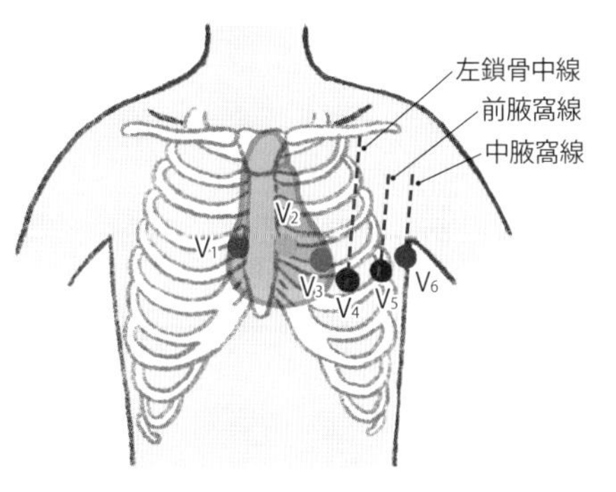

V_1（赤）：第４肋間胸骨右縁
V_2（黄）：第４肋間胸骨左縁
V_3（緑）：V_2とV_4を結ぶ線上の中点
V_4（茶）：第５肋間と左鎖骨中線の交点
V_5（黒）：V_4と同じ高さで左前腋窩線との交点
V_6（紫）：V_4と同じ高さで左中腋窩線との交点

乳房を持ち上げて電極を装着する方法が一般的

乳房が第５肋間に覆いかぶさっている場合は、乳房を持ち上げて装着をするのが一般的のようです**(図２)**。

2018年の日本不整脈心電学会「標準12誘導心電図検査手技についてのアンケート」では、臨床検査技師に対して50問のアンケート調査を行い、集計結果が出ています。乳房の大きい患者さんの胸部電極装着について、乳房を持ち上げて電極を装着する技師は、189/340（人）、そのままで肋骨の位置に電極を装着する技師は143/340（人）と、実際の現場でも分かれています。

定められた位置に電極を装着しても、基線が揺れて記録ができないときや、乳房を持ち上げての装着が困難なときは、乳房の上に装着したり、肋間を１つ下にずらしたりして装着する場合もあります。

今後学会ではマニュアルの作成が予定されているようですが、手技のガイドラインがないので正解はなく、病院の考えかた・工夫次第のようです。

同じ患者さんに対して、いつも同じ条件でとれるように「乳房上に装着した」「位置をずらした」などの記録を残して共有するとよいでしょう。

図2　大きな乳房への電極装着の例

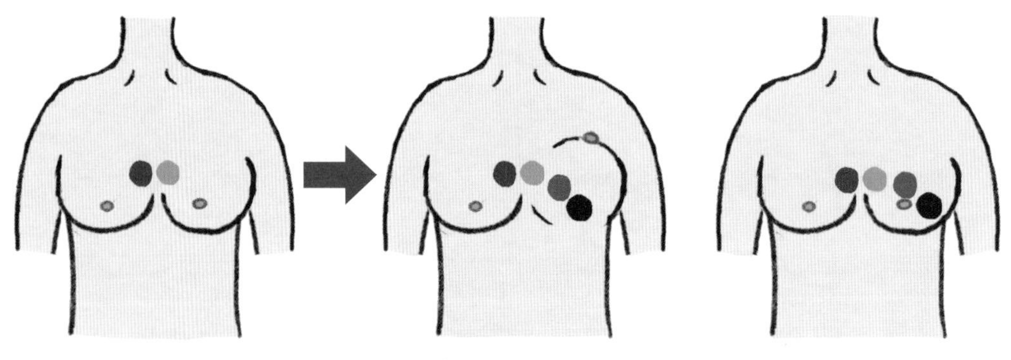

❶乳房を持ち上げて電極を装着します。

❷困難なときは乳房上に貼る場合もあります。

〈参考文献〉
日本不整脈心電学会：標準12誘導心電図検査手技についてのアンケート 集計結果.
http://new.jhrs.or.jp/blog/2018/08/06/wn20180806/(2021.05.10.アクセス)

Q76 心電図のアースは何のためにあるの?

A
アースとは「接地」のことで、患者さんに漏れ電流が流れ込むことを防ぐ役割と、生体信号に混入する雑音(主に交流障害:ハム)を抑制する役割があります。

臨床検査技師
小林康之

人体に電流が流れ込むことを防ぐ

人体に一定以上の電流が流れ込むと、心室細動を引き起こす危険があります(**表**)。以前、右足接地型心電計を使用していたときは、右足とアースの間にヒューズがあり、5mA以上の電流が流れないような構造になっていました。

しかし、近年の心電計は、患者さんに接続されている電極やリード線と機器本体の電源部が電気的に絶縁され、患者さんに流れ込む漏れ電流を低く抑えることができる「フローティング回路」が採用されており、安全に使用できるようになっています。

ただし、機器はアースをとる必要があるため、電源は3Pプラグが必須となります(**図**)。

基準(比較)電極とは

臨床現場では基準電極のこともアースと呼称することがありますが、本来は区別する必要があります。

基準電極とはRL(右脚:黒) ➡Q70 のことで、これ以外の9個の電極の電位を計測するための基準となる電極です。JIS規格で、中性電極(いかなる誘導の算出にも使用しない作動増幅器および/または妨害抑制回路の基準点)と定められています。

図　3Pプラグ

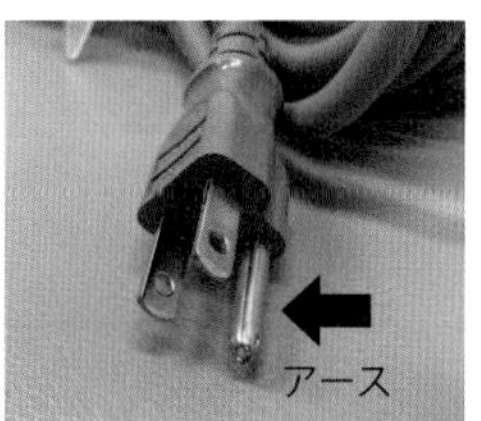

3Pコンセントに接続します。

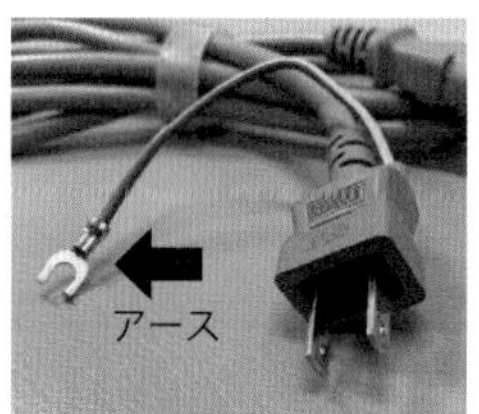

アース付き2Pプラスではアースを接地します。

表　電流と生体の反応

区分	生体の反応	電流値
ミクロショック	直接心臓に電気が流れ込むと心室細動を引き起こす	0.1mA
	ピリピリと感じる限界(最小感知電流)	1 mA
マクロショック	筋肉を自由に動かせなくなる(Let-go電流)	10mA
	体表面から流れ込んでも心室細動を起こす	100mA

Q77 術後で胸腹部に創部がある場合、電極はどこに貼ればいいの？

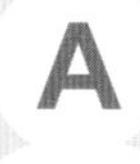

A 創部と重ならないように、少しずらして貼ります。正しい位置に貼付できないときには、必ず担当医師と相談しましょう。

看護師
濱田博子

電極は創部を避けて貼る

創部に被覆材などが貼付されている場合は、被覆材は電気を通さないので、上から貼らないようにします。

また、創部に保護するものがない状態であっても、創部に直接電極を貼ることは避けましょう。

12誘導心電図の胸部誘導の電極を貼付する位置に創部が重なるときは、できるだけ心臓に近い場所を選んで貼ります。12誘導心電図の胸部誘導は、誘導により見ている心筋が異なります。

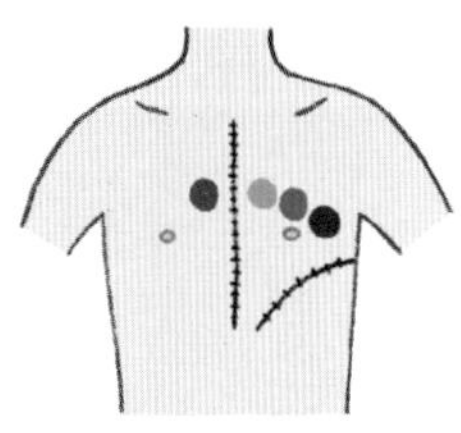
創部に電極を直接貼らない

心臓の位置を考えて電極を貼る

心電図の電極を貼る位置は、心臓の位置を考えて貼らなければいけません。心臓は見ることができませんが、肋骨は触れるとわかります。肋骨と心臓の位置関係をとらえて電極を貼ることが重要です。

心尖部の位置は、第５肋間と鎖骨中線が交わるところです。上大静脈の位置は、第２肋間胸骨右縁としてとらえられます。モニター心電図ではこの２点を結んだ線上に赤電極と緑電極を貼ると、心臓を一直線上に見ることができます。

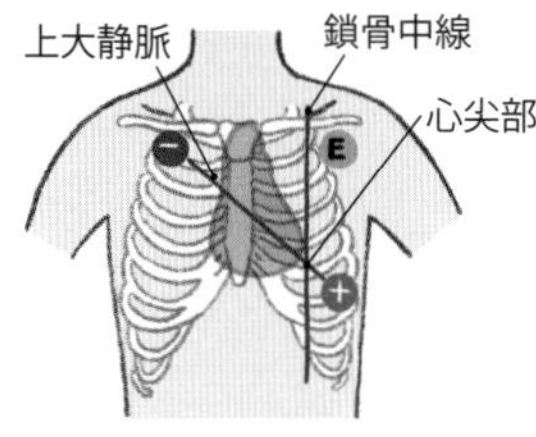

心臓を一直線上に見る位置

正しい位置に電極を貼付できないとき

正しい位置に貼付できないときには、必ず担当医師に報告・相談しましょう。12誘導心電図の胸部誘導の電極は、正しく貼付できなければ、心筋の状態を正確に把握できません。検査の必要性なども医師と相談してください。

心電図は多職種で共有するデータであるため、正しい位置に電極を貼付できない場合は、どこに貼付して検査したのか必ず記録に残しましょう。

Part

5

疾患と心電図
に関するギモン

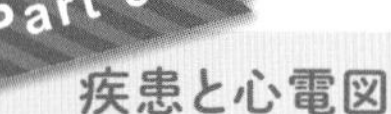

Q78 虚血性心疾患では、心電図から何がわかるの?

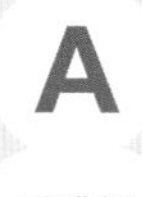

A 看護師 須田裕貴

心電図からは狭心症か急性心筋梗塞かの初期判断ができます。また、誘導のどの部位での変化かで梗塞部位が判定でき、心電図を経時的に比較することで、発症後どれくらい経過したかが推察できます。

虚血性心疾患の12誘導心電図で判別すること

胸痛発作時に、12誘導心電図の波形変化から狭心症か急性心筋梗塞(AMI)かを判別することができます。

【狭心症】
- 通常の心電図変化はほとんど見られず、発作時はSTが低下する

【急性心筋梗塞】
- T波の増高、ST上昇、異常Q波、T波終末部陰性化、冠性T波などの異常所見が経時的に出現する(**図1**)
- 12誘導心電図において変化があった部位で梗塞部位の診断ができる(**表**)

1. ST変化が起こる理由

心筋梗塞では心室壁の全層が障害されます。このときに障害部から健常部へ障害電流という弱い電気が持続的に流れます。障害された部分に当たる電極から確認すると、持続的に下向きの電流が流れ続けることになるため、心電図の基線自体が下がることとなります。その結果、心電図でSTが上昇して見えます。

2. 梗塞部位の判定ができる理由

冠動脈は、右冠動脈(RCA:right coronary artery)、左冠動脈(LCA:left coronary artery)、左前下行枝(LAD:left anterior descending coronary artery)、左回旋枝(LCX:left circumflex coronary artery)の大きな血管に分かれています(**図2**)。胸部誘導の心電図検査により、V_1~V_6の各電極から心臓を見たときに、どのような電気の流れになっているかを確認することができます。

電極から見て、電気の流れが遠ざかる場合にはQ波が、近づく場合にはR波が記録されます。例えば前壁梗塞の場合は前壁の電流がなくなるので、V_1誘導では主に後壁の遠ざかる電流が見えます。そのため、V_1ではQSパターンになります。

対応する部位にST上昇や異常Q波が確認できることによって、どこの部位に心筋梗塞が起こっているかが推察できます。

3. 継時的変化が起こる理由

心筋梗塞では、心筋が不可逆的なダメージを受けます。発症後すぐには一過性にカリウム濃度が上昇するため、T波が増高します。その後、心電図の基線が下がることでSTの

上昇が見られます。

急性期を過ぎると、壊死した心筋は起電力がなくなるため、はたらくことができなくなってしまいます。すると、普段は見えない逆側の心筋の電極から離れる方向に進む電流が心電図に反映され、異常Q波が出現します。

心筋梗塞における心筋へのダメージは回復しないため、異常Q波は残り続けます。心筋の障害は壊死部分だけではなく、周囲の心筋にも虚血の影響で障害が生じます。

障害された心筋細胞は正常の心筋細胞よりはたらきが鈍ってしまうため、**陰性T波、冠性T波（左右対称の陰性T波）**が見られます。

図1　心筋梗塞発症後の経時的心電図の変化

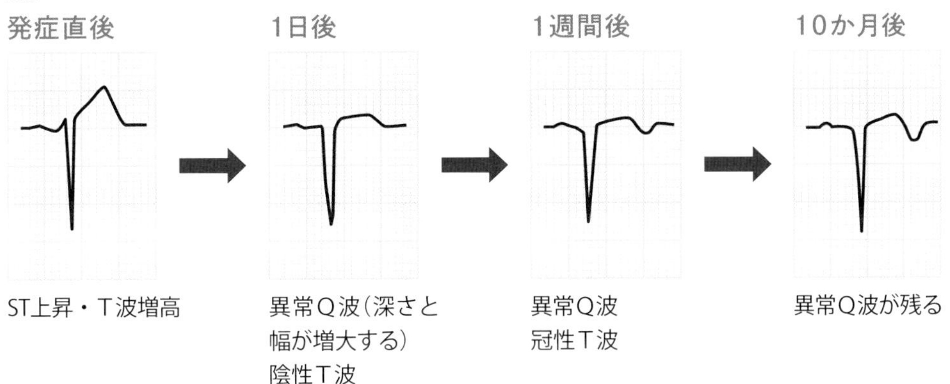

表　梗塞部位と異常Q波の出現部位

梗塞部位	I	II	III	aV_R	aV_L	aV_F	V_1	V_2	V_3	V_4	V_5	V_6
前壁中隔							○	○	○	○		
前壁									○	○		
側壁	○				○						○	○
高位側壁	○				○							
前側壁	○				○				○	○	○	○
広範囲前壁	○				○		○	○	○	○	○	○
下壁		○	○			○						
後壁							○	○				

図2　冠動脈と灌流領域

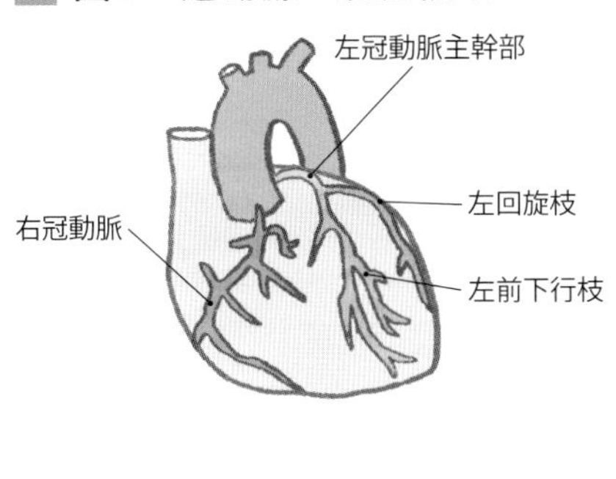

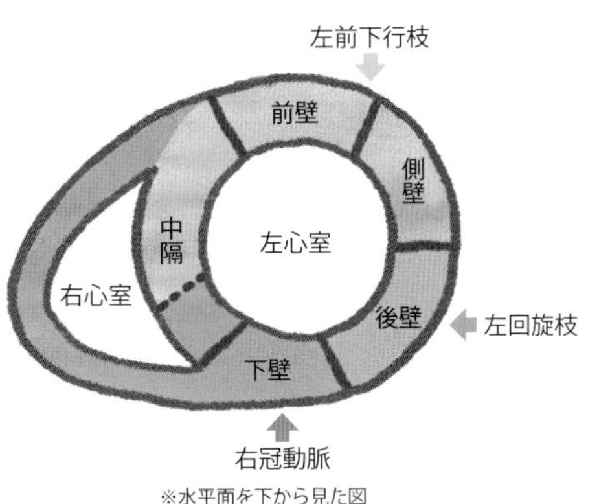

※水平面を下から見た図

Part 5 疾患と心電図

Q79 異型狭心症の心電図の特徴は?

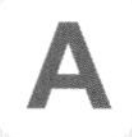

患者さんが胸痛を訴えたときだけ、一時的に心電図上でST上昇が見られます。

看護師
石田昌哉

異型狭心症の心電図の特徴

異型狭心症とは、心筋梗塞とは違い、ST上昇は一時的で、冠動脈に器質的な病変がないものをいいます。

発作時は冠動脈が強いけいれん(スパスム)を起こし、完全または不完全に閉塞して、心外膜側まで虚血が起こります。すると、胸痛発作とともに心電図でSTが上昇します(**図**)。

しかし、けいれんがおさまり血流が再開すると、波形は通常時に戻ります。

■ 図　異型狭心症発作時の心電図変化

通常時

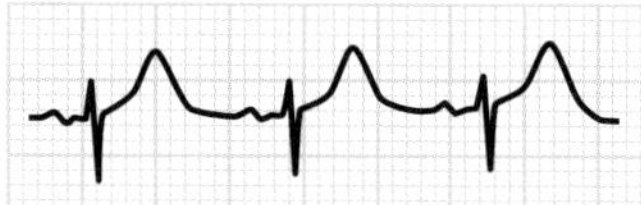

発作時

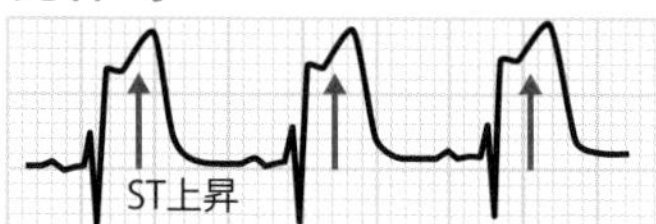

発作とともにSTが上昇します。

胸痛発作(冠動脈のけいれん)が起こる原因

胸痛発作の原因として、心身の疲労やストレス、喫煙や飲酒などが挙げられます。胸痛発作は深夜・早朝の就寝中や安静時の決まった時間帯に起こりやすいといわれています。

異型狭心症は、冠攣縮性狭心症の１つです。冠攣縮性狭心症とは、冠動脈に器質的な狭窄がなくても発作的に冠動脈がけいれんし、一時的に狭窄して心筋に虚血が生じます。

冠動脈のけいれんにより、血液が心内膜側まで十分に届かないと、狭心症のように心電図でSTが低下します。しかし、冠攣縮性狭心症でも、けいれんがおさまれば血流は再開するため、心電図の波形も元に戻ります。

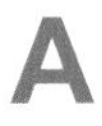 Q80 房室ブロックや徐脈になりやすい心筋梗塞ってあるの?

A 右冠動脈の閉塞による心筋梗塞では、房室ブロックや徐脈が起こります。

看護師
田鍋美奈子

右冠動脈(RCA)の閉塞により電気伝導が不安定になる

心筋梗塞では、心筋の壊死により、心筋を動かす刺激が伝わりにくくなります。

心臓の中には、自ら活動電気を反復して発生させることのできる特殊な筋繊維からなる連絡路があり、それらを総称して刺激伝導系といいます➡Q65。

図　右冠動脈(上大静脈側から見た図)

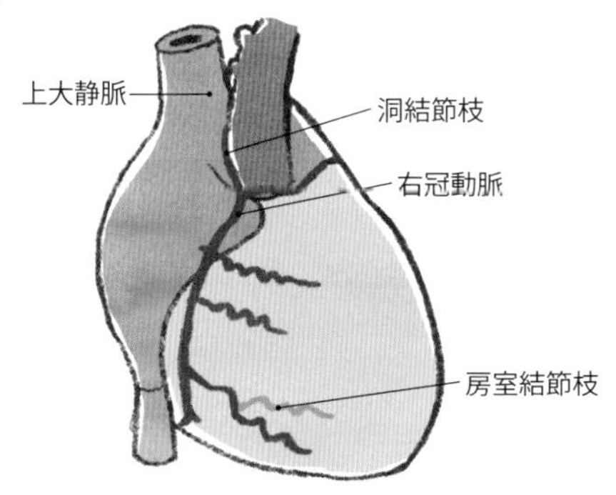

右冠動脈は洞結節や房室結節を養っています(図)。そのため、右冠動脈の閉塞により洞結節と房室結節の電気伝導が不安定となり、房室ブロック(AVB)や徐脈を生じます。

1．房室ブロック

房室ブロックの多くは、房室結節枝の心筋壊死により生じます。

房室結節枝は右冠動脈より分岐しているため、結果として、下壁心筋梗塞に合併します。

治療は、経皮的冠動脈インターベンション(PCI：percutaneous coronary intervention)後に体外式ペースメーカーを挿入します。

2．徐脈

徐脈は、急性心筋梗塞に合併する頻度が最も高い不整脈です。右冠動脈へ血液を流すときに多く認められています。

ほとんどの場合、経皮的冠動脈インターベンション後には改善します。

徐脈➡Q15　房室ブロック(AVB)➡Q28、56

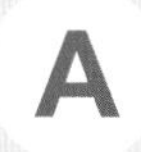 81 心筋梗塞や狭心症発作のとき、心室期外収縮や心室細動が出るのはなぜ?

A

看護師
金子知可

虚血により心筋が障害されることで興奮が均一に伝わらず、心室内で回るようになることや、異常な場所が興奮することがあるからです。

心室期外収縮(PVC)の原因

不整脈の発生機序の１つに、異常自動能があります。異常自動能とは、心筋細胞の障害などで刺激伝導以外の細胞が自動能をもち、自ら興奮することをいいます。

異常自動能により、心室期外収縮などの不整脈が発生するので、虚血のときに発生する心室期外収縮もこれに当てはまるといえます。

心室細動(Vf)の原因

不整脈の発生機序としてもう１つ、刺激伝導異常もあります。刺激伝導異常には、伝導ブロックとリエントリーの２つがあり、心室細動のような頻脈性不整脈の大半は、リエントリーが原因で起こるといわれています。

リエントリーとは、心筋組織内に異常な電気回路(リエントリー回路)が形成され、その中を興奮がぐるぐると伝導(旋回)し続けることです(**図**)。心電図上は同じ波形が規則正しく反復する形となります。

多数のリエントリー回路が心室内で発生すると、心室細動となります。

リエントリーの原因には、副伝導路の存在や心筋細胞の障害(虚血など)による伝導遅延、不応期(心筋が一度興奮したあと、刺激に反応しない期間)の不均一などがあります。

洞調律ではリエントリー回路を形成することは少なく、多くは期外収縮が発生のきっかけとなります。

図　リエントリー

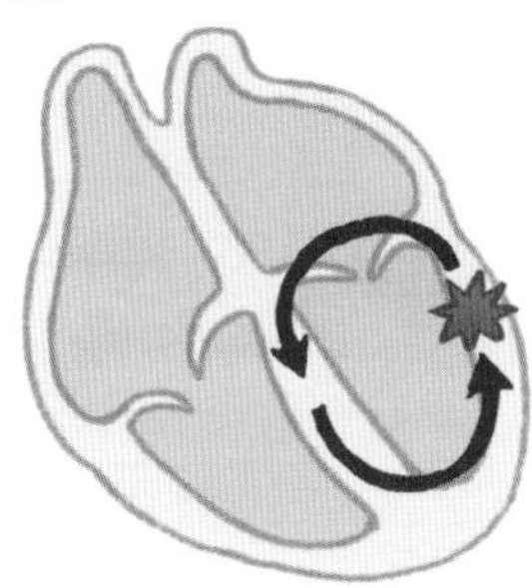

興奮がぐるぐると旋回し続けます。

心室期外収縮(PVC)➡Q11、38、53　心室細動(Vf)➡Q50、60、73

STが上昇していない場合は心筋梗塞ではないの？

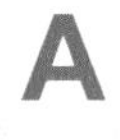

12誘導心電図でSTが上昇しない心筋梗塞もあり、非ST上昇型心筋梗塞といいます（図）。

看護師
小熊　唯

非ST上昇型心筋梗塞（NSTEMI）とは

非ST上昇型心筋梗塞（NSTEMI：non-ST elevation myocardial infarction）とは、冠動脈の閉塞が1～2時間未満で、梗塞部位が主に心内膜に限局しているものを指します。心外膜側に傷害が起こった場合、STは上昇します。心筋梗塞のうち、約30～50％が非ST上昇型心筋梗塞であるといわれ、心電図上STが低下することもあります。

非ST上昇型心筋梗塞は不安定狭心症（UAP：unstable angina pectoris）と心電図上では区別がつきにくいため、血液検査の結果で判断します。

症状としては、ST上昇型心筋梗塞や不安定狭心症と同様に、胸痛や冷汗、嘔気・嘔吐などがあります。

治療としては経皮的冠動脈インターベンション（PCI）や、冠動脈バイパス術（CABG：coronary artery bypass grafting）が選択されます。

心筋マーカーを確認する

血液検査で心筋マーカーによる心筋壊死の有無を確認します。心筋マーカーとは、心筋の壊死によって、心筋細胞から流出する特有の酵素やタンパクのことで、下記のものがあります。

- クレアチンキナーゼ（CK）
- クレアチンキナーゼMB（CK-MB）
- ミオグロビン
- 心臓型脂肪酸結合タンパク（H-FABP）
- 心筋トロポニンT

これらの濃度を血液検査における生化学検査で測定することで、心筋壊死の有無や程度を知ることができます。胸痛など疑わしい症状がある場合には、血液検査の結果も注意して観察しましょう。

図　非ST上昇型心筋梗塞の心電図

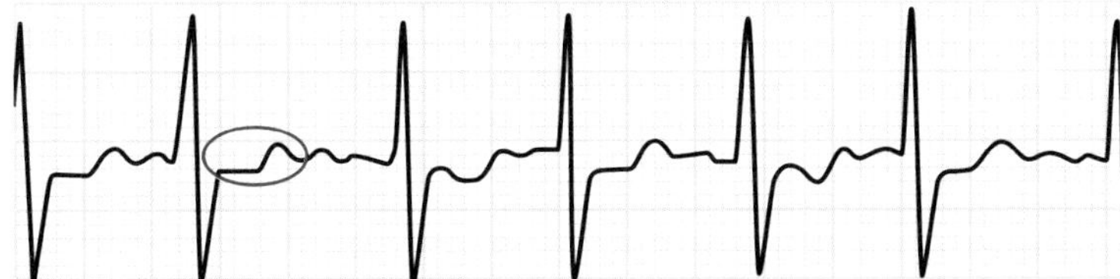

ST部分に上昇が見られません。

Q83 心不全のときの心電図検査では、何がわかるの?

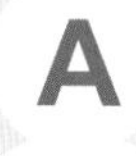

A

看護師
柴　朋子

原疾患を判別する1つの指標になります。また、薬剤の影響により心電図が変化することもあります。心電図から今後起こりうる不整脈を予測し、注意する必要があります。

心電図検査から得られる情報

心臓の検査の中で、心電図検査は手軽に行うことができ、患者さんの苦痛が少ない検査です。心電図検査では、脈の乱れやその種類、重症度の把握、狭心症、心筋梗塞、心肥大などの有無を調べることができます。

もし、心筋細胞に障害や線維化が生じると、その部分の波形に異常Q波やR波の減高(低電位)、ST-T異常などが確認できます。また、刺激伝導系が障害されると、**洞房ブロック(SA block)**や**脚ブロック(BBB)**などが出現します。

このように、心電図は心臓の状態を理解する手助けとなります。

ただし、測定した時点において心電図が正常だからといって、心臓に疾患がないとはいい切れません。そのため、12誘導心電図のほかにも、24時間心電図を記録し続けるホルター心電図や、運動しながら心電図を測定する運動負荷心電図を実施することもあります。

急性心不全の原因を判別

「心不全」とは疾患名ではなく病態です。その背景にさまざまな基礎疾患があることにより、心不全の状態になります。

急性心不全が疑われる患者さんが来院した場合は、フィジカルアセスメントのほかに、血液検査や胸部X線、心電図、心エコーなどの検査を行います。

心電図は、その急性心不全の原因が虚血性心疾患や不整脈によるものではないかを判別する指標となります。急性心不全の診断を含めた初期対応のなかで、病態把握を的確に行い、急性期治療へと引き継ぎます。それぞれの診断がつき次第、すみやかな治療が必要となります(**図**)。

洞房ブロック(SA block)➡Q23、55　脚ブロック(BBB)➡Q30、47

図　急性心不全に対する初期対応から急性期対応のフローチャート

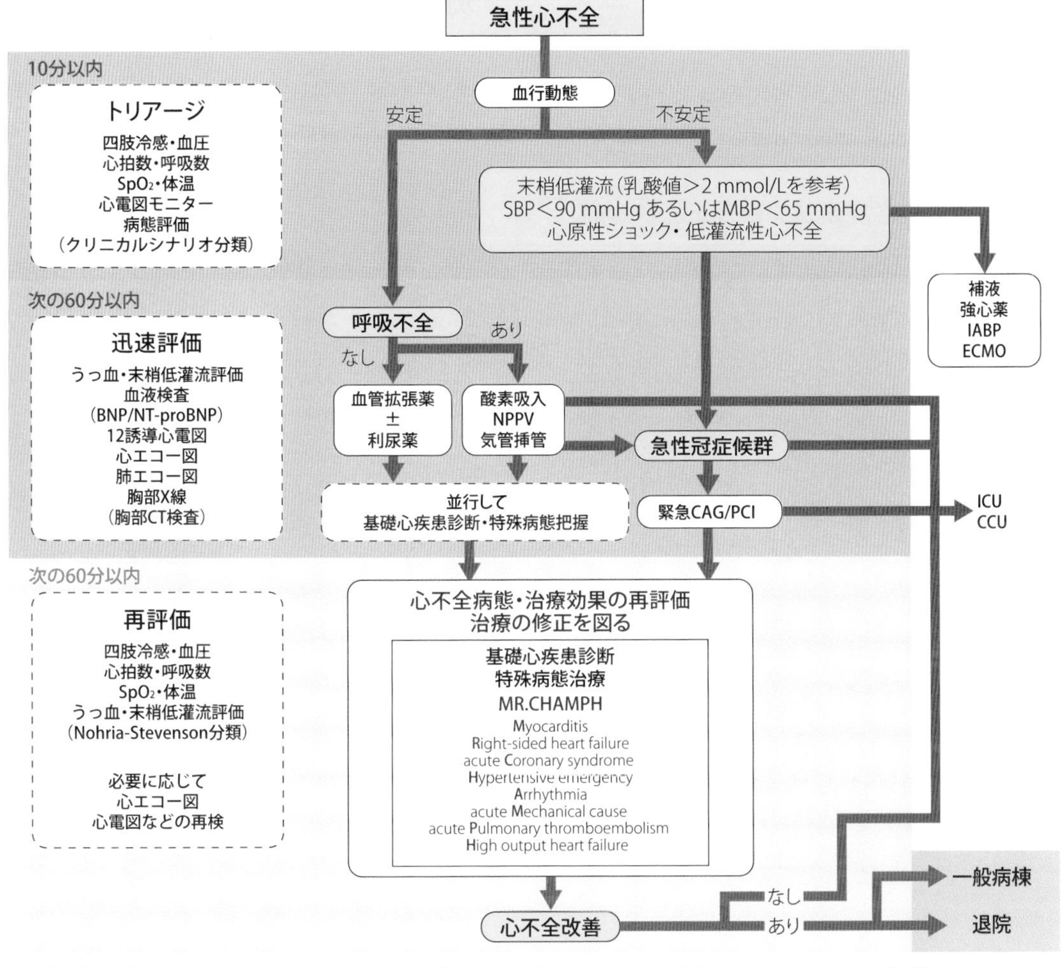

日本循環器学会，日本心不全学会：急性・慢性心不全診療ガイドライン（2017年改訂版）．2017：79．より転載
https://www.j-circ.or.jp/cms/wp-content/uploads/2017/06/JCS2017_tsutsui_h.pdf（2021.05.10.アクセス）

心不全治療薬による電解質の変化と心電図

心不全の治療の過程で、ループ利尿薬やサイアザイド系利尿薬の服用により**低カリウム血症**をきたすことがあります。重症な場合には、QT延長により**心室細動（Vf）**などの不整脈を誘発するので注意が必要です。

利尿薬の服用による低カリウム血症は内服後時間を経過してから起こるため、入院中に装着しているモニター心電図で、波形の変化を観察することが大切です。

また、心不全による消化活動の低下から、食欲不振や嘔吐、下痢を起こすことがあります。これにより、カリウムの摂取不足、またはカリウムの排泄が亢進し、低カリウム血症になることもあります。

反対に、ACE阻害薬やカリウム保持性利尿薬の服用により、**高カリウム血症**をきたすこともあります。この場合にはT波が増高し、重篤な場合には心停止を起こす場合があります。

低カリウム血症、高カリウム血症➡Q90

非循環器治療薬による QT延長症候群

心不全の患者さんはさまざまな種類の薬を服用しており、薬によっては**薬剤誘発性のQT延長症候群**を引き起こす可能性があります（**表**）。非循環器薬でもQT延長を認めることがあるので、心電図を確認することが大切です。

表　QT延長症候群を引き起こす薬剤

- **抗不整脈薬**：Ⅰ群薬（キニジン、プロカインアミド、ジソピラミドなど）
  Ⅲ群薬（アミオダロン、ソタロール、ニフェカラントなど）
- **向精神薬**：フェノチアジン系（クロルプロマジンなど）、三環系抗うつ薬など
- **抗生物質、抗ウイルス薬**：エリスロマイシン、アマンタジンなど
- **抗潰瘍薬**：H_2受容体拮抗薬（シメチジンなど）
- **消化管運動促進薬**：シサプリドなど
- **抗アレルギー薬**：テルフェナジンなど
- **脂質異常症治療薬**：プロブコールなど
- **有機リン中毒**

日本循環器学会，日本心臓病学会，日本心電学会，他：QT延長症候群（先天性・二次性）とBrugada症候群の診療に関するガイドライン（2012年改訂版）．2012：４．より引用
https://www.j-circ.or.jp/old/guideline/pdf/JCS2013_aonuma_h.pdf（2021.05.10.アクセス）

心電図だけでなく 情報を総合して判断

このように心電図検査からわかることも多いですが、心電図は心臓の状態を把握する検査の１つであり、心電図からすべてがわかるわけではありません。

患者さんの訴えやフィジカルアセスメント、種々の検査結果による情報を統合して判断していくことが大切です。

〈引用文献〉

1）日本循環器学会，日本心不全学会：急性・慢性心不全診療ガイドライン（2017年改訂版）．2017：79.
https://www.j-circ.or.jp/cms/wp-content/uploads/2017/06/JCS2017_tsutsui_h.pdf（2021.05.10.アクセス）

2）日本循環器学会，日本心臓病学会，日本心電学会，他：QT延長症候群（先天性・二次性）とBrugada症候群の診療に関するガイドライン（2012年改訂版）．2012：４．
https://www.j-circ.or.jp/old/guideline/pdf/JCS2013_aonuma_h.pdf（2021.05.10.アクセス）

Q84 心房細動で、急いで対応する場合と、経過観察の場合があるのはなぜ?

A 心房細動による著明な頻脈や徐脈によって、心筋虚血、症候性低血圧、心不全増悪などが起こっている場合には迅速な対応が必要です。

医師
佐々木健人

心房細動(Afib)で電気的除細動が必要な状態とは

心房細動では、心房が1分間に約350〜600回の速さで不規則に興奮し、けいれんを起こしたような状態となります。心室の興奮は房室結節を通過できた回数で決まりますが、一定していないため、心拍数は不規則となります。

心房細動の患者さんが来院した場合は、まず、緊急で心房細動に対する電気的除細動が必要な状態かどうかを判断します。具体的には、①心房細動により、遷延する心筋虚血、意識レベルの低下、症候性低血圧、心不全増悪などの致死的病態を誘導している場合、②薬物治療が奏功せず血行動態の破綻をきたしている場合、③副伝導路を介した順行性伝導を有するWPW症候群に合併している場合です。

副伝導路を介した順行性伝導を有するWPW 症候群

心房興奮が房室結節だけではなく、副伝導路からも心室へ伝達します。房室結節には心房から心室への過剰な電気刺激を抑える機能がありますが、副伝導路にはそのような性質がありません。副伝導からの伝達が多い場合は著明な頻拍となり、血行動態が不安定になることがあります。そのようなときは、緊急の電気的除細動を検討します。

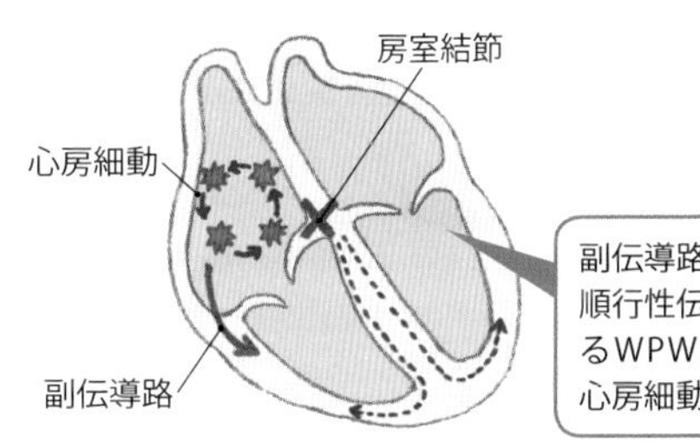

電気的除細動以外の対処方法

心房細動では多くの場合頻脈となりますが、徐脈となる場合もあります。徐脈にともなう自覚症状がある場合や、心不全をきたしている場合には、ペースメーカー(一時的または永久型)を考慮します。

上記のような事態以外では、心房細動のリスク因子の把握、基礎心疾患の検査、抗凝固療法の必要性の検討を行いながら、心拍数コントロールや洞調律への復帰をはかります。

〈参考文献〉
日本循環器学会，日本不整脈心電学会：2020改訂版 不整脈薬物治療ガイドライン．2020.
https://www.j-circ.or.jp/cms/wp-content/uploads/2020/01/JCS2020_Ono.pdf(2021.05.10.アクセス)

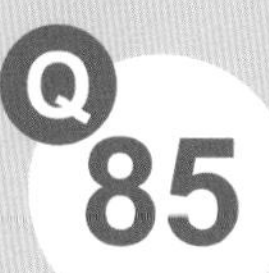

Q85 心不全や不整脈の薬って心電図に影響するの?

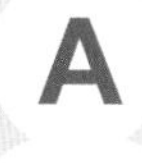

A

心不全の治療薬も、抗不整脈薬も、心電図に影響を及ぼします。突然死の原因となる心室細動を引き起こす可能性もあるため、注意が必要です。

看護師
倉林貴子

心不全の治療薬と心電図

心不全の治療薬には、さまざまな種類がありますが、大きく分けると、以下の４つのタイプに分類されます。

❶利尿薬
❷強心薬
❸β遮断薬
❹アンジオテンシン変換酵素阻害薬（ACE阻害薬）、アンジオテンシンⅡ受容体拮抗薬（ARB）

効能が似ている薬もありますが、作用する場所が違うため、数種類の薬を併用して治療が行われます。

1．利尿薬

フロセミドは速効性があり、内服薬と注射薬があります。急性期や入院して数日は注射薬を使用することが多いです。静脈注射では、急激な利尿による**低カリウム血症**となることがあります。

逆にスピロノラクトンは、カリウムの排泄を抑制するため、**高カリウム血症**となることがあります。

2．強心薬

ジギタリス製剤には、ジギタリス中毒という重大な副作用があります。特に高齢者では、ジギタリス中毒が現れやすいといわれています。

副作用にはほかにも、**高度の徐脈**、**２段脈**、**多源性心室期外収縮**、**発作性上室頻拍（PSVT）**などがあり、**重篤な房室ブロック（AVB）**、**心室頻拍（VT）**や**心室細動（Vf）**に移行することがあり注意が必要です。

3．β遮断薬

ビソプロロールには**完全房室ブロック（CAVB）**、**高度徐脈**、**洞機能不全症候群（SSS）**などの副作用があります。

4．ACE阻害薬、ARB

副作用に**高カリウム血症**があります。特に腎機能障害がある場合は、カリウムを十分に尿中に排泄できないため、高カリウム血症のリスクが高まります。

低カリウム血症、高カリウム血症➡Q90

血清カリウム値の異常と心電図

血清カリウム値の正常範囲は3.5〜5.0mEq/Lです。5.5mEq/L以上で高カリウム血症、3.5mEq/L未満で低カリウム血症と診断されます。

血清カリウム値の異常は、心電図に大きく影響します(**表**)。高カリウム血症では、徐脈、テント状T波、P波消失、QRS幅の延長があり、**カリウム値7.0mEq/L以上では心室細動となり、心停止に至る可能性もある危険な状態**です。重度の高カリウム血症の場合は、早急にカリウムの濃度を下げる必要があり、グルコース・インスリン(GI)療法、透析などを行うこともあります。

低カリウム血症では、T波平坦化、T波陰性化・U波増高、**カリウム値2.0mEq/L未満では心室細動となる危険性**もあります。

表　血清カリウム値と波形

血清カリウム値		心電図波形
高カリウム血症	5.5mEq/L以上	徐脈、テント状T波、P波消失、QRS幅の延長
	7.0mEq/L以上	心室細動
正常	3.5〜5.0mEq/L	正常
低カリウム血症	3.5mEq/L未満	T波平坦化、T波陰性化、U波増高
	2.0mEq/L未満	心室細動

抗不整脈薬と心電図

抗不整脈薬には、以下の作用があります。

❶刺激伝導系に対する延長作用
❷心筋収縮力に対する抑制作用
❸催不整脈作用

心不全や刺激伝導系の障害がある場合、抗不整脈薬の使用によって、不整脈が増悪する可能性があります。前駆症状としては、PQ・QRS・QTの延長、徐脈などがあり、早期発見が重要です。

QT延長(**図1**)の原因の1つに、薬物(特に不整脈の治療薬)の影響があります➡Q83。QTが延長し、心筋が電気的に不安定となることで、**トルサード・ド・ポアンツ(Tdp、多形性心室頻拍)**(**図2**)や**心室細動**を引き起こし、突然死する可能性があります。

特にアミオダロン塩酸塩、ソタコール塩酸塩などの抗不整脈薬はQT延長、トルサード・ド・ポアンツをきたし、心室細動に移行する可能性がある薬として認識しておく必要があります。

図1　QT延長

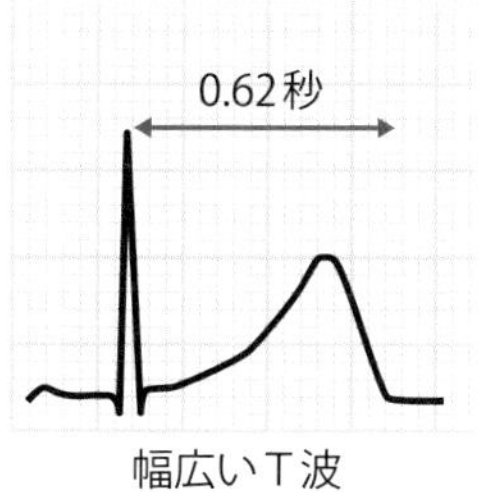

幅広いT波

図2　トルサード・ド・ポアンツの心電図

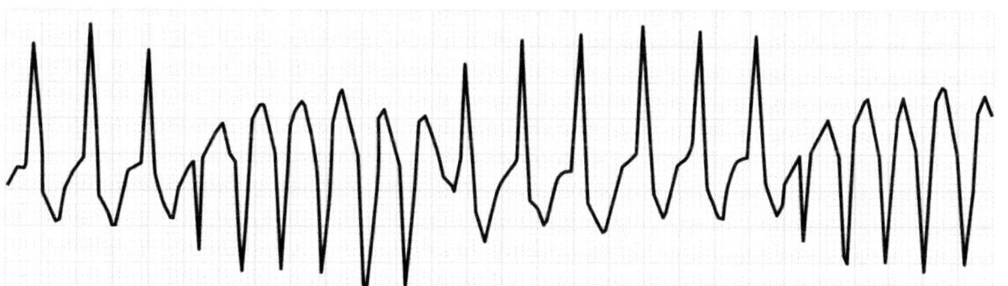

幅広のQRS波が高くなったり・低くなったり変化しながら、らせん状にねじれていくように見えます。

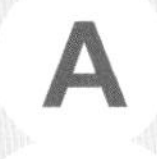

Q86 苦しくて横になれない患者さんは、ギャッジアップ座位で検査してもいいの？その場合、電極の位置は同じでよい？波形には影響しないの？

A

看護師
柴　朋子

ギャッジアップ座位で検査してもかまいません。座位になると心臓の位置が多少変わる人もいますが、電極の位置は同じで大丈夫です。波形への大きな影響はありません。

苦しくて横になれない患者さんに対して心電図検査を行う場合は、そのときの患者さんにとって、最も安楽な体位で行いましょう。

また、苦しいときに本当に行う必要があるのか、医師と情報共有をしながら検査を行うことも大切です。

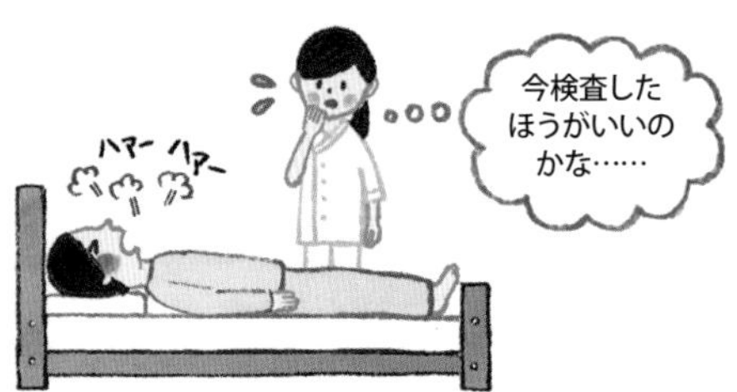

体位による心電図の変化と心臓の傾き

体位変換による心電図の変化の研究として、伴野らは、「左側臥位におけるRv6の変化が最大」[1)]であり、また「心電図記録と同条件下で撮影した胸部X線写真で体位による心臓の偏位の程度、並びに左横隔膜の高さの変化の程度とRv6の変化の程度とを比較したが、有意の相関はみられなかった。」[1)]と述べています。

当院の心エコー検査でも、体位の変化に伴う心臓の傾きを観察することがあります。しかし、傾きには個人差があり、傾く人と傾かない人がいて、傾きの程度も年齢によって違います。

そのため、もし側臥位や座位で心電図検査を行う場合は、その体位を記録に残すようにしましょう。

電極は決まった位置に装着

胸部誘導の装着部位は、V_1、V_2が第4肋間と決まっています➡Q70。ときどき肋間の位置が左右でずれている人がいますが、その場合もずれた左右の第4肋間の位置に装着します。毎回決まった位置に装着して検査を行うことで、毎回同じように測定できます。

〈引用文献〉

1）伴野祥一，関顕，今鷹耕二，他：体位変換による心電図の変化．日本内科学会雑誌 1980；69（1）：12.

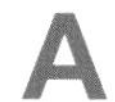 Q87 甲状腺機能亢進症の心電図の特徴は？甲状腺機能低下症の場合はどうなる？

A

看護師
里　高秀

甲状腺機能亢進症では、甲状腺ホルモンの過剰分泌により、洞性頻脈や、不整脈になりやすい傾向にあります。逆に甲状腺機能低下症では、甲状腺ホルモンの分泌が不足しているため洞性徐脈が起こりやすくなります。

甲状腺機能亢進症の心電図の特徴

甲状腺機能亢進症になると、甲状腺ホルモンが過剰に分泌されます。心臓は甲状腺ホルモンに敏感な臓器なため、心筋の収縮力を増加させ心拍数を上昇させます。そのため、心電図は**洞性頻脈**を呈します(図1)。

また、甲状腺ホルモンはアドレナリンの効果を増強させる間接作用もあります。間接作用が続くと心筋は過敏となり、不整脈が起こりやすくなって、**心房細動(Afib)**に移行することがあります。

さらに甲状腺機能亢進症が進行すると、意識障害や心不全などの重篤な状態(甲状腺クリーゼ)になり、**心室頻拍(VT)**、**心室細動(Vf)**に移行する危険性もあります。

図1　甲状腺機能亢進症と心電図の例

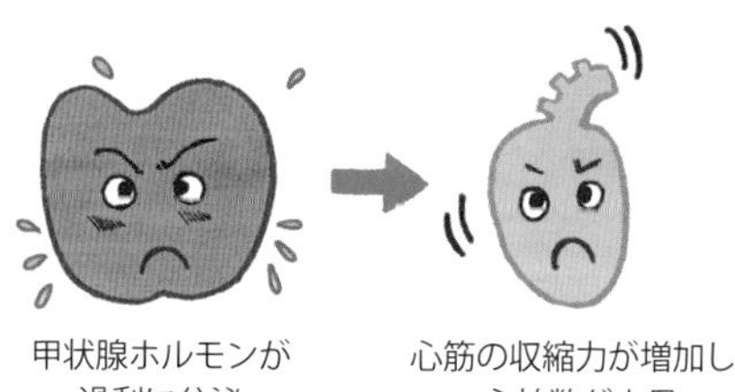

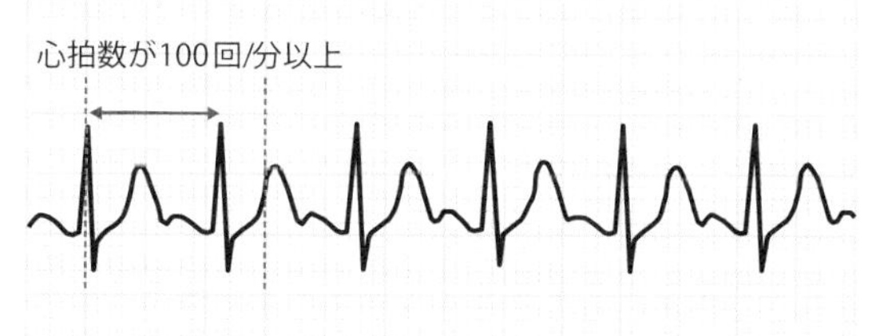

心拍数が 100 回 / 分以上となる洞性頻脈を呈することがあります。

洞性頻脈➡Q8

甲状腺機能低下症の心電図の特徴

甲状腺機能低下症は、甲状腺機能亢進症とは逆に甲状腺ホルモン分泌が足りない状態です。心臓の収縮力が低下し、血圧低下、洞性徐脈・低電位を呈することがあります(図2)。

甲状腺機能低下症が原因の洞性徐脈はペースメーカーを必要とする高度の徐脈や、完全房室ブロック(CAVB)などのケースはほとんどありません。刺激伝導系の流れは正常であるはずなので、P波、QRS波、T波とつながっているか確認してください。つながっていない場合は、他の不整脈の可能性もあるため、症状や血圧を測定し、医師に報告する必要があります。

甲状腺機能低下症の合併症として急性心膜炎となる場合があります。急性心膜炎になると心膜液が貯留して心タンポナーデとなることがあり、頻脈などに注意が必要です。

図2　甲状腺機能低下症と心電図の例

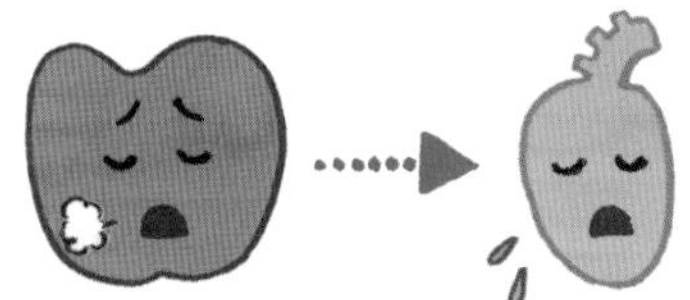

甲状腺ホルモンの分泌が低下
心筋の収縮力が低下し、心拍数が低下

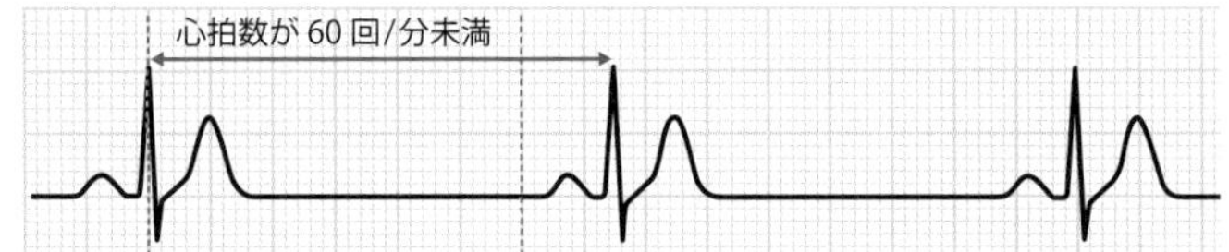

心拍数が 60 回/分未満

心拍数が 60回/分未満となる洞性徐脈を呈することがあります。

Column

高電位と低電位の基準は？どんな状態・疾患で見られるの？

高電位と低電位の基準と、それぞれを呈する主な状態と疾患は以下のとおりです。

高電位	
基準	基準の一例（いくつかの基準値があります） ・Ⅰ、Ⅱ、Ⅲ、aV_FのR波が20 mm未満 ・aV_LのR波が12 mm未満 ・V_5、$_6$のR波が26 mm未満 ・SV_1＋RV_5 or RV_6が40 mm未満、RV_1が7 mm未満
状態・疾患	左室肥大(高血圧、肥大型心筋症、大動脈弁狭窄症、ファブリー病など)、やせ型
低電位	
基準	Ⅰ、Ⅱ、Ⅲ誘導すべてにおいてQRS波高が5mm未満 あるいはV_1～V_6すべてにおいてQRS波高が10mm未満
状態・疾患	末梢浮腫 甲状腺機能低下症 アミロイドーシス 心膜液貯留 心筋梗塞 心周囲脂肪過剰蓄積　など

（安達　仁）

Q88 脱水って心電図でわかるの？ 脱水だと心房細動になりやすいのはなぜ？

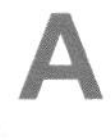

心電図だけでは脱水はわかりません。しかし、脱水の代償として、頻脈や心房細動になる可能性が高くなります。

看護師
里　高秀

脱水で頻脈になる理由

脱水になると、循環血液量が低下します。すると心臓は少ない血液量で体循環を維持するため、交換神経が優位となり、心拍数が上昇して頻脈（100回/分以上）となることが多いのです**（図）**。

しかし、頻脈の原因は他にもあるため、頻脈＝脱水とは限りません。脱水の徴候の１つとしてアセスメントし、心電図以外の脱水徴候と合わせて考える必要があります。

図　脱水と心拍数

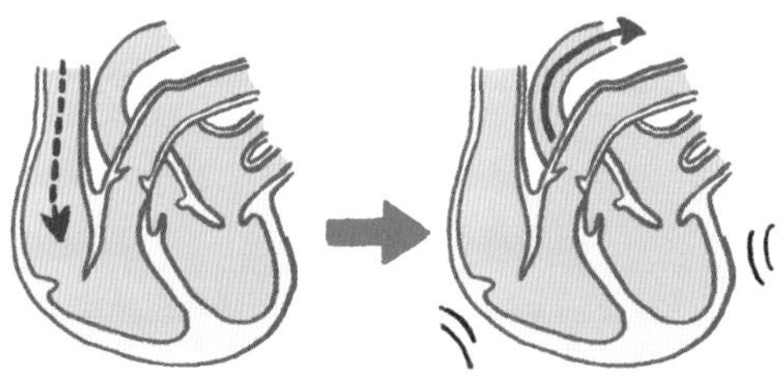

脱水により戻ってくる
血液が少なくなります。
心拍数を増やすことで
心拍出量を保ちます。

脱水で心房細動（Afib）になる理由

前述のように、

脱水➡循環血液量低下➡交感神経が優位

となります。このとき、心房は自律神経の影響を受けやすいため、上室期外収縮（PAC）が出現しやすくなります。

上室期外収縮が頻発すると、心房局所の異常な興奮が引き金となって、心房細動に移行する危険が高まります。そのため、心電図で上室期外収縮の出現頻度が高い場合、心房細動に注意する必要があります。

上室期外収縮は、健常な人でも80％以上に見られるものです。頻度が少なければ放置していても問題ありません。しかし、虚血性心疾患や僧房弁疾患、肺疾患などが基礎疾患にある場合は、上室期外収縮から心房細動に移行するリスクが高いといわれているため、注意が必要です。

心房細動（Afib）➡Q16、25、40、41　上室期外収縮（PAC）➡Q11、18、51

Q89 急性冠症候群かと思ったら、くも膜下出血だった！心疾患以外でも心電図変化が起こるの？

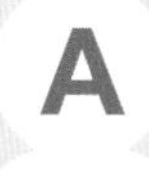

A 看護師 花田奈美枝

くも膜下出血では、ST低下、QT延長、T波の陰転化など特異的な心電図変化があるため注意が必要です。他にも肺血栓塞栓症など、ST上昇などの心電図変化をきたす疾患があります（表1、2）。

くも膜下出血（SAH）の心電図変化

くも膜下出血（SAH：subarachnoid hemorrhage）の急性期には、頭蓋内の出血により交感神経系が一過性に過剰亢進し、強い痛みを伴います。これにより過度のカテコラミンが放出されて心筋が障害され、左心室の心内膜下虚血が生じると考えられています。心電図ではST低下、QT延長、T波の陰転化が見られます（**図1**）。

肺血栓塞栓症（PTE）の心電図変化

肺血栓塞栓症（PTE：pulmonary thromboembolism）では、肺動脈が閉塞することにより右心室から肺動脈への血流が閉ざされ、右心室・右心房への負担が大きくなり、右心不全状態になります。

よって心電図では、右心負荷所見として“SIQⅢTⅢ”という特徴的な心電図が見られることがあります（**図2**）。

図1　くも膜下出血の心電図変化

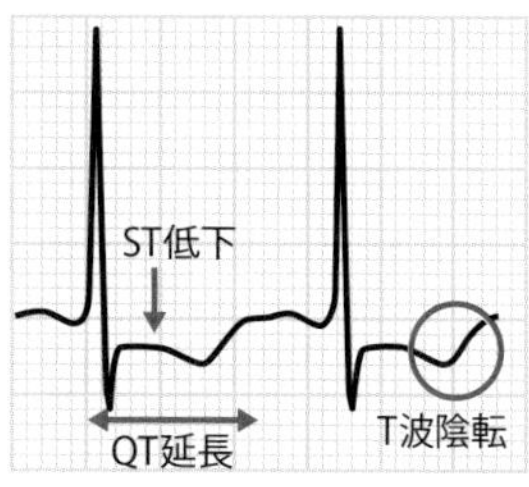

図2　肺血栓塞栓症の心電図変化（SIQⅢTⅢ）

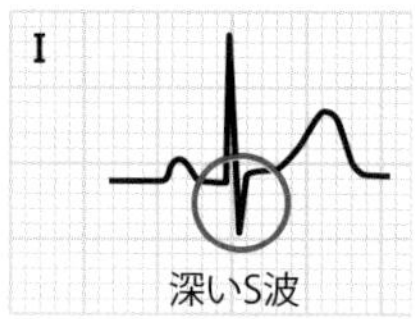

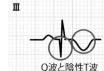

表1　急性冠症候群(ACS)以外の心電図変化をきたす疾患とその特徴

疾患名	心電図の特徴
くも膜下出血	ST低下、QT延長、T波の陰転化(巨大陰性T波)
たこつぼ型心筋症	広範囲なST上昇(V_1ではST上昇がない)、aV_RでST低下、異常Q波がない ➡Q36
心膜炎	広範囲なST上昇(下に凸)・PR低下 PR低下 ST上昇(下に凸)
心室瘤	ST上昇(主にV_1〜V_3)、胸部症状、バイタルサインの変動がない場合が多い
左室肥大	ST上昇(主にV_1とV_2)、胸部症状がない
ブルガダ症候群	右脚ブロック型のQRS波形、右胸部誘導(V_1〜V_3)のJ波とST上昇 ➡Q36

表2　非心疾患性ST上昇を示す疾患

区分	疾患	区分	疾患
神経	くも膜下出血	腹部	胆石・胆嚢炎 膵炎 食道裂孔ヘルニア 横隔膜下膿瘍 腹膜炎
血管	大動脈解離 肺血栓塞栓症	電解質	高カリウム血症 低/高リン血症
肺	肺炎 閉塞性肺疾患(肺気腫) 縦隔腫瘍	内分泌	褐色細胞腫 甲状腺クリーゼ

〈参考文献〉

1)佐藤弘明：レジデントのためのこれだけ心電図．日本医事新報社，東京，2018.

2) Junttila E, Vaara M, Koskenkari J, et al. Repolarization abnormalities in patients with subarachnoid and intracerebral hemorrhage: predisposing factors and association with outcome. *Anesth Analg* 2013; 116: 190-197.

3) Sethi P, Murtaza G, Sharma A, et al. ST segment elevation with normal coronaries. Case Rep Med 2016: 3132654.

Q 90 血中カリウム濃度、血中カルシウム濃度による心電図変化では何に気をつける？

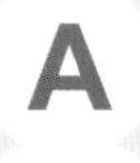

A

血中カリウム濃度の異常はST（U）部分、血中カルシウム濃度の異常はQT時間に反映されます。それぞれの特徴をおさえ、症状や経過、データなどからアセスメントしましょう。

看護師
花田奈美枝

血清カリウム濃度の異常による心電図変化

1．高カリウム血症

血清カリウム濃度が5.5mEq/L以上を高カリウム血症といいます。心電図ではT波の増高などが見られます（図1）。

見つけた場合は、腎不全状態に陥っているかもしれないため、電解質と腎機能データを確認します。点滴投与中ならば、カリウムを含んでいないか確認しましょう。

カリウムが高値になると、心停止のリスクが高まります。尿量や水分出納もチェックして医師に報告しましょう。

図1　高カリウム血症の心電図

血清カリウム値（mEq/L）	5.5以上	6.5以上	7〜8以上	9以上	12〜14
心電図波形	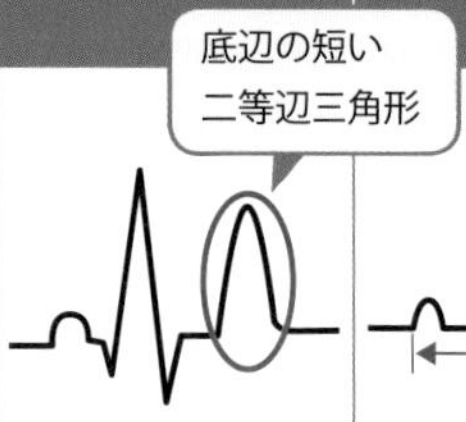 底辺の短い二等辺三角形	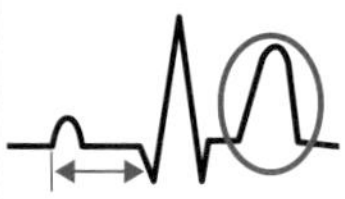	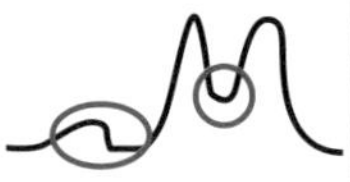	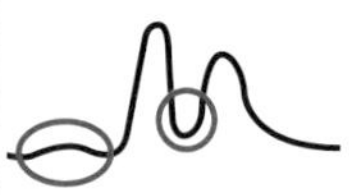	
	T波の増高＋尖鋭化	テント状T波＋PR間隔延長	P波の平坦化と幅の増大＋QRS幅延長、ST上昇	P波消失 QRS波と区別が不明瞭	心停止

2．低カリウム血症

血清カリウム濃度が3.5mEq/L未満を低カリウム血症といいます。心電図ではST低下などが見られます(**図2**)。

見つけた場合は、下痢や嘔吐をしていないか観察します。胃管やドレーン挿入中であれば排液量を確認します。電解質の値と尿量、水分出納もチェックして医師に報告しましょう。

図2　低カリウム血症の心電図

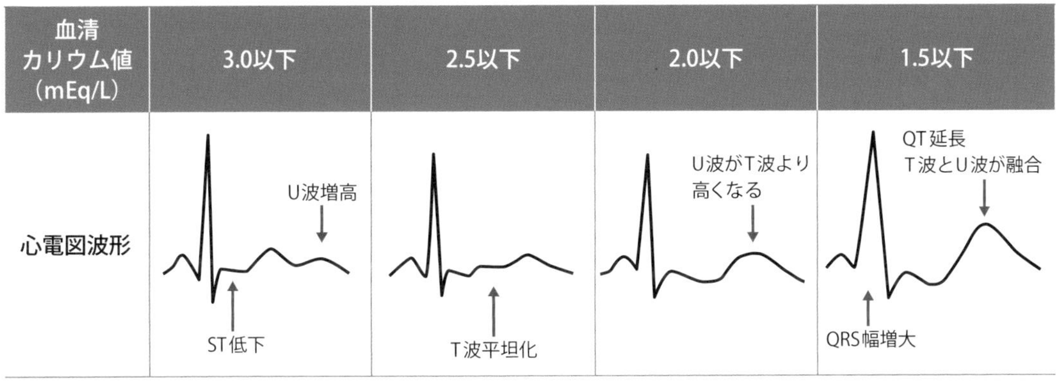

血清カリウム値(mEq/L)
3.0以下
2.5以下
2.0以下
1.5以下
心電図波形
U波増高
ST低下
T波平坦化
U波がT波より高くなる
QT延長
T波とU波が融合
QRS幅増大

血清カルシウム濃度の異常による心電図変化

1．高カルシウム血症

血清カルシウム濃度が12mEq/L以上を高カルシウム血症といいます。心電図ではST短縮によるQT時間の短縮が見られます(**図3**)。

見つけた場合は、悪心・嘔吐・食欲不振などの症状がないか、多尿になっていないかを確認し、医師に報告しましょう。

図3　高カルシウム血症の心電図

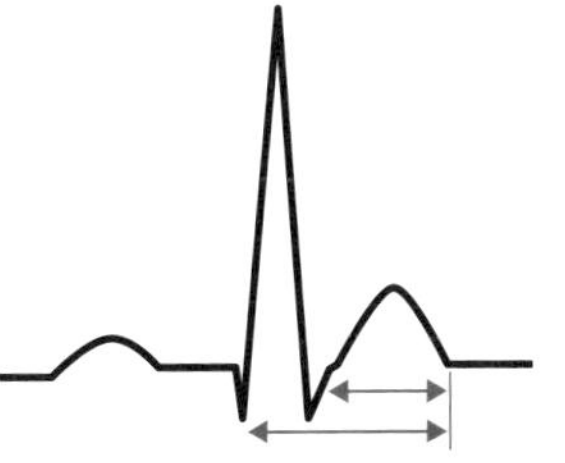

ST短縮によるQT時間の短縮

2．低カルシウム血症

血清カルシウム濃度が6mEq/L以下を低カルシウム血症といいます。心電図ではST延長によるQT時間の延長が見られます(**図4**)。

見つけた場合は、テタニー(全身性の強直性、間代性のけいれん発作)症状がないか観察し、医師に報告しましょう。

図4　低カルシウム血症の心電図

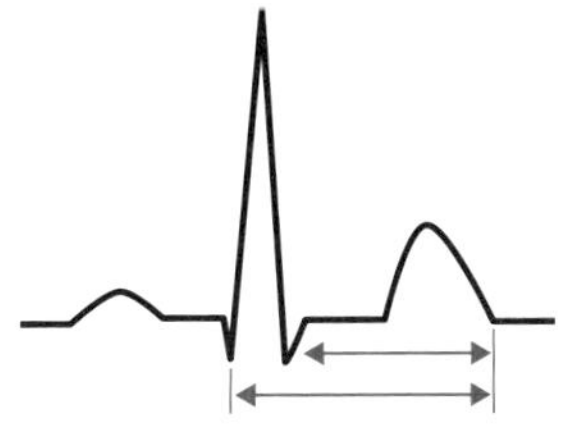

ST延長によるQT時間の延長

本書に出てくる主な略語

	略語	フルスペル	和訳
A	ABL	ablation	アブレーション
	ACE	angiotensin converting enzyme	アンジオテンシン変換酵素
	ACS	acute coronary syndrome	急性冠症候群
	AED	automated external defibrillator	自動体外式除細動器
	Afib(Af, AF)	atrial fibrillation	心房細動
	AFL(AF)	atrial flutter	心房粗動
	AIVR	accelerated idioventricular rhythm	促進型固有心室頻拍
	AMI	acute myocardial infarction	急性心筋梗塞
	ARB	angiotensin II receptor blocker	アンジオテンシンII受容体拮抗薬
	ARVC	arrhythmogenic right ventricular cardiomyopathy	不整脈原(源)性右室心筋症
	AS	atrial standstill	心房停止
	AT	atrial tachycardia	心房頻拍
	AVB(AV block)	atrioventricular block	房室ブロック
	AVNRT	atrioventricular nodal reentrant tachycardia	房室結節リエントリー性頻拍
	AVRT	atrioventricular reentrant tachycardia	房室リエントリー性頻拍
B	BBB	bundle branch block	脚ブロック
C	CABG	coronary artery bypass grafting	冠動脈バイパス術
	CAVB	complete atrioventricular block	完全房室ブロック
	CK	creatine kinase	クレアチンキナーゼ
	CLBBB	complete left bundle branch block	完全左脚ブロック
	COPD	chronic obstructive plumonary disease	慢性閉塞性肺疾患
	CPR	cardio pulmonary resuscitation	心肺蘇生法
	CRBBB	complete right bundle branch block	完全右脚ブロック
D	DC	direct current defibrillation	直流除細動
E	ERS	early repolarization syndrome	早期再分極症候群
H	H-FABP	heart-type fatty acid binding protein	心臓型脂肪酸結合タンパク
	HFpEF	heart failure with preserved ejection fraction	拡張不全
	HR	heart rate	心拍数
I	ICD	implantable cardioverter difibrillator	植込み型除細動器
L	LAD	left anterior descending coronary artery	左前下行枝
	LBBB	left bundle branch block	左脚ブロック
	LCA	left coronary artery	左冠動脈
	LCX	left circumflex coronary artery	左回旋枝
	LGL症候群	Lown-Ganong-Levine syndrome	ラウン・ギャノン・レバイン症候群
M	MAT	multifocal atrial tachycardia	多源性心房頻拍
N	NSTEMI	non-ST elevation myocardial infarction	非ST上昇型心筋梗塞
P	PAC	premature atrial contraction	上室期外収縮
	PAFib	paroxysmal atrial fibrillation	発作性心房細動
	PAFL	paroxysmal atrial flutter	発作性心房粗動

	略　語	フルスペル	和　訳
P	**PAT**	paroxysmal atrial tachycardia	発作性心房頻拍
	PCI	percutaneous coronary intervention	経皮的冠動脈インターベンション
	PEA	pulseless electrical activity	無脈性電気活動
	pseudo-VT	pseudo ventricular tachycardia	偽性心室頻拍
	PSVT	paroxysmal supraventricular tachycardia	発作性上室頻拍
	PTE	pulmonary thromboembolism	肺血栓塞栓症
	PVC	premature ventricular contraction	心室期外収縮
R	**RBBB**	right bundle branch block	右脚ブロック
	RCA	right coronary artery	右冠動脈
	ROSC	return of spontaneous circulation	自己心拍再開
S	**SA block**	sinoatrial block	洞房ブロック
	SAH	subarachnoid hemorrhage	くも膜下出血
	SSS	sick sinus syndrome	洞機能不全症候群
	SVT	supraventricular tachycardia	上室頻拍
T	**Tdp**	torsades de pointes	トルサード・ド・ポアンツ
U	**UAP**	unstable angina pectoris	不安定狭心症
V	**Vf（VF）**	ventricular fibrillation	心室細動
	VFL	ventricular flutter	心宰粗動
	VT	ventricular tachycardia	心室頻拍
W	**WPW症候群**	Wolff-Parkinson-White syndrome	ウォルフ・パーキンソン・ホワイト症候群

索引

和文

す

せ

そ

た

ち

つ

て

と

に

の

は

ひ

ふ

欧文

日ごろの"？"をまとめて解決

心電図に関するナースのギモン

2021年6月28日　第1版第1刷発行

編　著　安達　仁、村田　誠、田中　玲子

発行者　有賀　洋文
発行所　株式会社 照林社
〒112-0002
東京都文京区小石川2丁目3-23
電話　03-3815-4921（編集）
03-5689-7377（営業）
https://www.shorinsha.co.jp/
印刷所　共同印刷株式会社

検印省略（定価はカバーに表示してあります）
ISBN978-4-7965-2534-3